Agradecimentos

À Campus/Elsevier, por nossa recepção como organizadores desta obra, aos colaboradores envolvidos na Revisão Continuada de Saúde do Centro de Medicina Preventiva do Hospital Israelita Albert Einstein, que nos propiciaram o entendimento real da palavra "interdisciplinaridade" na prevenção de doenças e promoção da saúde.

A todos os autores pela honrada participação, pelo comprometimento com a obra e por compartilharem vossos conhecimentos, experiências e orientações.

A professora de Educação Física Carla Giuliano de Sá Pinto, aos Fisioterapeutas Carolina Vicaria Rodrigues D'Aurea e Felipe Gambetta Carmona e a Psicóloga Fernanda Borges Brandão, que se interessaram amplamente pelo tema desta obra e contribuíram com grande competência na elaboração e revisão da mesma.

Os autores

Fábio Gazelato de Mello Franco

Coordenador médico da Unidade Vila Mariana do Hospital Israelita Albert Einstein. Médico assistente da Unidade de Reabilitação Cardiovascular e Fisiologia do Exercício do Instituto do Coração da Faculdade de Medicina da Universidade de São Paulo (InCor-FMUSP). Doutor em Ciências pelo Departamento de Cardiopneumologia da Faculdade de Medicina da Universidade de São Paulo.

Luciana Diniz Nagem Janot de Matos

Cardiologista do Centro de Reabilitação do Hospital Israelita Albert Einstein (HIAE). Pesquisadora colaboradora da Unidade de Reabilitação Cardiovascular e Fisiologia do Exercício do Instituto do Coração da Faculdade de Medicina da Universidade de São Paulo (InCor-FMUSP). Doutora em Ciências pelo Departamento de Cardiopneumologia da Faculdade de Medicina da Universidade de São Paulo.

Eduardo Zlotnik

Ginecologista e obstetra do Hospital Israelita Albert Einstein, vice-presidente do Hospital Israelita Albert Einstein, pós-doutorando em Ginecologia pela Faculdade de Medicina da Universidade de São Paulo, mestre em Obstetrícia pelo Instituto de Assistência Médica ao Servidor Público Estadual (IAMSPE), pós-graduado em Economia da Saúde pela Universidade de São Paulo e MBA em Gestão da Saúde pelo Ibmec / Hospital Israelita Albert Einstein (HIAE).

Romeu Sergio Meneghelo

Coordenador do Setor de Métodos Gráficos do Hospital Israelita Albert Einstein (HIAE), consultor do Setor de Reabilitação Cardiovascular do HIAE, diretor da Divisão de Diagnóstico e Terapêutica do Instituto Dante Pazzanese de Cardiologia.

Sandro Sargentim

Preparador físico, professor de pós-graduação, coordenador do Curso de Pós-graduação em Ciências no Futebol e autor do livro *Treinamento de força no futebol*.

Markus Vinicius Nahas

Doutor em Educação Física pela University of Southern California (1985), com dois estágios de pós-doutoramento no exterior na área de atividade Física e Saúde. Professor titular da Universidade Federal de Santa Catarina (UFSC), atuando nos programas de graduação e pós-graduação. Coordenador do Núcleo de Pesquisa em Atividade Física e Saúde (NuPAF-UFSC). Pesquisador 1C do CNPq.

Kelly Samara da Silva

Discente de doutorado do Programa de Pós-Graduação em Educação Física da Universidade Federal de Santa Catarina. Mestre em Educação Física pela Universidade Federal de Santa Catarina. Especialista em Fisiologia e Prescrição do Exercício pela Universidade Gama Filho (UGF). Licenciatura plena em Educação Física pela Universidade Federal da Paraíba (UFPB).

Leandro Martin Totaro Garcia

Mestre em Educação Física pela Universidade Federal de Santa Catarina (UFSC). Especialista em Adolescência pela Universidade Federal de São Paulo (Unifesp). Bacharel em Educação Física pela Universidade de São Paulo (USP).

Cristiane Isabela de Almeida

Médica fisiatra. Especialização no "Rancho Los Amigos Medical Center", Downey, CA, USA. Gerente médica do Centro de Reabilitação do Hospital Israelita Albert Einstein.

Flávia Malandrini Medeiros

Nutricionista, pós-graduada em Nutrição Clínica pelo Ganep – Hospital Beneficência Portuguesa de São Paulo, membro da Revisão Continuada em Saúde do Hospital Israelita Albert Einstein, licenciada em Nutrição. Atua em atendimento nutricional direcionado à prática de atividade física e prevenção/tratamento de doenças crônicas.

Sandra Marcela Mahecha Matsudo

Médica especializada em Medicina Esportiva pela Escola Paulista de Medicina da Universidade Federal de São Paulo (Unifesp). Doutorado em Ciências pela Escola Paulista de Medicina (Unifesp). Pós-doutorado pela Escola Paulista de Medicina (Unifesp). Diretora-geral do Centro de Estudos do Laboratório de Aptidão Física de São Caetano do Sul (CELAFISCS). Autora dos Livros: *Avaliação do idoso – física e funcional*, *Envelhecimento e atividade física* e *Obesidade e atividade física*.

Victor K. R. Matsudo

Diretor científico do Centro de Estudos do Laboratório de Aptidão Física de São Caetano do Sul (CELAFISCS). Coordenador geral do programa Agita São Paulo. Coordenador da Rede da Atividade Física das Américas (RAFA/PANA). Membro da diretoria executiva do Agita Mundo Network. Vice-presidente do Conselho Internacional de Ciências do Esporte e Educação Física, Órgão Status-A da Unesco.

Mario Ferretti Filho

Gerente médico do Programa Integrado das Especialidades do Aparelho Locomotor do Hospital Israelita Albert Einstein (HIAE). Professor adjunto do Departamento de Ortopedia e Traumatologia da Escola Paulista de Medicina (Unifesp). Doutor em Ciências pelo Programa de Pós-graduação em Ortopedia e Traumatologia da Unifesp (2008). Graduação em Medicina pela Pontifícia Universidade Católica de São Paulo (1996). Pós-doctoral Research na Ohio State University (um ano), e na University of Pittsburg, EUA, realizou pesquisas na área de cartilagem e ligamento cruzado anterior (três anos).

Silvia de Barros Ferraz Ribeiro

Gerenciadora de Práticas Assistenciais do Programa de Ortopedia e Reumatologia do Hospital Israelita Albert Einstein (HIAE). Graduada em Enfermagem pela Faculdade de Enfermagem do Hospital Israelita Albert Einstein (HIAE). Especialista em Clínica Médico-Cirúrgica pela Faculdade de Enfermagem do Hospital Israelita Albert Einstein (HIAE). Especialista em Administração Hospitalar pelo Instituto de Pesquisas Hospitalares, Universidade Paulista (IPH – UNIP) e em Medicina Preventiva pela Faculdade de Medicina da Universidade de São Paulo (FMUSP). Mestranda do Programa de Pós-graduação do Departamento de Enfermagem da Universidade Federal de São Paulo.

Rosana Raele

Nutricionista sênior do Centro de Medicina Preventiva Einstein Jardins – Hospital Israelita Albert Einstein. Especialista em Nutrição em Cardiologia pela Sociedade de Cardiologia do Estado de São Paulo (Socesp). Diretora científica do Departamento de Nutrição – Sociedade de Cardiologia do Estado de São Paulo (Socesp). Pós-graduada em Nutrição Funcional pela Universidade Paulista (UNIP) – Centro Valéria Paschoal de Educação.

Claudio Pavanelli

Graduado em Educação Física pelas Faculdades Metropolitanas Unidas. Pós-graduado em Treinamento Desportivo pelas Faculdades Metropolitanas Unidas, com especialização em Condicionamento Físico Aplicado à Prevenção Cardiológica Primária e Secundária – Instituto do Coração da Faculdade de Medicina da Universidade de São Paulo. Mestre em Fisiologia do Exercício pela Unifesp/Escola Paulista de Medicina. Membro do American College of Sports Medicine desde 1995. Diretor técnico do BEone/Núcleo de Desenvolvimento da Performance Humana e fisiologista do Clube de Regatas do Flamengo.

Mario Sergio Andrade Silva

Bacharel em Educação Física. Ex-treinador de natação do Esporte Clube Pinheiros. Diretor técnico da Run & Fun Assessoria Esportiva. Presidente da OSCIP Aesfun – Projeto Social Esporte Solidário.

Mário Sérgio Rossi Vieira

Médico do Esporte e fisiatra do Centro de Reabilitação do Hospital Israelita Albert Einstein e da Confederação Brasileira de Esportes Aquáticos. Especialista em Medicina Esportiva pela Unifesp-EPM e em Fisiatria pela Faculdade de Ciências Médicas da Santa Casa de São Paulo (FCMSCSP). Mestre em Medicina pela FCMSCSP. Team Physician Course pelo American College of Sports Medicine (ACSM) e Visiting Physician no Sports Medicine Center, Vanderbilt University, Nashville, EUA.

Gilbert Sung Soo Bang

Médico fisiatra do Centro de Reabilitação do Hospital Israelita Albert Einstein, médico fisiatra pela Faculdade de Ciências Médicas da Santa Casa de São Paulo. Mestre em Ortopedia e Traumatologia pela Faculdade de Ciências Médicas da Santa Casa de São Paulo com especialização em Medicina do Exercício e do Esporte pela Universidade Veiga de Almeida. Especializado em Fisiologia do Exercício pelo Centro de Fisiologia do Exercício da Unifesp.

Arilson Soares da Silva

Esporte Clube Pinheiros/SP: técnico da equipe principal (17 a 30 anos). Membro da Comissão Técnica Permanente de Natação do Brasil desde 2008. Oito vezes campeão do Campeonato Brasileiro Absoluto – Troféu Brasil de Natação. Sete vezes campeão do Campeonato Brasileiro Absoluto – Troféu José Finkel. Responsável pela programação dos atletas do nado peito. Técnico do recordista mundial em maio de 2009 e vice-campeão mundial dos 50 metros peito no Campeonato Mundial de piscina longa em Roma Felipe França Silva e mais cinco atletas qualificados para o campeonato em Roma com dois finalistas (João Luiz Junior nos 50 metros peito e Carolina Mussi no revezamento 4x100 medley do Brasil.)

Timóteo Leandro de Araujo

Graduado em Educação Física pela Faculdade de Educação Física de Santo André. Professor do curso de Educação Física do Centro Universitário UniFMU. Presidente do Centro de Estudos do Laboratório de Aptidão Física de São Caetano do Sul (CELAFISCS). Assessor científico do programa Agita São Paulo.

José da Silva Guedes

Graduado em Medicina pela Universidade de São Paulo; ex-secretário Municipal de Saúde de São Paulo; ex-secretário de Estado da Saúde de São Paulo; doutor em Saúde Pública pela Universidade de São Paulo; professor titular da Faculdade de Ciências Médicas da Santa Casa de São Paulo.

Luis Carlos de Oliveira

Graduado em Educação Física pela Escola Superior de Educação Física de São Caetano do Sul. Mestre em Educação Física pela Universidade São Judas Tadeu de São Paulo. Instrutor de Pesquisa e membro diretor do Centro de Estudos do Laboratório de Aptidão Física de São Caetano do Sul (CELAFISCS). Assessor científico do programa Agita São Paulo.

Renato Dutra

Graduando em Esporte pela Universidade de São Paulo (USP). Pós-graduado em Bases Metodológicas e Fisiológicas do Treinamento Desportivo pela USP. Colunista da seção sobre saúde, bem-estar e corrida "Chegada" da revista *Veja*.

Prefácio

É com muito prazer que escrevo este prefácio. Percebo que essa iniciativa do Dr. Maluf e de vários colaboradores do Einstein vem mais uma vez cumprir a missão de nossa sociedade, não só na sua dimensão assistencial como também na geração de conhecimento e de responsabilidade social. De fato, com o aumento da longevidade, temos ainda muito trabalho pela frente no combate e prevenção da doença cardiovascular e das doenças osteoarticulares. Neste sentido, a área que necessita de mais investimento pela comunidade é a prevenção, principalmente no que diz respeito aos hábitos de saúde e à atividade física.

A atividade física regular é essencial para a prevenção de doenças e a promoção de saúde. Mesmo níveis moderados de atividade física estão associados com a redução da incidência de uma série de doenças. As recomendações para atividade física do Centers for Disease Control expressam a necessidade de que todos os adultos acumulem 30 minutos por dia de atividade física de intensidade moderada em cinco ou mais dias por semana. Entretanto, somente 32% dos adultos norte-americanos atingem esse objetivo.

Em 2005, quando eu era o Secretário de Saúde do município de São Paulo, tive o prazer de lançar o *Atlas da Saúde do município de São Paulo*, parceria entre a Secretaria e a SBIBAE. Na época, o atlas já apurava elevada prevalência de inatividade física associada a obesidade, hipertensão arterial e diabetes milito no município. Mas o que mais chamava atenção era a distribuição, com concentração nas áreas mais pobres, e particularmente entre crianças e adolescentes.

Em decorrência de trabalhos sedentários, do advento de novas tecnologias, do ritmo acelerado da vida nas grandes cidades, da falta de espaço e de oportunidades, mesmo de lazer, para a prática de atividade física, o sedentarismo e o baixo gasto de energia têm contribuído para a epidemia de doenças ou condições crônicas que deverá assolar as nações. O ônus dessas condições será ainda aumentado pelo crescimento de uma doença bastante complexa: o diabetes milito.

No Brasil, dados de 2002 informam que entre 70% a 80% da população pode ser inativa. Em nossa população do Centro de Medicina Preventiva do Hospital Israelita Albert Einstein, a prevalência do sedentarismo tem-se modificado nos últimos anos, porém a prevalência de sedentarismo é de 15% e a de pessoas pouco ativas é de 35%, totalizando 50%. Para enfrentar essa situação, estamos organizando novas formas de assistência.

O US Preventive Service Task Force (USPSTF – A força-tarefa de serviço preventivo americano) recomendou que médicos, além de outros agentes de saúde, aconselhassem os pacientes a se tornarem fisicamente ativos, ainda que a maioria dos médicos não o faça. Dois estudos em pacientes idosos indicaram que, entretanto, 48% e 36% haviam recebido aconselhamento de seus médicos.

Portanto, apesar de todos os esforços realizados por vários agentes, inclusive no nível público, parece ainda haver grande demanda de difusão e educação a cerca da necessidade, das vantagens, das formas e dos cuidados com relação ao exercício físico. Neste sentido, há mais informação sobre nutrição que sobre atividade física, e essa lacuna está agora sendo preenchida com esta publicação. A proposta é exatamente a de preencher esse espaço, oferecendo aos especialistas e à população informações recentes e precisas sobre atividade e exercício físico. Desejamos que o leitor leigo possa compreender e se orientar em relação ao impacto favorável da atividade física na sua saúde e que o leitor técnico possa encontrar referências úteis para a sua atividade cotidiana de aconselhar e prescrever atividade física.

Entendemos que nossa Instituição está pronta para fazer esta contribuição preventiva. Esta maturidade me enche de orgulho quando me lembro do início de nossa atividade na unidade Brasil, há quase 10 anos, ainda como uma unidade de check-up. Hoje nossa medicina preventiva tem produtividade científica e ações comunitárias relevantes e de impacto para a sociedade, parcerias com entidades internacionais, como a John Hopkins University, e avança firme na educação de pacientes e no ensino para médicos e profissionais assistenciais.

Essas conquistas se dão por meio de um time coeso e de uma liderança forte e íntegra, na pessoa do Dr. Maluf. Agradeço a ele e a esse time maravilhoso de pessoas por essa importante contribuição à nossa sociedade, à comunidade médica e científica e ao nosso povo.

Dr. Claudio Luiz Lottenberg

Presidente da Sociedade Beneficente Israelita Brasileira Albert Einstein

Apresentação

A relação estabelecida entre o nível insuficiente de atividade física e as causas de morte associadas a doenças cardiovasculares é conclusiva. Indivíduos com gasto calórico semanal abaixo de 1.200Kcal em atividades física tendem a aumentar a mortalidade associada às doenças crônicas em 58%. Dessa forma, profissionais da saúde se deparam com um dos maiores desafios das últimas décadas: aumentar o nível de atividade física em crianças e adolescentes, especialmente pelas atividades da vida diária (deslocamento ativo para escola, redução do tempo para assistir à televisão), lazer ativo e participação nas aulas de educação física. Em adultos, o desafio é reduzir o tempo de atividades sedentárias, buscando nas atividades diárias a forma de incrementar o tempo total em movimento. Assim, é premente o estímulo para uma vida fisicamente ativa. Os programas de promoção da saúde, pautados em princípios educacionais, podem resultar em mudança de comportamento, levando à redução dos fatores de risco associados às doenças crônicas. Nesse caso, priorizar o aumento no tempo total semanal em atividades física (em adultos, pelo menos 150 minutos por semana, e crianças e adolescentes, pelo menos 300 minutos por semana) além de reduzir o consumo de tabaco e de álcool.

Pensando em países emergentes, observa-se a redução na mortalidade associada a causas infecciosas, pois as campanhas de vacinação, saneamento básico e ações de cunho sanitarista são muito eficazes. No Brasil, a imunização atingiu 97% das crianças até 1 ano em 2011. Os recursos disponíveis de saúde pública atingiram aproximadamente 77% da população, enquanto que o sistema de coleta de esgoto e água encanada é oferecido a 85% das pessoas. Esses dados explicam a transição epidemiológica nas causas de mortalidade em todas as regiões do país, ou seja, enquanto um número menor de brasileiros se expõe às causas de morte por agentes infecciosos, 74% de todas as causas de morte se relacionam com as doenças crônicas. A explicação desses dados ocorre em função do comportamento epidemiológico das doenças crônicas na população brasileira. No documento Noncommunicable Diseases: Country Profiles 2011, a WHO (World Health Organization) demonstrou que, no contexto mundial, a mortalidade relacionada a doenças crônicas se associa com o PIB do país. A divisão em quatro níveis (*low-income*; *lower-middle-income*; *upper-middle-income* e *high income*) demonstrou prevalência diferente na mortalidade por doenças crônicas antes dos 60 anos. Os dados evidenciaram que nos países com *low-income*, a prevalência média de mortalidade associada a doenças crônicas foi de 42%, enquanto nos *lower-middle-income* 28%, 25% nos países *upper-middle-income* e 14% nos *high-income*. Esses números sugerem que nos países *low-income*, os programas de promoção da saúde possuem baixa eficácia na prevenção de doenças cardiovasculares e metabólicas, enquanto nos países *high-income*, os programas de promoção da saúde, seja por ações educacionais seja por serviços de saúde, são mais efetivos. Isso não quer dizer que a prevalência de pessoas hipertensas, portadoras do diabetes tipo 2, com excesso de peso e fisicamente inativas seja menor. Muito pelo contrário, o investimento em saúde pública por meio das *task forces* buscam reduzir o uso de tabaco, consumo de bebidas alcoólicas e alimentos não saudáveis, e o aumento do nível de atividade física. Por outro lado, o desafio mundial reside na transição econômica de países *lower-middle-income* para países *upper-middle-income*. Esse é o caso recente do Brasil. Atualmente, o Brasil possui 14,1% de fumantes; 40,1% de hipertensos; 9,7% de pessoas com glicemia acima do nível recomendável e 42,8% com colesterol elevado. Os valores mais alarmantes se relacionaram com a prevalência do nível de atividade física insuficiente e com o peso corporal acima do saudável. Em relação à inatividade física, encontramos que 48,6% não acumulam pelo menos 30 minutos diários de atividades físicas, sendo que o maior impacto ocorreu mais entre as mulheres (51,5%) que nos homens (46%). Por outro lado, a prevalência de pessoas acima do peso saudável atingiu 70,6%. A comparação entre os sexos demonstrou que 52,4% dos homens e 51% das mulheres estão com excesso de peso. No critério de classificação em obesos, observou-se que 16% dos homens e 21,4% das mulheres estão nessa categoria de risco. Como a associação mais forte a mortalidade por doenças cardiovasculares ocorre por conta do nível insuficiente de atividade física e do excesso de peso, espera-se que programas e ações resultem em mudanças do estilo de vida populacional (PRINCE *et al.*, 2012).

Os resultados apresentados pelo Ministério da Saúde pelo levantamento nas diferentes capitais do país – VIGITEL – mostraram que a prevalência de brasileiros suficientemente ativos no momento de lazer está em torno de 14,8% e 14,3% nos últimos cinco anos respectivamente. Porém, ao se considerar a contribuição do deslocamento ativo, a prevalência sobe para 32,8% e 33,2%, no mesmo período, o que sugere que o comportamento fisicamente ativo na vida diária deve ser estimulado. A comparação entre 11 países (SALLIS *et al.*, 2009) aponta que o Brasil possui 65% de pessoas que cumprem a recomendação no total de minutos diários de atividade física. Embora seja significativa essa prevalência, foi o penúltimo resultado entre todos, ficando atrás da Lituânia, Japão, Estados Unidos, Suécia, Nova Zelândia, Noruega, Canadá, China e Colômbia. Esses dados justificam a implantação de programas de promoção da atividade física, pois reduzir o custo relacionado com a mortalidade por inatividade física é um dos maiores desafios mundiais. Como a mortalidade por doenças cardiovasculares se relaciona com a inatividade física, entender o custo social assegura a importância de programas de promoção da saúde. Recentemente, Azambuja *et al.* (2008) mostraram que, para cada caso diagnosticado, a doença cardiovascular custa R$3.514,00. Ainda descrevem que 5,4% dos casos ocorrem com pessoas com mais de 35 anos, o que gera um custo superior a R$30 bilhões por ano, sem contar o gasto acrescido de 8,4% na previdência social por invalidez precoce e 55,2% na produtividade. Portanto, ter clareza da relação dos determinantes na saúde em função do aumento da prevalência de pessoas insuficientemente ativas e acima do peso é de extrema importância na organização de ações norteadoras que resultem na implantação de programas de promoção da saúde. Em 2009, o Ministério da Saúde aumentou para R$57 milhões o repasse aos estados para incrementar ações de promoção e prevenção da saúde relacionadas com doenças crônicas. O Relatório do Banco Mundial (2005) sugere que a promoção da saúde por meio da atividade física deve considerar três etapas: i) em curto prazo, promoção da atividade física para outras grandes áreas metropolitanas; garantia da existência de atividade física e exercícios nos programas de educação física nas escolas; encorajamento de programas de incentivo à atividade física no local de trabalho (por exemplo, utilização das escadas em vez de elevadores) e avaliação do impacto dos atuais programas municipais e estaduais de atividade; ii) em médio prazo, maior expansão dos programas abrangentes de atividade física comunitária; integração das mensagens sobre atividade física e dieta saudável no currículo escolar; incorporação de medidas para encorajar a caminhada e o ciclismo no planejamento das cidades – calçadas bem iluminadas, ciclovias separadas, áreas de uso exclusivo de pedestres nas cidades, passarelas de pedestres e quebra-molas e outras medidas para reduzir a velocidade dos automóveis; e iii) em longo prazo, para todas as medidas: aumento na atividade física, reduções no sobrepeso e na obesidade; reduções nas doenças coronarianas, acidente vascular, diabetes e diversos tipos de câncer; reduções nas perdas associadas de produtividade; campanhas comunitárias abrangentes que economizem recursos (programas como o Agita São Paulo custam bem menos que as economias feitas com tratamento); análises que calculem que a expansão cobriria 25% da população e economizaria 135.800 DALYs e teria uma efetividade de custo de R$247 por DALY.(HINO, *et al.*, 2010)Em estudo recente, Bauman *et al.* (2011) apresentaram os seguintes aspectos: aumentar o nível de atividade física populacional deve considerar a implantação de políticas públicas; estabelecer que os ambientes urbano e geográfico são favoráveis à adoção do estilo de vida fisicamente ativo; são necessárias ações de marketing social e divulgação dos benefícios de um estilo de vida ativo e atenção primaria no individuo. Poderíamos complementar essa proposta com a gestão móbile apresentada por Matsudo *et al.* (2006), sugerindo, a partir do Modelo Ecológico de Broffenbener, a aplicação em programas de promoção de atividade física relacionada à saúde.

Dentre muitos determinantes associados à vida cotidiana, Gray (2009) sugeriu que o efeito da urbanização e da industrialização (que começou há pouco mais de 260 anos no mundo) exerceu papéis decisórios no cotidiano, especialmente na redução *per capita* do espaço em áreas urbanas na transformação no tipo de transporte e locomoção. Ainda pondera que novas opções nas atividades de lazer foram estabelecidas, em geral com baixa demanda metabólica; além da maior facilidade na aquisição de alimentos pré-elaborados e da modificação no tipo e na forma de trabalho. Dessa maneira, a transição epidemiológica na prevalência das doenças se associa diretamente ao aumento e distribuição de renda, bem como ao acesso aos bens de consumo e serviços. Essas oportunidades são fundamentais no desenvolvimento de uma sociedade, mas não são suficientes. Nesse sentido, diria que há nova configuração no comportamento das pessoas, fato associado às demandas pessoais, intrínsecas ao estágio atual da sociedade.

Esse nova configuração social, os custos relacionados com as doenças e as muitas oportunidades atuais exigem de profissionais de saúde e centros de atenção comunitária uma nova dinâmica na atenção à saúde dos indivíduos. O modelo adotado pelo Centro de Medicina Preventiva, pelo Programa de Revisão Continuada em Saúde do Hospital Israelita Albert Einstein, em São Paulo, permite que o processo de efetividade com base na educação para a mudança de comportamento seja mais efetiva. Nos estudos que temos realizado em conjunto, observa-se mudança de comportamento após 12 meses de intervenção, o que tem trazido resultados clinicamente interessantes como aumento no nível de atividade física de adultos de ambos os sexos, além da redução das doenças metabólicas presentes e futuras pelo FINDRISK.

Com a experiência acumulada pelos profissionais do Programa de Revisão Continuada em Saúde do Hospital Israelita Albert Einstein, surge a presente publicação *Manual de atividades físicas para prevenção de doenças.* Dentre muitos atributos do livro, destaco a estrutura didática que levará o leitor à construção do pensamento da importância da atividade física na promoção de saúde. O Capítulo 1 aborda a lógica da orientação para a atividade física, seguido da discussão sobre os benefícios da atividade física, com diretrizes nacionais e internacionais. O Capítulo 3 apresenta um modelo genuinamente nacional, que é a experiência do Programa Agita São Paulo na promoção da saúde. A complementação das discussões dos processos adaptativos fisiológicos relacionados com a prática da atividade física e a as recomendações para o estilo de vida ativo são apresentadas nos Capítulos 4 e 5. Como a promoção da saúde por meio da atividade física se associa ao estilo de vida ativo, a importância das atividades supervisionadas e não supervisionadas será discutida no capítulo que dará sustentação à abordagem dos benefícios da atividade física na prevenção das doenças cardiovasculares para o idoso e para crianças e adolescentes, da atenção às gestantes fisicamente ativas e prevenção de lesões, além da nutrição saudável são apresentadas. A discussão apresentada no último capítulo é sem dúvida um dos pontos altos do livro, pois explicará como aumentar a atividade física, considerando sua estrutura e efetividade na mudança de comportamento, as bases na intervenção no ambiente, local de trabalho e diversos componentes.

Assim, ao receber o convite para tecer essa breve apresentação, percebi, após leitura do manuscrito desenvolvido e organizado pelo professor Marcio Marega, que o livro *Manual de atividades físicas para prevenção de doenças* compila as informações cientificamente sustentadas e necessárias para que profissionais da área da saúde implementem ações na promoção da saúde, o que subsidiará a reflexão e o entendimento da força dos fatores determinantes modificáveis e não modificáveis que envolvem o estilo de vida fisicamente ativo, especialmente nesta sociedade globalizada, urbana e em constante reconfiguração de seus comportamentos.

Prof. Dr. Aylton Figueira Junior
Docente do Programa de Mestrado e Doutorado da Universidade São Judas Tadeu.
Assessor da FAPESP – Fundação de Amparo a Pesquisa do Estado de São Paulo.

Referências

AZAMBUJA, M. *et al.* "Economic Burden of Severe Cardiovascular Diseases in Brazil: an Estimate Based on Secondary Data". *Arq. Bras. Cardiol.* 2008;91(3):148-155

BAUMAN, A. *et al.* "The Descriptive Epidemiology of Sitting A 20-Country Comparison Using the International Physical Activity Questionnaire (IPAQ)". *American Journal of Preventive Medicine.* 41, 228-235, 2011.

GRAY. j. *Cachorros de palha.* 1ª ed. Rio de Janeiro: Record, 2009.

HINO. A. *et al.* "Ambiente construído e atividade física: uma breve revisão dos métodos de avaliação". *Rev. Bras. Cineantropom. Desempenho Hum.* 12(5):387-394, 2010.

MATSUDO. V. *et al.* "Usando a gestão móbile do modelo ecológico para promover atividade física". *Diagn Tratamento.* 11(3):184-189, 2006.

MINISTÉRIO DA SAÚDE. Programa de Vigilância por Telefone. VIGITEL, 2010.

MINISTÉRIO DA SAÚDE. "As causas sociais das iniquidades em saúde no Brasil". *Relatório Final da Comissão Nacional sobre Determinantes Sociais da Saúde (CNDSS).* 2009.

PRINCE. S. *et al.* "Relationships Between Neighborhoods, Physical Activity, and Obesity: A Multilevel Analysis of a Large Canadian City. Obesity". *DOI.* 36(6): 392-410, 2012.

SALLIS.J. *et al.* "Neighborhood Environments and Physical Activity Among Adults in 11 Countries". *Am J Prev Med.* 36(6): 484-490, 2009.

WORLD HEALTH ORGANIZATION. "Noncommunicable Diseases: Country Profiles". WHO, 2011.

Sumário

Agradecimentos v
Os autores vii
Prefácio xiii
Apresentação xv

INTRODUÇÃO
A lógica de orientações para atividade física 1
O desenvolvimento da atividade física: orientações à população 3
Metas individualizadas de saúde 4
Da avaliação postural ao exercício físico no Centro de Medicina Preventiva do Hospital Israelita Albert Einstein 5
A evolução 6

CAPÍTULO 1
A história da educação física 9
Marcio Marega
Introdução 9
A educação física através dos tempos 9
A calistenia 12
A educação física no Brasil 12
Conclusão 13

CAPÍTULO 2
Conceitos e benefícios gerais da atividade física 15
Marcio Marega e José Antonio Maluf de Carvalho
Introdução 15
Saúde 15
Atividade física 16
Exercício físico 16

Esporte 16
Linha base de movimentos *versus* saúde por meio das atividades físicas 17
Aptidão física 18
Aptidão cardiorrespiratória 18
Composição corporal 18
Aptidão musculoesquelética 18
Benefícios de saúde *versus* outras razões para ser fisicamente mais ativo 20
Benefícios gerais 20
Benefícios para crianças e adolescentes 21
Benefícios para adultos e idosos 21
Atividade física para a promoção de saúde *versus* desempenho 23
Metas individualizadas para a promoção de saúde 24
Quatro níveis de atividade física 24
Classificação da intensidade das atividades de acordo com MET 27
Relação com a recomendação de saúde pública 27
A importância da clareza nas diretrizes 28
A utilização do pedômetro como ferramenta para prescrição de atividade física 28
A relação entre atividade física e saúde 29
Atividade física aeróbica 30
Atividades de fortalecimento muscular 30
Atividades de fortalecimento ósseo 31
Conclusão 31
Referências 31

CAPÍTULO 3
Atividade física e saúde pública: desafios no Brasil 33
Victor Keihan Rodrigues Matsudo, Sandra Marcela Mahecha Matsudo, Timóteo de Araujo, José da Silva Guedes e Luis Carlos de Oliveira
Introdução 33
Inatividade física: um fator de risco maior 33
Políticas públicas de saúde para controle das DCNT 35
Promovendo atividade física em nível populacional 35
O programa Agita São Paulo 37
Conclusão 39
Referências 39

CAPÍTULO 4
Fundamentos científicos da atividade física: fisiologia do exercício e do condicionamento físico 41
Claudio Pavanelli
Introdução 41
Bioenergética e metabolismo do repouso ao exercício máximo 43
Fatores que influenciam a utilização de substrato durante exercícios 46
1. Disponibilidade do substrato 46
2. Disponibilidade do oxigênio 46

3. Atividade das taxas-limite de enzima 46
4. Níveis de hormônios no plasma 46
Adaptações e efeitos crônicos e agudos dos exercícios físicos 48
Respostas sistêmicas e adaptações cardiovasculares e cardiorrespiratórias ao exercício 49
Respostas sistêmicas e adaptações metabólicas e neuroendócrinas ao exercício 50
Referências 53

CAPÍTULO 5
Recomendações 57
Marcio Marega e José Antonio Maluf de Carvalho
Introdução 57
Benefícios da atividade física sobre a redução do risco de morte prematura 57
Recomendação de atividade física 58
Benefícios sobre o sistema cardiorrespiratório 58
Benefícios sobre o perfil lipídico e a composição corporal 60
Benefícios sobre a cessação de tabagismo 62
Benefícios sobre a saúde metabólica 63
Benefícios sobre a obesidade 67
Benefícios sobre o sistema musculoesquelético 70
Benefícios sobre a capacidade funcional e a prevenção de quedas 71
Benefícios sobre o tratamento de câncer 73
Benefícios sobre a saúde mental 78
Benefícios sobre o sono 79
Outros 80
Riscos da atividade física 80
Notas 81

CAPÍTULO 6
Atividade física e performance: contribuição, vantagens e desvantagens de alguns desportos 85
Arilson Soares da Silva, Renato Dutra e Mario Sergio Andrade Silva
Visão global de um programa voltado para o treinamento esportivo 87
Princípios fundamentais do treinamento esportivo 88
Periodização do treinamento – como levar o atleta a um alto nível de perfomance? 89
Macrociclo de treinamento 90
Mesociclo de treinamento 91
Microciclo de treinamento 92
Tipos e métodos de treinamento 92
Métodos contínuos 93
Treinamento intervalado 93
Treinamentos intermitentes 94
Métodos de repetição 94
Métodos de competição 95
A importância do descanso no treinamento esportivo 95
Acúmulo de substratos 96

Vantagens e desvantagens de alguns desportos 99
Referências 102

CAPÍTULO 7
Avaliação para início de atividades físicas sistemáticas e programadas 103
Romeu Sergio Meneghelo
Introdução 103
Riscos potenciais do exercício 104
Principais causas de morte súbita durante atividade física intensa 105
Responsabilidade da avaliação prévia 105
Avaliação inicial 106
Questionário de avaliação para inscrição na Academia do Corpo Clínico 107
Liberação de atletas 108
Papel do teste de esforço na liberação para atividades físicas 109
Aspectos particulares do teste de esforço na estratificação de risco e prescrição do exercício 110
Sofisticando a estratificação de risco e a prescrição do exercício com o teste cardiopulmonar 110
Estratificação de risco para indivíduos com doença cardíaca conhecida 113
Recomendações para exercícios em pacientes com doença cardíaca conhecida 114
Considerações finais 115
Referências 116

CAPÍTULO 8
Atividade física na prevenção cardiovascular e nas doenças crônicas 117
Fábio Gazelato de Mello Franco e Luciana Diniz Nagem Janot de Matos
Introdução: prevenção cardiovascular 117
Exercício para prevenção primária. Quanto é necessário realizar para que se alcancem os benefícios à saúde? 118
O que é considerado atividade física aeróbica moderada e intensa? 118
Fazendo mais os benefícios aumentam? 118
Com esse conhecimento, podemos nos considerar uma população ativa? 121
Exercício na hipertensão arterial sistêmica 122
Exercício físico na prevenção secundária 123
Exercício na doença coronariana 124
Exercício físico e insuficiência cardíaca 125
Riscos da atividade física 126
Conclusão 127
Referências 127

CAPÍTULO 9
Atividade física para o idoso 129
Sandra Marcela Mahecha Matsudo
Nível de atividade física e envelhecimento 129
Efeitos benéficos da atividade física no envelhecimento 131
Atividade física e mortalidade 132

Atividade física na saúde mental e cognitiva 133
O envelhecimento do músculo esquelético 135
Recomendação de atividade física 135
Conclusão 139
Referências 140

CAPÍTULO 10
Atividade física na infância e adolescência 145
Markus V. Nahas, Kelly Samara da Silva e Leandro Martin T. Garcia
Introdução 145
Atividade física e saúde na infância e adolescência 147
Atividade física habitual e comportamentos sedentários em crianças e adolescentes 148
Recomendações sobre atividades físicas para crianças e adolescentes 149
Boas práticas: o que funciona na promoção de estilos de vida mais ativos 152
Educação física escolar 153
Prática esportiva na infância e na adolescência 154
Deslocamento ativo 156
Atividade física e saúde: prática segura 156
Conclusão 157
Notas 159

CAPÍTULO 11
A importância da atividade física na gravidez 163
Eduardo Zlotnik e Marcio Marega
Introdução 163
Gravidez e atividade física 164
Conclusão 168
Notas 168

CAPÍTULO 12
O papel da nutrição na atividade física 171
Flávia Malandrini Medeiros e Rosana Raele
Introdução 171
Nutrição, atividade física e qualidade de vida 172
Equilíbrio entre consumo e gasto energético 173
Suplementação esportiva 174
Necessidades nutricionais no exercício 176
Conclusão 178
Referências 179

CAPÍTULO 13
O papel da atividade física na recuperação ortopédica 181
Mario Ferretti Filho e Silvia de Barros Ferraz Ribeiro
Introdução 181
Efeito anti-inflamatório sistêmico e local 182

Efeito mecânico-estabilidade 183
Anatomia 183
Coluna vertebral 183
Cintura escapular 185
Cotovelo 186
Quadril 187
Joelho 189
Tornozelo 190
Exercícios para afecções ortopédicas 191
Coluna vertebral 191
Cintura escapular 194
Cotovelo 196
Quadril 196
Joelho 198
Tornozelo 200
Referências 202

CAPÍTULO 14
Estratégias para prevenção de injúrias e lesões em atividades físicas, exercícios e esportes 205
Sandro Sargentim
Introdução 205
O movimento como base 206
Medidas profiláticas por meio de exercícios para a prevenção das lesões 208
Força 209
Core 212
Propriocepção 214
Treinamento funcional 216
Aplicação do treinamento funcional 218
Conclusão 222
Referências 223

CAPÍTULO 15
Diretrizes para atividade física na prevenção de doenças: atividade física como continuidade da reabilitação 225
Cristiane Isabela de Almeida, Gilbert Soo Bang e Mário Sérgio Rossi Vieira
Introdução 225
O programa de reabilitação 226
Exame clínico pré-participação em atividade física 226
Transição da reabilitação para atividade física 227
Atividade física e reabilitação 228
Os exercícios 230
Pessoas com necessidades especiais 231
O aparelho locomotor 232
Condicionamento físico 233

Atividade física no idoso 234
Atividade física e câncer 235
Atividade física e transplante 235
Conclusão 236
Referências 236

CAPÍTULO 16
Como aumentar a atividade física 239
José Antonio Maluf de Carvalho e Marcio Marega
Introdução 239
Recomendações gerais 239
Papel dos determinantes de atividade física 240
Intervenções comunitárias 247
Duas intervenções informativas 247
Três intervenções comportamentais e sociais 248
Uma intervenção ambiental e política 248
Projeto Guia – guia útil para intervenções em atividade física para o Brasil e outros países da América Latina 248
Intervenções individuais 249
Caminhadas 249
Efetividade dos exercícios acumulados 250
Exercícios estruturados e caminhadas 250
Pedômetros: uma nova e bastante necessária alternativa de prescrição médica 250
Caminhadas com pedômetros e condições crônicas 252
Intervenção em atividade física em subpopulações específicas 253
Intervenção em atividade física: modalidades de abordagens 254
Intervenção em ambientes de saúde 254
Intervenções de múltiplos componentes 254
Intervenções em locais de trabalho 255
Intervenções mediadas (impressos, telefone e internet) 255
Intervenções ambientais 255
Intervenções com modificação comportamental múltipla, incluindo atividade física 256
Manutenção da mudança comportamental com aumento da atividade física 256
Paradigmas teóricos 256
Métodos para modificar o comportamento em relação aos exercícios 256
Estados de prontidão para a mudança 258
Estratégias de abordagem comportamental para iniciar e manter a aderência à atividade física ou exercício 261
Técnicas e aplicações práticas/recomendações 261
Conclusão 264
Notas 264

INTRODUÇÃO

A lógica de orientações para atividade física

Hoje sabemos o suficiente para recomendar que todo indivíduo pratique alguma atividade física regular para melhorar sua condição geral de saúde e reduzir os riscos do aparecimento de algumas moléstias. Entendemos que a atividade física é um dos principais indicativos de como determinadas escolhas promovem diferentes efeitos sobre a saúde. As escolhas que fazemos acerca de outros fatores de estilo de vida, como dieta, tabagismo e uso de álcool, são igualmente importantes e também produzem efeitos sobre a nossa saúde.

O objetivo deste livro é fornecer aos interessados em atividade física uma base científica de orientação para ajudar a melhorar a saúde através de um comportamento mais ativo e de uma forma regular e adequada de atividade física.

O público-alvo destas orientações são pessoas interessadas em praticar atividade física, praticantes e profissionais de saúde. O conteúdo foi projetado para fornecer informações e orientações sobre os tipos e as quantidades adequadas de atividade física que fornecem benefícios substanciais à saúde. A ideia principal subjacente às orientações é que a atividade física regular durante meses e anos produz, no longo prazo, benefícios para a saúde, os quais devem ser conquistados diariamente.

Buscamos organizar estas orientações por conta da importância da atividade física para a saúde da população, cuja inatividade atual estimula um risco desnecessário. A inatividade física é responsável por aproximadamente 2 milhões de mortes no mundo. Anualmente, estima-se que ela seja responsável por 10% a 16% dos casos de cânceres de cólon, mama e de diabetes e 22% das doenças isquêmicas do coração. A inatividade física representa não apenas um risco de desenvolvimento de doenças crônicas, mas também acarreta um custo econômico para o indivíduo, a família e a sociedade. Segundo dados dos Centers for Disease Control and Prevention (CDC), só nos Estados Unidos, em 2000, o sedentarismo foi responsável pelo gasto de US$76 bilhões em custos médicos, mostrando, assim, que seu combate merece prioridade na agenda da saúde pública. Os gastos anuais da saúde divulgados pelo governo daquele país foram publicados na edição de janeiro/fevereiro de 2009 da revista *Health Affairs*. Cerca de 75% dos US$2,2 trilhões gastos em cuidados de saúde são para tratar doenças crônicas como diabetes, doenças cardíacas e câncer, nas quais o sedentarismo tem importante papel causal.

Com o intuito de mostrar às autoridades a importância do investimento na área de atividade física, pela primeira vez o Centro de Estudos do Laboratório de Aptidão Física de São Caetano do Sul (CELAFISCS), juntamente com o Centro de Controle de Doenças dos Estados Unidos, calculou o impacto econômico do sedentarismo no país. Os valores encontrados mostram que 3,6% do total de gastos anuais em saúde no estado de São Paulo e mais da metade do total de gastos hospitalares (R$179,9 milhões) foram com 10 problemas de saúde associados à inatividade. Os gastos com internações por doenças cardiovasculares respondem por 85% do custo com o sedentarismo.

Outra característica importante para a inatividade física é que, na maioria dos países em desenvolvimento, grupo do qual faz parte o Brasil, mais de 60% dos adultos que vivem em áreas urbanas não praticam um nível adequado de exercício físico. Estudos mostram que as pessoas que vivem na região metropolitana são muito menos ativas que as do interior e do litoral. Esse problema fica mais preocupante quando levamos em conta os dados do censo de 2008, que mostram que 80% da população brasileira vive nas cidades.

Segundo o "Inquérito Domiciliar sobre Comportamentos de Risco e Morbidade Referida de Doenças e Agravos Não Transmissíveis – Brasil, 15 capitais e Distrito Federal, 2002-2003", que, no módulo sobre atividade física, teve como objetivo estimar o percentual de indivíduos insuficientemente ativos seguindo variáveis sociodemográficas selecionadas na população-alvo do estudo, o percentual de indivíduos classificados como insuficientemente ativos foi maior em João Pessoa (54,5%) e menor em Belém (28,2%). Em São Paulo, foi de 35,4%. Em geral, as mulheres são mais insuficientemente ativas que os homens. Matsudo,[1] avaliando uma amostra

[1] Matsudo *et al.*, "Nível de atividade física da população do estado de São Paulo: análise de acordo com o gênero, idade e nível socioeconômico, distribuição geográfica e de conhecimento". *Revista Brasileira de Ciência e Movimento*. 10(4):41-50, 2002.

representativa do estado de São Paulo, em 2002, encontrou uma prevalência de 46,5% de insuficientemente ativos.

É importante também detectar os fatores facilitadores assim como as barreiras, ou determinantes, que ajudam, promovem, dificultam ou impedem a prática da atividade física. Entre eles estão, no nível pessoal, interesses, tempo, medos, idade, sexo, nível socioeconômico; no ambiente social, família, cultura, pares, clima social; e, no ambiente físico, praias, lagos, planícies, clima (natural), ou calçadas, ciclovias, parques e pistas de caminhada (construído).

A atividade física regular – diferente de medicamentos, vitaminas etc. – é o único fator, até hoje, comprovado cientificamente, que concorre para um envelhecimento saudável. A opção por um ou outro exercício físico deve ficar por conta do prazer que cada pessoa encontra em sua prática.

Pesquisas revelam que nos Estados Unidos morrem mais pessoas por ano em decorrência do sedentarismo do que por álcool, armas de fogo, acidente automobilístico, drogas ilícitas e doenças sexualmente transmissíveis, juntos. Para reverter esse quadro, nada melhor que a atividade física. No Brasil os males causados pelo sedentarismo afetam mais de 23 milhões de pessoas e estão entre as principais causas de morte no país.

Levantamentos realizados pelo Instituto Datafolha e pelo Ministério da Saúde mostram que o índice de sedentarismo cresce com o envelhecimento, quando o metabolismo fica mais lento, a capacidade pulmonar diminui, o coração e os vasos sanguíneos perdem elasticidade. Ossos e articulações tornam-se mais frágeis, o que mais tarde pode comprometer a mobilidade e o bem-estar. Combater, de maneira eficaz, os efeitos do avançar da idade é um dos grandes desafios da Medicina. Para os especialistas, o recurso que mais se aproxima de um elixir da juventude é simples: a prática regular de exercícios físicos.

Difícil é o papel de conscientizar a população da importância da atividade física regular. Não temos dúvida de que essa conscientização deve ser iniciada nas aulas de educação física escolar, até porque pode ser que essas aulas sejam a única possibilidade de parte de a nossa população ter acesso a tais práticas regulares.

Os hábitos criados pelos indivíduos durante a infância e a adolescência, ou seja, até o final do ensino médio, são aqueles que permanecerão por toda sua vida, desde que tenham significado. Porém, há índices que mostram que quase metade dos escolares, no Brasil, não tem aulas regulares de educação física.

O desenvolvimento da atividade física: orientações à população

A prática de exercícios regulares é um dos principais componentes na prevenção do crescimento da carga global de doenças crônicas. A atividade física tem sido definida como qualquer movimento corporal produzido pela contração do aparelho musculoesquelético que aumenta o gasto de energia acima de um nível basal.

Em 1995, os Centers for Disease Control and Prevention (CDC) e o American College of Sports Medicine (ACSM) publicaram recomendações de atividade física para a saúde pública. O relatório afirma que os adultos devem acumular pelo menos 30 minutos diários de atividade física de intensidade moderada, de preferência, em todos os dias da semana. Em 1996, o "Physical Activity and Health: A Report of the Surgeon General" apoiou essa mesma recomendação.

Seguir tal orientação é aceitável e promove saúde. Porém, segundo o relatório do Comitê Consultivo dos CDC/ACSM, essa orientação pode ser muito específica. Em outras palavras, as evidências científicas existentes não permitem que os investigadores digam, por exemplo, se os benefícios à saúde decorrentes de atividades de 30 minutos em cinco dias por semana são diferentes se os exercícios forem de 50 minutos em três dias por semana. Como resultado, as novas orientações recomendam que uma pessoa deve acumular 150 minutos por semana de atividades físicas, de várias maneiras.

Embora os benefícios da atividade física para a promoção de saúde sejam profundamente conhecidos, eles não são a única razão pela qual as pessoas se tornam ativas. A atividade física proporciona uma oportunidade de se divertir, estar com os amigos e a família, desfrutar do meio ambiente, melhorar a aparência etc. Mais recentemente, em nosso país, com o crescimento agudo da modalidade de corrida, os praticantes também buscam melhorar o condicionamento para participarem de forma mais intensa de atividades físicas programadas ou eventos esportivos. O fato é que devemos estimular todas as pessoas a serem fisicamente ativas por todas e quaisquer razões que sejam significativas, e a melhor maneira de alcançar isso é tornar-se ativo para a vida.

Metas individualizadas de saúde

Dentro de parâmetros globais, procuramos segmentar as orientações, explicar a intensidade, a quantidade e os tipos de atividades físicas necessários para a promoção de saúde, bem como oferecer ao leitor conhecimento para poder escolher, de forma segura, o que melhor se encaixa ao seu objetivo. Definir esses objetivos envolve questões como: "Quão fisicamente competente eu quero ser?", "Como devo fazer para reduzir o risco de doença cardíaca e de diabetes?", "Como devo fazer para reduzir o risco de quedas e de fratura de quadril?", "Quanto peso quero perder para entrar em forma?" Esperamos, com todo este conteúdo, que as pessoas possam satisfazer suas necessidades de exercícios com segurança e eficácia, porém enfatizamos que a orientação de profissionais especializados é fundamental para a realização de qualquer objetivo.

Da avaliação postural ao exercício físico no Centro de Medicina Preventiva do Hospital Israelita Albert Einstein

No Centro de Medicina Preventiva, desde 2000, são realizados *check ups* para uma população composta de 80% de executivos de grandes empresas nacionais e multinacionais. Em 2003, com a finalidade de reverter a pontualidade do *check-up* e prover saúde, foi implementado o conceito de revisão continuada de saúde, um protocolo plurianual baseado em evidências, que mensura os riscos aos quais a saúde dos clientes está submetida, recomenda metas para a correção desses riscos e acompanha a implantação de um plano de ação discutido com um educador de saúde para o alcance dessas metas. O objetivo final desse processo é melhorar a condição de saúde para a próxima revisão continuada, melhorar a qualidade de vida e aumentar a longevidade dos clientes.

A revisão continuada de saúde é um protocolo que consta de diversos exames laboratoriais e diversas consultas médicas e multiprofissionais que se justificam diante de evidências nacionais e internacionais, além do perfil epidemiológico da população que frequenta o centro, cerca de 4.500 executivos a cada ano. Basicamente, a revisão continuada de saúde incorpora um protocolo de riscos cardiovasculares (os mais frequentes na nossa população), um protocolo de risco de câncer (diferenciado por gênero) e um protocolo de risco metabólico.

Em nosso público predomina o sexo masculino – 80%. A faixa etária média é de 44 anos para o sexo masculino e 41 anos para o feminino. Segundo o Questionário Internacional de Atividade Física (IPAQ), sobrepeso e obesidade incidem em cerca de 60% dos clientes, e 57% são insuficientemente ativos e sedentários. A prevalência de hipertensão arterial é de 14,9%; de hipercolesterolemia, 40%; diabetes, sem antecedentes, 2%; esteatose hepática, cerca de 30%. A cintura abdominal (ATP III) encontra-se aumentada em 20,5%, e a síndrome metabólica (ATP III) está presente em 14% dos clientes. Nove por cento são ainda fumantes. O Escore de Framingham é alto em 4% e médio em 10% dos clientes. O FINDRISC – escore finlandês de risco para diabetes em 10 anos – é muito alto e alto em 10% da população. Com a incorporação do risco moderado atinge-se 20%.

Esses dados nos forçaram a rever os modelos de assistência, dando espaço para a educação em saúde e a motivação, por meio de técnicas cognitivo-comportamentais (intervenção motivacional), e desenvolvendo o papel do educador em saúde. Uma equipe multidisciplinar que assiste o cliente depois de sua consulta de retorno com o médico negocia a prioridade e a dimensão das metas preventivas, elabora conjuntamente um plano de ação, motiva o cliente também pelo estabelecimento de um vínculo pessoal e personalizado e o acompanha de modo a garantir o sucesso do plano e a melhora da condição de saúde.

A evolução

Em 2000, no início do processo, realizava-se a avaliação postural, que constava de um exame observacional das vistas anterior, lateral direita, esquerda e posterior. Essa avaliação tinha por objetivo correlacionar queixas álgicas à morfologia do indivíduo para delinear uma orientação, seja postural, ergonômica ou uma linha de tratamento, caso necessário.

Já em 2001, começou-se a abordar atividade física sem nenhuma recomendação científica para os clientes: era enfatizada a prática de exercícios físicos três vezes por semana.

Foi criada a Clínica do Movimento, oferecendo uma avaliação física (teste ergoespirométrico, composição corporal e teste de força: uma repetição máxima) e a possibilidade da realização de um programa de exercícios físicos no Centro com a supervisão de educadores físicos ou fisiologistas.

Com uma preocupação cada vez maior com o impacto preventivo da atividade física, em 2004, iniciou-se a aplicação do IPAQ para identificar o nível de atividade física (NAF) e os estágios comportamentais (EC) ou de prontidão para a mudança (Prochaska). Os clientes receberam orientações empregando-se a mensagem da Organização Mundial da Saúde (OMS) em relação aos 30 minutos de atividade física por dia, por, pelo menos, cinco dias na semana.

Com a experiência então obtida, os fisioterapeutas passaram a "negociar com o cliente" a prática regular de atividade física a partir do NAF e EC com o objetivo de orientar o cliente a mover-se tanto nos EC ou NAF, recomendando ações específicas de mudança, por meio de metas atingíveis.

Em 2007 foi instalado o projeto Dez Mil Passos para Clientes Sedentários. O pedômetro foi utilizado como ferramenta para auxílio da modificação do estilo de vida. Nesse programa recomenda-se que os indivíduos acrescentem 500 passos por semana a partir de uma média realizada nos sete primeiros dias de utilização. Um dos fatos promissores em termos clínicos do uso de pedômetros é o impacto positivo que pode ter sobre o comportamento dos pacientes.

Levando em consideração o crescimento da incidência do diabetes milito tipo 2 na população em geral como consequência dos fatores de risco impostos pela urbanização, implementou-se a aplicação do FINDRISC na população. Conhecendo o valor da atividade física na prevenção do diabetes, conforme publicado pela literatura especializada, estabeleceu-se então um novo modelo de assistência focada nos clientes com FINDRISC muito alto e alto, com a finalidade de prescrever exercícios físicos a esses clientes, seguidos de acompanhamento por educador físico. Nessa abordagem são pesquisados os determinantes da atividade física, a motivação, o estado de prontidão para a mudança, além de ser prescrito pelo educador físico o programa de exercícios acompanhado das unidades de treinamento.

Em 2009, buscando integrar os esforços de educação física e nutrição para melhorar as possibilidades de alcance das metas preventivas dos clientes, realizou-se a Primeira Jornada Integrada de Nutrição e Atividade Física.

Finalmente, em 2010, estabeleceu-se um sistema de estratificação da assistência para focalizar os recursos nos clientes com mais desafios a serem cumpridos, como redução dos riscos cardiovasculares e metabólicos. Além disso, o IPAQ deverá ser incorporado ao protocolo de riscos de todo paciente internado de tal forma que o paciente diabético que, na alta hospitalar, recebe aconselhamento de estilo de vida e terapêutico também receba um adequado aconselhamento de exercícios físicos, os quais, como será explicado com mais detalhes posteriormente, apesar de arma importante para a prevenção e tratamento do diabetes, ainda é pouco utilizado como tal.

CAPÍTULO 1

A história da educação física

MARCIO MAREGA

Introdução

A educação física evolui à medida que se processa a evolução cultural dos povos. Assim, sua orientação no tempo e no espaço está em sintonia com os sistemas políticos, sociais, econômicos e científicos vigentes nas sociedades humanas. A educação física, portanto, surge com o aparecimento do homem.

A educação física através dos tempos

A arte rupestre e os estudos antropológicos indicam que o homem, desde os tempos primitivos, trabalhava seu corpo com movimentos básicos e naturais para conseguir sobreviver, seja para se proteger ou para se alimentar; precisava fazer esforços diversos a fim de se locomover em busca de locais mais protegidos e com melhores condições para viver.

Desde a época em que o homem habitou as cavernas, a civilização passou por três grandes ondas de sedentarismo. A primeira delas há 10 mil anos, com o surgimento da atividade agrícola exercida em território ou sede fixa, daí o termo sedentário. A segunda onda foi por volta de 1750, na Europa, com o advento da máquina a vapor e a consequente Revolução Industrial, que substituiu gradativamente o trabalho braçal pela mecanização das tarefas de produção. Já a terceira foi a partir de 1950, com a explosão da bomba atômica, marco do início da era tecnológica, que ampliou a mecanização de outras tarefas cotidianas domésticas, de lazer, transporte e locomoção.

No mundo oriental, um imperador chinês, em aproximadamente 3000 a.C., pensando no progresso de seu povo, promovia a prática de exercícios físicos com finalidades higiênicas e terapêuticas, além de bélicas. Na Índia, a partir das Leis de Manu – uma espécie de código civil, político, social e religioso do começo do primeiro milênio –, os exercícios físicos passaram a ser encarados como uma doutrina, indispensáveis às necessidades militares, além de ter caráter fisiológico. Buda atribuía aos exercícios o caminho da energia física, da pureza dos sentimentos, da bondade e do conhecimento das ciências para a suprema felicidade do nirvana (no budismo, estado de ausência total de sofrimento). O ioga tem suas origens na mesma época. O Japão tem sua participação na história da educação física a partir das práticas guerreiras feudais dos samurais. No Egito, encontramos os exercícios gímnicos revelados nas pinturas das paredes das tumbas. A ginástica egípcia já valorizava o que se conhece hoje como as qualidades físicas: equilíbrio, força, flexibilidade e resistência. Já utilizavam materiais de apoio, tais como tronco de árvores, pesos e lanças, embora rudimentares.

No Ocidente, a civilização que mais marcou e desenvolveu a educação física foi a grega. Nomes como Sócrates, Platão, Aristóteles e Hipócrates contribuíram, e muito, atribuindo conceitos até hoje aceitos na ligação corpo e alma por meio das atividades corporais e musicais. "Na música a simplicidade torna a alma sábia; a ginástica dá saúde ao corpo" (Sócrates). É de Platão o conceito de equilíbrio entre corpo e espírito ou mente. Os sistemas metodizados e em grupo, assim como os termos halteres, atleta, ginástica, pentatlo, entre outros, são uma herança grega. As atividades sociais e físicas eram uma prática que chegava até a velhice, lotando os estádios destinados a isso. Durante o Império Romano, surgiu a célebre frase "*Mens sana in corpore sano*", de Juvenal. Contudo, a atividade física ainda possuía um caráter bastante voltado às práticas militares. Com a queda do Império Romano advém um período muito negativo para a educação física, principalmente com a ascensão do cristianismo, que perdurou por toda a Idade Média. O culto ao corpo era um verdadeiro pecado, sendo esse período também chamado por alguns autores de "Idade das Trevas". Com o Renascimento, o homem retoma o interesse pelo seu próprio corpo. Esse período da história fez deflagrar novamente a cultura física, as artes, a música, a ciência e a literatura. A beleza do corpo deixa de ser pecaminosa e é novamente explorada na arte, surgindo grandes artistas como Leonardo da Vinci (1452-1519), responsável pela criação das regras proporcionais do corpo humano.

Grandes estudos de anatomia fazem parte desse período. Esculturas famosas, como a de Davi, obra máxima de Michelangelo Buonarroti (1475-1564), são consideradas tão perfeitas que os músculos parecem ter movimentos, sendo referência de beleza masculina até os dias de hoje. A dissecação de cadáveres humanos deu origem à anatomia, como a obra clássica *De Humani Corporis Fabrica*, de Andrea Vesalius (1514-1564). O retorno da educação física escolar se deve também, nesse período, a Vitorio de Feltre (1378-1466), que, em 1423, fundou a escola La Casa Giocosa, onde o conteúdo programático incluía exercícios físicos.

O Iluminismo trouxe novas ideias. Jean-Jaques Rousseau (1712-1778) propôs que a educação física seria necessária à educação infantil. Segundo ele, pensar dependia de extrair energia do corpo em movimento. Johann Pestalozzi (1746-1827), precursor da escola primária popular, sugeriu a execução correta e sistemática dos exercícios.

A influência na nossa ginástica localizada sistemática e programada começa a se desenvolver na época contemporânea. Destacamos quatro grandes escolas como responsáveis por isso: a alemã, a nórdica, a francesa e a inglesa.

A alemã, influenciada por Rousseau e Pestalozzi, teve como destaque Johann Cristoph Friederick Guts Muths (1759-1839), considerado o pai da ginástica pedagógica moderna. Outra vertente dos exercícios físicos foi criada nesse mesmo período por Friederick Ludwig Jahn (1788-1825), cujo fundamento era a força: "Vive quem é forte." Foi ele quem inventou a barra fixa, as barras paralelas e o cavalo, dando origem à ginástica olímpica. Adolph Spiess (1810-1858) implantou definitivamente a educação física nas escolas alemãs.

A escola nórdica escreveu a sua história na educação física através de Nachtegall (1777-1847), que fundou seu próprio Instituto de Ginástica (1799) e o Instituto Civil de Ginástica para formação de professores de educação física em 1808. Per Henrik Ling (1766-1839), influenciado pelas ideias do instituto de Nachtegall, criou a ginástica sueca, um grande trampolim para o que se conhece hoje e que divide sua ginástica em quatro partes: a pedagógica, voltada para a promoção de saúde; a militar, que inclui o tiro e a esgrima; a médica, baseada na pedagógica, mas que também busca evitar as doenças; e a estética, preocupando-se com a graça do corpo. Josef G. Thulin, seguidor de Ling, trouxe o ritmo musical à ginástica e criou os primeiros testes individuais e coletivos para verificação da performance.

Uma grande contribuição da escola francesa durante esse período foi dada por G. Dêmey (1850-1917), que organizou congressos e cursos (inclusive o Superior de Educação Física), redigiu o Manual do Exército e também era adepto da ginástica lenta, gradual, progressiva, pedagógica, interessante e motivadora. Mas a grande influência francesa na educação física aparece com Phoktion Heinrich Clias

(1782-1854), em 1829, que cria a ginástica calistênica, a qual influenciaria toda a educação física.

A escola inglesa baseava-se nos jogos e nos esportes e tinha como principal defensor Thomas Arnold (1795-1842).

A calistenia

Do grego *kallos* (belo) e *sthenos* (força), este é o verdadeiro marco do desenvolvimento da ginástica moderna, com fundamentos específicos e abrangentes, destinados a populações mais específicas e segmentadas, como obesos, crianças, sedentários, idosos e mulheres. Com influência da ginástica sueca, apresenta uma divisão em grupos de exercícios localizados associando música ao ritmo dos exercícios que são feitos à mão livre ou utilizando pequenos acessórios para fins corretivos, fisiológicos e pedagógicos.

Os responsáveis pela consolidação da calistenia foram o Dr. Dio Lewis e a Associação Cristã de Moços (ACM), como uma proposta inicial de melhorar a forma física dos americanos. Por isso mesmo, deveria ser uma ginástica simples e cativante, fundamentada na ciência, já que Dr. Lewis era contra os métodos militares, sob alegação de que eles desenvolviam somente a parte superior do corpo, e os esportes atléticos não proporcionavam harmonia muscular. Sendo assim, o Dr. Willian Skarstrotron, americano de origem sueca, dividiu a calistenia em oito grupos diferentes do original: braços e pernas, região posterossuperior do tronco, região posteroinferior do tronco, laterais do tronco, equilíbrio, abdômen, ombros e escápulas, os saltitos e as corridas.

A educação física no Brasil

O primeiro grande marco da educação física no Brasil acontece durante o Primeiro Reinado, que, em 1851, cria a Lei nº 630, a qual inclui a ginástica nos currículos escolares, preconizando a obrigatoriedade da educação física nas escolas primárias e secundárias, praticada quatro vezes por semana durante 30 minutos. Durante a República, inicia-se a profissionalização da educação física, mas ainda limitada ao desenvolvimento de estruturas organizacionais e administrativas bastante específicas, tais como a Divisão de Educação Física e o Conselho Nacional de Desportos.

Nos anos 1970, marcados pela Ditadura Militar, a educação física foi usada não para fins educativos, mas de propaganda do governo, sendo todos os ramos e níveis de ensino voltados para os esportes de alto rendimento. Nos anos 1980, a educação física vive uma crise existencial à procura de propósitos voltados à sociedade. No esporte de alto rendimento há mudança nas estruturas de poder, e os incentivos fiscais dão origem aos patrocínios, em que empresas passam a contratar atletas funcionários, fazendo surgir uma boa geração de equipes e atletas. Nos anos 1990 o esporte passa a ser visto como meio de promoção à saúde, acessível a todos e manifestada de três formas: esporte educação, esporte participação e esporte performance. A educação física é, finalmente, regulamentada pela Lei nº 9696 em 1º de setembro de 1998, passando a ser de fato e de direito uma profissão a qual compete mediar e conduzir todo o processo de atividades físicas.

Conclusão

A educação física, através da atividade física, do exercício físico e do desporto, além de seu impacto positivo sobre o desenvolvimento psicomotor, o bem-estar mental e a prevenção de doenças, fomenta a qualidade de vida, preparando o ser humano para as exigências que a sociedade lhe apresenta. Graças à educação física atual, democrática e integradora, as atividades físicas e desportivas convergem para tornarem-se companheiras inseparáveis no decorrer de toda a vida.

CAPÍTULO 2

Conceitos e benefícios gerais da atividade física

MARCIO MAREGA E JOSÉ ANTONIO MALUF DE CARVALHO

Introdução

Ser fisicamente ativo é uma das atitudes mais importantes que os seres humanos de todas as idades podem tomar para melhorar a saúde. Este capítulo fornece informações sobre os fundamentos e processos de desenvolvimento das orientações de atividades físicas e aborda vários temas que auxiliam na compreensão dessas orientações. O capítulo também explica como essas orientações se interpõem com outras informações publicadas, bem como recomendações de atividade física e como usá-las na prática.

Algumas definições, listadas a seguir, serão importantes para entendermos determinados conceitos e recomendações de atividade física.

Saúde

De acordo com a Organização Mundial de Saúde (OMS), saúde não é somente a ausência de doenças ou enfermidades, mas sim um estado de completo bem-estar físico, mental, social e espiritual.

Atividade física

Atividade física é considerada como qualquer movimento que resulte de contrações musculares voluntárias e que leve a um gasto energético acima do basal.[1]

Uma importante e comum forma de atividade física é caminhar. A caminhada será utilizada como modelo para as definições que se seguem.

Caminhar a uma velocidade tal que ainda permita manter uma conversação é uma atividade dita moderada e mais intensamente é considerada uma atividade vigorosa de 5km/hora, ou *brisk walk*.

Exercício físico

Por definição, exercício físico é toda atividade física planejada, estruturada e repetitiva que tem por objetivo a melhoria e a manutenção de um ou mais componentes da aptidão física;[1] como exemplo, podemos citar uma caminhada de uma hora sem parar e com ritmo constante.

Quando a caminhada é uma atividade estruturada, planejada, repetitiva com duração, intensidade e ritmo predefinidos, e com objetivos preestabelecidos, como melhorar a capacidade cardiorrespiratória, torna-se um exercício físico.

Esporte

O termo "esporte" pode ser definido como um sistema ordenado de práticas corporais de relativa complexidade que envolve atividades de competição institucionalmente regulamentadas, que se fundamentam na superação de competidores ou de marcas e/ou resultados anteriores estabelecidos pelo próprio esportista.[2]

A prática do esporte pode se apresentar de duas maneiras bastante distintas: os chamados esportes de recreação e os de alto rendimento. Esporte de alto rendimento é aquele que tem como objetivo principal o alcance do desempenho máximo mediante o estabelecimento de desafios dos próprios limites na busca de vitórias e de recordes e, em alguns casos, com finalidades econômicas e/ou políticas bem definidas. Essa constante busca da superação pode, em alguns casos, levar o praticante a sequelas futuras, o que nos faz admitir que essa não seja uma forma de promoção da saúde. Já o esporte de recreação tem como meta primordial a melhoria do bem-estar e o relacionamento interpessoal de seus praticantes por intermédio de atividades de competição; contudo, também não deixa de apresentar movimentos complexos e com alguma intensidade, sendo recomendada uma preparação prévia antes de praticá-los.[2]

Dessa forma, a partir do momento em que a caminhada seja realizada por motivos competitivos, nos quais necessidades de performance e aspectos do atletismo se tornem objetivos, assim como todos os parâmetros mensuráveis envolvidos, define-se então como esporte, por exemplo, a marcha atlética.

Linha base de movimentos *versus* saúde por meio das atividades físicas

Os movimentos corporais que melhoram a condição de saúde podem ser divididos em duas categorias:

- **Atividade básica** refere-se à intensidade de atividades de movimentos da vida diária, tais como andar a pé, caminhar lentamente e levantar objetos leves. Pessoas que fazem apenas a atividade de base não são consideradas inativas, porém sabe-se cada vez mais que atividades sistemáticas e programadas com intensidades maiores, os exercícios físicos, proporcionam mais benefícios à saúde. Não devemos descartar os pequenos episódios de atividades físicas, pois somados trazem benefícios efetivos à saúde.
- **Movimentos** constituem-se em uma situação de atividade que, quando adicionada à atividade basal, produz benefícios à saúde. Caminhar programado, pular corda, dançar, levantar pesos e ioga são exemplos dessas atividades. Algumas profissões (como carteiros ou carpinteiros na construção civil) podem obter o suficiente de atividade física durante o trabalho para atender às orientações.

Podemos ainda não compreender o suficiente sobre como fazer referência a atividades de base e seus reais benefícios à saúde. Mesmo assim, os esforços para promover tais atividades são justificáveis. Afinal, as atividades de base são as atividades da vida normal e podem ser executadas de forma mais frequente. Recomenda-se incentivar as pessoas a aumentarem sua atividade básica por várias razões:

- Aumentar a atividade basal queima calorias, auxiliando na manutenção do peso corporal saudável.
- Algumas atividades podem melhorar a saúde óssea.
- Há outros motivos que não só de saúde para incentivar a atividade basal. Por exemplo, andar curtas distâncias em vez de dirigir pode ajudar a reduzir o congestionamento do tráfego e a poluição atmosférica resultante.

- Estimular as atividades de base ajuda a construir uma cultura em que a atividade física em geral se torna uma norma social.
- Episódios de curta duração da atividade são adequados para as pessoas que foram sedentárias e já começaram a aumentar gradualmente seu nível de atividade e para os adultos mais velhos, cuja prática pode ser limitada por condições crônicas.

É fundamental que haja disponibilidade de infraestrutura, como criação de locais mais seguros e atrativos, para estimular e possibilitar episódios de atividade física diária, como utilização de escadas em vez de elevadores e calçadas e caminhos para andar entre os edifícios em um local de trabalho em vez de dirigir.

Aptidão física

É uma condição na qual um indivíduo possui energia e vitalidade suficientes para realizar tarefas diárias e participar de atividades recreativas sem fadigas. A aptidão física inclui os seguintes componentes:

Aptidão cardiorrespiratória

É a capacidade de continuar ou persistir em tarefas extenuantes envolvendo grandes grupos musculares por períodos de tempo prolongados. Também denominada aptidão aeróbica, é a capacidade dos sistemas circulatório e respiratório de se ajustar e de se recuperar dos efeitos de atividades como andar acelerado, corrida, natação, ciclismo e outras de intensidade moderada ou vigorosa.

Composição corporal

A composição corporal diz respeito às quantidades relativas de gordura corpórea e tecido corpóreo magro ou massa corporal magra (músculos, ossos, água, pele, sangue e outros tecidos não gordurosos), sendo frequentemente expressa em porcentagem de gordura corporal.

Aptidão musculoesquelética

Compõe-se de:

- **Flexibilidade:** capacidade de movimentar as articulações em uma grande amplitude (por exemplo, tocar os dedos dos pés com as pernas estendidas quando sentado no chão).
- **Força muscular:** força máxima num só esforço que pode ser exercida contra uma resistência (por exemplo, levantar o maior peso possível na posição supina ou com a flexão das pernas).
- **Resistência muscular/endurance:** capacidade de um músculo, ou grupo muscular, de manter determinado nível de força em contrações repetidas durante um período de tempo.

O treino de endurance tem como característica um estímulo de força com execução em uma zona aeróbia, ou seja, dependente de oxigênio, com objetivo de melhorar a competência cardiovascular, sendo sustentado energeticamente pelo metabolismo de ácidos graxos e carboidratos.

Um importante aspecto do treinamento de endurance é desenvolver o sistema aeróbio total, incluindo boa circulação sanguínea, melhora da qualidade das fibras musculares de contração lenta e habilidade de queimar grandes quantidades de gordura para produção de energia.

Outra característica importante do treino de endurance é poder ser executado tanto de forma cíclica (caminhadas, ciclismo, natação) como acíclica (exercícios de musculação e algumas provas de atletismo), melhorando também o desempenho motor.

Sendo assim, sua frequência e duração variam de forma progressiva, à medida que o praticante demonstra adaptação ao estresse do exercício físico. Promove melhora da competência cardiovascular, tem duração de 15 a 60 minutos e deve ser realizado de três a cinco dias por semana, inicialmente. A intensidade de carga deve ser baixa, com características esperométricas, ou seja, incapazes de gerar novas adaptações.

Tabela 2.1 Prescrição de treinamento de força[3]

Regime	Tipos de força		% 1 RM*	Nº repetições	Nº séries	Velocidade	Intervalo
Dinâmico	Resistência/ endurance	Geral	<55	>25	I – III	Moderada	45"
		RML**	55-65	15-25	I – III	Moderada	45"
	Explosiva		----	----	----	Rápida	2'–5'
	Hipertrófica		70-85	06-12	II – IV	Moderada/lenta	1'–2'
	Máxima		90-100	1-3	V – XX	Lenta	2'–5'
Estático	RML		55-65	Fadiga	I – III	----	45"
	Máxima		100-115	3"-10"	V – XX	----	2'–5'

*RM – Repetição máxima.
**RML – Resistência muscular localizada.

Benefícios de saúde *versus* outras razões para ser fisicamente mais ativo

Sabemos que as orientações de atividade física com foco nos benefícios para a saúde não são a única razão pela qual as pessoas se tornam ativas. Atividade física dá à pessoa uma chance de se divertir, estar com amigos e família, desfrutar da natureza, melhorar a aparência pessoal, a aptidão, e para que possa até participar de forma mais intensa de exercícios físicos ou manifestações desportivas. Há razões para incentivar as pessoas a serem fisicamente ativas por todos e quaisquer motivos que sejam significativos para elas. Nada nas orientações destina-se a afirmar que os benefícios de saúde são a única razão para cumprir uma rotina de exercícios físicos.

Benefícios gerais

Todos os indivíduos deveriam praticar regularmente algum tipo de atividade física com a finalidade de melhorar sua condição de saúde e prevenir muitos desfechos desfavoráveis de diversas doenças. O sedentarismo é, atualmente, epidêmico e responsável por uma grande quantidade de mortes em todo o mundo. Relacionada com sedentarismo também há uma epidemia de condições crônicas que afetam as populações de países desenvolvidos e em desenvolvimento, constituindo-se num enorme desafio preventivo e significando uma grande carga financeira para os países em desenvolvimento. A prevalência do sedentarismo é maior do que a das condições crônicas. A atividade física possui papel importante na prevenção delas.

Os benefícios da atividade física podem ser observados não só em indivíduos com condições crônicas ou sob risco de desenvolvê-las, mas também em indivíduos sadios.

Desde que os benefícios da atividade física comecem a ser atingidos, o aumento de sua intensidade gera melhorias ainda maiores.

Os benefícios da atividade física são, em geral, independentes do peso corporal. Adultos de todos os pesos e biótipos consolidam sua saúde sendo ativos.

Os benefícios são maiores do que os riscos de lesões ou de ataque cardíaco, preocupação de muitas pessoas que dificulta a adoção de atividade física.

Embora os benefícios apareçam com atividades de curta duração, 60 minutos aproximadamente por semana, pesquisas demonstraram que um total de 150 minutos de atividade física aeróbica de intensidade moderada reduz consistentemente o risco de muitas das condições crônicas assim como seus desfechos adversos.

A atividade física reduz a incidência de morte prematura,[4] resistência à insulina, dislipidemia, diabetes, alguns tipos de câncer, osteoporose, incidência de doenças cardiovasculares, doenças cerebrovasculares, lesões cardíacas, ataques cardíacos e a prevalência de depressão.

Como melhorias que a atividade física possibilita, podemos citar na competência cardiorrespiratória a capacidade aeróbica, a força muscular e a resistência física; na capacidade funcional, a habilidade de realizar as atividades físicas de rotina; a saúde mental e a atividade cognitiva.

É importante sempre lembrar que:

- Fazer pouca atividade física é sempre melhor do que não fazer.
- O efeito crescente da atividade física – no que diz respeito a intensidade, frequência e duração – também se faz em relação aos seus benefícios para a saúde.
- Tanto a atividade aeróbica quanto o fortalecimento muscular são benéficos e sinérgicos.
- Benefícios são verificados em todas as faixas etárias, crianças e adolescentes, jovens e adultos de meia idade, seniores e idosos, assim como em todos os grupos étnicos e raciais estudados e pessoas com necessidades especiais.
- Os benefícios da atividade física em muito sobrepujam a possibilidade de ocorrências adversas.

Em seguida, listamos os benefícios da atividade física regular para as diversas faixas etárias, segundo o grau das evidências científicas.

Benefícios para crianças e adolescentes

Como evidências importantes observamos melhoras da saúde óssea, composição corporal, integridade cardiovascular e metabólica, além de competência cardiorrespiratória e muscular.

De evidência moderada podemos citar a redução dos sintomas de depressão.

Benefícios para adultos e idosos

Como evidências importantes consideramos a diminuição dos riscos de morte precoce, doença coronariana, acidente vascular cerebral, depressão, ansiedade, hipertensão arterial, dislipidemia, diabetes tipo 2, síndrome metabólica, câncer de colo, câncer de mama, ganho de peso, principalmente quando combinada com redução da ingestão calórica; a prevenção do ganho de peso, a melhora da competência cardiorrespiratória e muscular; a prevenção de quedas e a melhora da capacidade cognitiva em adultos mais velhos, entre outros.

Como evidências de moderadas a importantes: melhora da competência funcional (em caso de adultos mais velhos) e redução da obesidade abdominal.

Evidências moderadas: diminuição dos riscos de fratura de quadril, de câncer de endométrio e de câncer de pulmão; melhora da qualidade do sono, aumento da densidade óssea e manutenção da perda de peso.

O comportamento sedentário foi identificado como uma das principais causas evitáveis de morte, havendo uma relação linear inversa entre a quantidade de atividade física e a mortalidade por todas as causas. A American Heart Association, o US Surgeon General, os Centers for Disease Control and Prevention (CDC) e o American College of Sports Medicine (ACSM) recomendam, pelo menos, 30 minutos por dia de atividade física, com mínimo de intensidade moderada, na maioria, senão em todos os dias da semana.

Alguma atividade física é sempre melhor do que nenhuma: os indivíduos menos ativos de uma população geralmente apresentam maior risco de uma série de desfechos negativos para a saúde. Embora o mínimo necessário de atividade física para reduzir risco não seja conhecido, evidências crescentes indicam que a participação em não mais do que uma hora por semana em atividade física moderada está associada a menor risco de mortalidade por todas as causas e a menor risco de doença coronariana. Sob essa intensidade menor de atividade física, os benefícios são menores do que os associados a uma maior quantidade, mas os estudos são menos consistentes em relação à natureza e magnitude desses benefícios.

Benefícios adicionais para a saúde decorrentes de uma maior quantidade de atividade física: há evidências importantes demonstrando que a adoção de atividade física moderada a vigorosa, por mais do que 150 minutos por semana, associa-se a maiores benefícios à saúde em relação a uma série de desfechos, incluindo prevenção de doenças crônicas, melhora de vários marcadores de doenças e manutenção de um peso saudável.

Benefícios para a saúde de uma caminhada vigorosa (*brisk walking*):[5] evidências relevantes mostram que um programa de caminhadas vigorosas provê vários benefícios tanto para a saúde em geral como para a saúde cardiovascular em adultos e em adultos mais idosos, incluindo risco menor de mortalidade por todas as causas, de doença cardiovascular e de diabetes tipo 2. Há evidências que indicam que caminhar a uma velocidade maior está associado a maiores benefícios do que a uma velocidade menor. Evidências importantes demonstram que episódios frequentes de caminhadas vigorosas melhoram a saúde cardiorrespiratória e metabólica, especialmente em pessoas que realizam regularmente pouca atividade física. Evidências limitadas e moderadas indicam que caminhar ajuda a manter a densidade óssea e reduzir o risco de fraturas, especialmente em mulheres, além de auxiliar a manter a saúde articular e a habilidade ou competência funcional em adultos e em idosos.

Em estudo recente[6] evidenciou-se que pessoas de meia-idade que são membros de equipes de corredores tiveram a metade do risco de morte em um período de 20 anos do que as pessoas que não corriam. Correr reduziu não apenas o risco de doenças cardíacas, como também o de câncer e de doenças neurológicas, como Alzheimer, segundo pesquisadores da Stanford University. Em 19 anos de observação, 15% dos corredores haviam morrido em comparação com 34% do grupo controle, que não corriam. Todos os envolvidos tinham 50 anos ou mais e corriam cerca de 200 minutos por semana, em contraste com os 20 minutos do grupo controle, dos que não corriam. Os corredores também apresentaram a tendência de ser mais magros e uma menor prevalência de tabagismo em relação ao controle. Na verdade, o que mais impactou nos resultados desse estudo foi o nível vigoroso da atividade física praticada.

O simples andar pode fazer muito pela saúde física, assim como pela saúde mental e social, a um custo muito baixo. Recomendamos que os médicos prescrevam a caminhada, por ser o mais natural dos movimentos humanos; além de segura, barata e prática, pode ser feita em qualquer lugar do mundo, não necessita de grandes processos de rastreamento médico, pode começar com doses pequenas, aumentadas com a melhora do paciente, atingindo níveis superiores.

Em decorrência da relação dose-resposta entre atividade física e saúde, os indivíduos que desejarem melhorar ainda mais a competência cardiorrespiratória, reduzir o risco de condições crônicas e incapacidades e prevenir um ganho não saudável de peso podem se beneficiar excedendo as quantidades mínimas recomendadas de atividade física.

Atividade física para a promoção de saúde *versus* desempenho

As pessoas interessadas em programas de treinamento para aumentar a aptidão e o desempenho devem procurar aconselhamento de um profissional e seguir todas as etapas de avaliações para cumprir de forma segura e eficaz um programa de exercícios físicos. Geralmente, as pessoas exageram nos exercícios físicos e fazem muito mais atividade do que o necessário para atender às orientações.

O foco nas orientações sobre a redução do risco de doenças crônicas e promoção de saúde relacionada com os exercícios passa por uma prescrição de atividades cardiovasculares e musculares. As pessoas podem obter esse tipo de condicionamento realizando a quantidade e os tipos de atividades recomendadas nas orientações dadas pelos professores de educação física.

Metas individualizadas para a promoção de saúde

As orientações de exercícios físicos, em geral, devem contemplar quantidades e tipos de atividade física necessários para benefícios de saúde e objetivos propostos. Dentro desses parâmetros globais, tanto as pessoas em geral quanto profissionais possuem inúmeras possibilidades quanto às escolhas apropriadas.

Para fazer essas escolhas, precisamos estabelecer metas pessoais para a atividade física. A definição dessas metas envolve questões como: "Com que forma física eu quero estar?", "O quão importante é para mim reduzir o risco de doença cardíaca e diabetes?", "Por que é importante para mim reduzir o risco de quedas e fratura de quadril?", "Qual é o peso que quero perder?"

As pessoas podem cumprir as diretrizes e os seus próprios objetivos por meio de diferentes quantidades e tipos de atividade. Materiais impressos, profissionais de saúde e professores de educação física podem fornecer informações úteis e ajudar as pessoas a definir e realizar objetivos específicos.

Quatro níveis de atividade física

Os Physical Activity Guidelines for Americans (PAGA)[4] de 2008 fornecem uma base como sugestão para dividir a quantidade semanal de atividade física aeróbica de um adulto em quatro categorias: inativa, baixa, média e alta (ver tabela a seguir). Essa classificação é útil porque tais categorias preveem uma regra de ouro como valor total de atividade física relacionado com os benefícios de saúde. Pequenas quantidades de atividade parecem oferecer algumas vantagens, atividades moderadas proporcionam benefícios substanciais, e quantidades elevadas, benefícios ainda maiores.

Tabela 2.2 Classificação dos montantes totais semanais de atividade física aeróbica em quatro categorias

Níveis de atividade física	Faixa de intensidade moderada por semana	Resumo dos benefícios para a saúde global	Comentário
Inativo	Nenhuma atividade acima da linha de base	Nenhum	Ser inativo é mortal.
Baixo	Atividade acima da linha de base, mas menos de 150 minutos por semana	Alguns	Baixos níveis de atividade são claramente preferíveis a um estilo de vida sedentário.
Médio	150 minutos a 300 minutos por semana	Substancial	Atividades físicas praticadas com um tempo mais próximo a 300 minutos proporcionam benefícios adicionais em relação a atividades com um tempo mais próximo a 150 minutos.
Elevado	Mais de 300 minutos por semana	Adicional	A ciência atual não permite aos pesquisadores identificar um limite máximo de atividade acima do qual não há benefícios adicionais à saúde.

Portanto, os níveis de atividade física são classificados de acordo com as informações a seguir:

- **Inativa:** não há atividade acima da linha de base das atividades de vida diária.
- **Atividade baixa:** há atividade acima da linha de base, mas menos de 150 minutos (2 horas e 30 minutos) de intensidade moderada de atividade física por semana ou quantidade equivalente (75 minutos ou 1 hora e 15 minutos) de atividade de intensidade vigorosa.
- **Atividade média:** é de 150 minutos a 300 minutos (5 horas) de atividade de intensidade moderada por semana (ou 75 a 150 minutos de intensidade vigorosa de atividade física por semana). Em termos científicos, esse intervalo corresponde a aproximadamente 500 e 1000 equivalentes metabólicos (MET) minutos por semana.
- **Atividade alta:** é mais do que o equivalente a 300 minutos de intensidade moderada de atividade física por semana.

Figura 2.1 Pirâmide de atividade física[7]

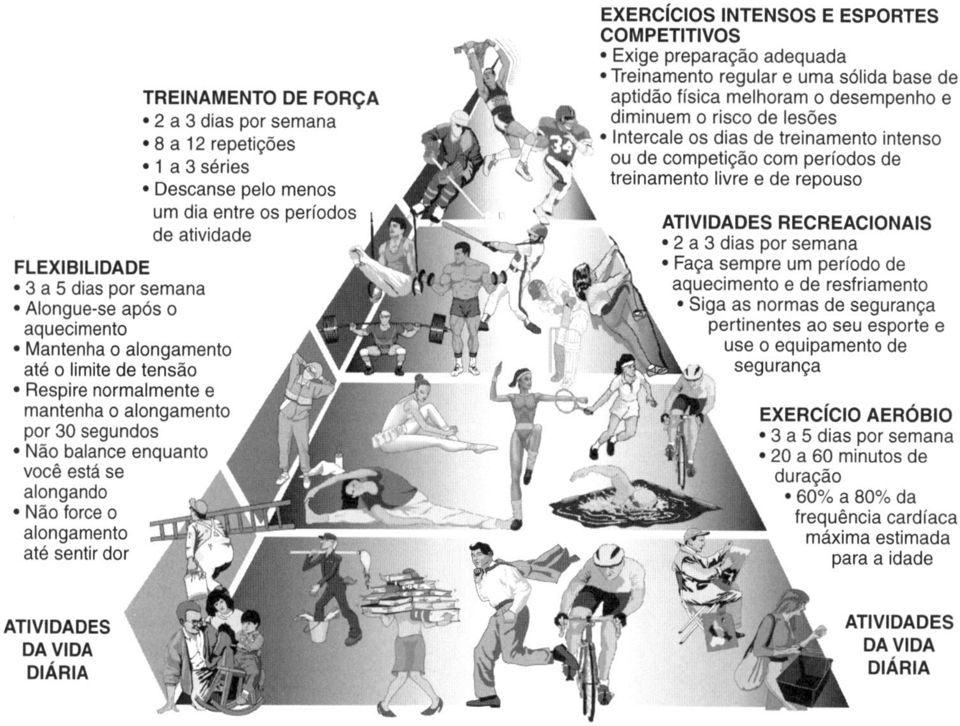

A partir da década de 1970, o American College of Sports Medicine (ACSM) publicou equações para estimativa do custo metabólico em atividades físicas. Essas equações foram geradas a partir de estudos laboratoriais que relacionavam as medidas mecânicas do ritmo de trabalho com os seus equivalentes metabólicos.[8]

As equações metabólicas sugeridas pelo ACSM constituem uma técnica indireta, fácil e simples para estimar o custo metabólico do exercício físico, pois oferecem a possibilidade do controle detalhado da sessão de treinamento pela utilização do custo metabólico (consumo de oxigênio). Além disso, a possibilidade de conversão do consumo de oxigênio em gasto calórico amplia o uso dessas equações para os mais variados objetivos com a prática do exercício físico.

O MET é um equivalente metabólico frequentemente utilizado para indicar a quantidade de oxigênio ou energia que um corpo utiliza durante a realização de uma atividade física.

Um MET é considerado a taxa metabólica de repouso ou a taxa metabólica em que o corpo consome 3,5 mililitros de oxigênio por quilo de peso corporal por minuto.

Uma unidade de equivalente metabólico expressa a relação da taxa metabólica de uma pessoa durante o desempenho de alguma tarefa com a taxa metabólica em repouso. Na aplicação prática, MET é uma forma de comparar o nível de esforço ao gasto energético quando pessoas de diferentes pesos exercem a mesma atividade física. O equivalente metabólico também pode comparar a intensidade aeróbia e os gastos de energia de várias atividades físicas quando executadas por uma mesma pessoa.

O conceito MET pode ser usado para fazer recomendações de adequação, planejar ou monitorar a atividade física ou ainda medir os níveis de intensidade aeróbia. Por exemplo, é recomendado que as pessoas realizem de 500 a 1.000 MET por semana para uma boa saúde. Esse é o equivalente a pelo menos 150 minutos de intensidade moderada ou 90 minutos de atividade de intensidade vigorosa por semana.

Alguns valores de equivalente metabólico podem ser apresentados como imprecisos devido às características específicas do indivíduo como peso, consumo real de energia, massa corporal, nível de condicionamento e uma variedade de outras circunstâncias. Para que esses valores se tornem precisos devem estar relacionados com os testes ergoespirométricos. Essa possibilidade direta de mensuração não é muito frequente, assim, pela impossibilidade da utilização da espirometria, o uso de equações de regressão para estimativa de VO_2máx é muito comum e praticamente necessário diante das limitações impostas.[9]

Classificação da intensidade das atividades de acordo com MET

- Intensidade baixa < 4METs
- Intensidade moderada = 4–6METs
- Intensidade alta = 6–12METs

Gasto Energético da Atividade (kcal.min^{-1}) =
METs da Atividade × Massa Corporal (kg) × 3,5 ÷ 200

Relação com a recomendação de saúde pública

Em 1995, os Centers for Disease Control and Prevention (CDC) e o American College of Sports Medicine (ACSM) publicaram recomendações de atividade física para a saúde pública. O relatório afirma que os adultos devem acumular pelo menos 30 minutos diários de atividade de intensidade moderada, na maioria de preferência todos os dias da semana. Em 1996, "Atividade Física e Saúde: Relatório do Surgeon General" apoiou essa mesma recomendação.

Para controlar a porcentagem de adultos que cumprem essa diretriz, o CDC especificou que "a maioria" de dias por semana era de cinco dias. Desde 1995, a recomendação comum é que os adultos devem realizar pelo menos 30 minutos de intensidade moderada de atividade física em cinco ou mais dias da semana, para um total de pelo menos 150 minutos por semana.[9]

O PAGA afirma que é aceitável seguir as recomendações do CDC/ACSM e orientações semelhantes. No entanto, de acordo com novos estudos (Comitê Consultivo do PAGA), as recomendações do CDC/ACSM são muito específicas. Em outras palavras, as evidências científicas existentes não permitem que os investigadores digam, por exemplo, que os benefícios de saúde de 30 minutos em cinco dias da semana são diferentes dos benefícios de saúde de 50 minutos em três dias por semana. Como resultado, as novas orientações sugerem que uma pessoa acumule 150 minutos por semana de várias maneiras.

A importância da clareza nas diretrizes

Tentamos manter as orientações sobre atividade física de maneira mais simples, claras e coerentes com as informações científicas complexas. As mensagens contidas nas presentes orientações podem ser divulgadas ao público em geral e para qualquer pessoa envolvida na promoção de atividade física. A atividade física influencia muitas condições de saúde, e os montantes e tipos de atividades que geram esses benefícios variam de indivíduo para indivíduo. No desenvolvimento das diretrizes de atividade física, o desafio é integrar as informações científicas com todos os benefícios de saúde e ainda identificar uma faixa comum de exercícios físicos que apresentem benefícios semelhantes à saúde. Um consenso existente sobre atividade física é que, uma vez que os benefícios à saúde comecem a ser gerados, os montantes adicionais de atividade proporcionam benefícios ainda maiores.

A utilização do pedômetro como ferramenta para prescrição de atividade física

A marcha é uma das formas mais comuns de atividade física e, muitas vezes, a que mais contribui para a atividade física diária total. É, frequentemente, usada para deslocamentos diversos, para as atividades recreativas e para a realização das tarefas da vida diária.

O pedômetro, um aparelho com a capacidade de contar o número de passos dados por determinada pessoa, tem a potencialidade de providenciar, a custos reduzidos, medições objetivas e precisas da atividade física diária relativa ao deslocamento a pé, que, por sua vez, é responsável por uma fração substancial do dispêndio calórico total na atividade física.[10] Uma das vantagens desses aparelhos é o fato de possibilitarem o registro de dados, num largo período de tempo, permitindo a avaliação de padrões de atividade física em um ou vários dias.

Os especialistas dessa área recomendam que os indivíduos adultos devam dar 10 mil passos por dia, meta que se associaria a ganhos em saúde.[11] Esse valor seria maior em crianças e adolescentes, assim como entre aqueles portadores de enfermidades crônicas, em especial os que querem reduzir o peso corporal e que precisariam alcançar 13 mil passos por dia. Idosos e gestantes poderiam ter como meta perfazerem de 6 mil a 7 mil passos por dia. A recomendação dos 10 mil passos por dia foi obtida a partir de uma população jovem japonesa do sexo masculino. É interessante notar que esse número de passos equivale a um gasto energético maior do que os 150kcal/dia sugeridos pela recomendação acumulada com atividade física moderada.[9]

A relação entre atividade física e saúde

Em muitos estudos abrangendo uma vasta gama de questões, os pesquisadores se concentraram em exercício físico, bem como no conceito mais amplamente definido de atividade física. Assim, embora todo exercício físico seja considerado atividade física, nem toda atividade física é exercício físico.

Estudos têm examinado o papel da atividade física em muitos grupos, homens e mulheres, crianças, adolescentes, adultos, idosos, pessoas com necessidades especiais e mulheres durante a gravidez e o período pós-parto, ressaltando o papel que a atividade física desempenha nos resultados de saúde, incluindo:[12]

- Morte prematura (precoce).
- Doença cardíaca, acidente vascular cerebral, alguns cânceres, diabetes tipo 2, osteoporose e depressão.
- Os fatores de risco para doenças, como pressão alta e colesterol alto.
- A aptidão física, como a capacidade aeróbica, força muscular e resistência.
- A capacidade funcional (capacidade de exercer as atividades necessárias para a vida diária).
- Saúde mental, como depressão e função cognitiva.
- Eventos ou ataques cardíacos súbitos.

Esses estudos também levantaram questões sobre o tipo e a quantidade de atividade física necessários para gerar benefícios à saúde. Para responder a essa questão, pesquisadores estudaram três tipos principais de atividade física: aeróbica, fortalecimento muscular e fortalecimento ósseo.

Atividade física aeróbica

É um tipo de atividade física (também chamada de atividade de resistência cardiorrespiratória) que contempla um grande movimento dos músculos em uma forma ritmada por um longo período de tempo. Andar sistemático, correr, andar de bicicleta, pular corda e nadar são alguns exemplos. A atividade aeróbia provoca em uma pessoa o bater mais rápido do coração que o habitual e divide-se em três componentes:

- **Intensidade:** como uma pessoa trabalha para fazer a atividade. As intensidades mais frequentemente examinadas são: moderada (equivalente ao esforço para andar rápido) e vigorosa (equivalente ao esforço para correr).
- **Frequência:** quantas vezes uma pessoa faz atividade aeróbica.
- **Duração:** por quanto tempo uma pessoa faz uma atividade em uma sessão.

Atividades de fortalecimento muscular

Este tipo de atividade caracteriza-se por um treinamento de resistência ou de levantamento de peso, faz com que os músculos do corpo exerçam uma força superior para realizar o trabalho contra uma força ou peso. Essas atividades envolvem frequentemente objetos que ofereçam algum tipo de resistência, tais como pesos (halteres), que são levantados várias vezes para treinar grupos musculares diferentes, elásticos, o peso do próprio corpo, como fazer flexões, ou até contra objetos, como escalar uma árvore, por exemplo.

O fortalecimento muscular também é dividido em três componentes:

- **Intensidade:** a porcentagem ou relação do quanto de peso ou força é exercido em relação à força máxima que a pessoa é capaz de exercer.
- **Frequência:** quantas vezes uma pessoa faz este tipo de atividade muscular.
- **Repetições:** quantas vezes uma pessoa executa o gesto de levantar um peso (análoga à duração da atividade aeróbia).

Para que haja equilíbrio e segurança, é importante lembrar que é fundamental trabalhar todos os principais grupos musculares do corpo de membros superiores, membros inferiores, costas, tórax e abdômen.

Atividades de fortalecimento ósseo

Este tipo de atividade produz força sobre os ossos, melhorando a qualidade deles. Esse objetivo geralmente é alcançado pelo impacto contra o solo. Exemplos desse tipo de fortalecimento incluem saltitos, corrida, caminhada e exercícios de levantamento de peso. Como esses exemplos ilustram, fortalecimento ósseo também pode ser caracterizado como aeróbico e fortalecimento muscular.

Conclusão

A promoção da saúde pode ser considerada a ciência e a arte de ajudar as pessoas a modificarem seu estilo de vida para uma ótima condição de saúde.

Os exercícios físicos revelam-se componentes essenciais de comportamento. Conhecendo as definições e os níveis de atividade física, podemos criar oportunidades para iniciação e manutenção de comportamentos ativos por meio de mensagens simples, claras e consistentes sobre os benefícios da prática regular de atividade física.

Referências

1 CASPERSEN, C.J., POWELL, J.E., CHRISTENSON, G.M. "Physical Activity, Exercise, and Physical Fitness: Definitions and Distinctions for Health-related Research". *Public Health Reports.* 100(2):126-131, 1985.

2 DICCIONARI DE GIMNÀSTICA. Generalitat de Catalunya, Departament de Cultura, Enciclopèdia Catalana, Barcelona. 1991.

3 UCHIDA, M.C., CHARRO, M.A., BACURAU, R.F.P., NAVARRO, F. PONTES JUNIOR, F.L. *Manual de musculação: uma abordagem teórico-prática do treinamento de força.* São Paulo: Phorte, 2004.

4 Physical Activity Guidelines for Americans: Be Active, Healthy and Happy. 2008. www.health.gov/paguidelines

5 Medicine & Science in Sports & Exercise. Exercise and Physical Activity in Older Adults. 41(7):1510-1530, 2009.

6 CHAKRAVARTY, E.F., HUBERT, H.B., LINGALA, V.B., FRIES, J.F. "Reduced Disability and Mortality Among Aging Runners". *Arch. Intern. Med.* 168(15):1638-1646, 2008.

7 ROBERGS, R.A. & ROBERTS, S.O. *Princípios fundamentais de fisiologia do exercício para aptidão, desempenho e saúde.* São Paulo: Phorte, 2002.

8 American College of Sports Medicine (ACSM). Guidelines, 2003.
9 PATE, R.R., PRATT, M., BLAIR, S.N. *et al.* "Physical Activity and Public Health. A Recommendation from the Center for Disease Control and Prevention and the American College of Sports Medicine". *JAMA.* 1;273(5):402-7, fevereiro de 1995.
10 OLIVEIRA, M. & MAIA, J. "Avaliação da actividade física em contextos epidemiológicos. Uma revisão da validade e fiabilidade do acelerômetro Tritrac-R3D, do pedômetro Yamax Digi-Walker e do questionário de Becke". *Revista Portuguesa de Ciências do Desporto.* 73-88, 2001.
11 TUDOR-LOCKE, C., BASSET, D.R., SWARTZ, A.M. *et al.* "A Preliminary Study Phone Year of Pedometer Self-monitoring". *Ann. Behav. Med.* 28(3):158-62, 2004.
12 RIBEIRO, M.A., MARTINS, M.A., CARVALHO, C.R.F. "The Role of Physician Counseling in Improving Adherence to Physical Activity Among the General Population". *São Paulo Med J.* 125(2):115-21, 2007.

CAPÍTULO 3

Atividade física e saúde pública: desafios no Brasil

VICTOR KEIHAN RODRIGUES MATSUDO,
SANDRA MARCELA MAHECHA MATSUDO, TIMÓTEO DE ARAUJO,
JOSÉ DA SILVA GUEDES E LUIS CARLOS DE OLIVEIRA

Introdução

As doenças crônicas respondem por grande parte dos gastos com enfermidades no Brasil. Um estudo realizado em 1998 revelou que 66,3% do indicador DALY (Disability Adjusted Life Years – Anos de Vida Ajustados aos Problemas de Saúde Mais Impactantes) foram devidos às doenças crônicas, 23,5% às infecções parasitárias, perinatais, maternais e enfermidades nutricionais, e 10,2% a causas externas. No grupo das crônicas, as doenças neuropsiquiátricas ocuparam o primeiro lugar (18,6%), seguidas pelas enfermidades cardiovasculares (13,3%), doenças respiratórias crônicas (8,1%), doenças musculoesqueléticas (5,5%) e diabetes melito (5,1%), criando um modelo epidemiológico similar ao dos países desenvolvidos (SCHRAMM *et al.*, 2004). O crescimento das enfermidades crônicas no Brasil é consequência da urbanização, da melhora dos cuidados com a saúde, das mudanças no estilo de vida e globalização.

Inatividade física: um fator de risco maior

A Organização Mundial da Saúde (OMS) apenas considerou inatividade física como um fator de risco independente em 1992. Entretanto, desde então, a OMS tem promovido diversos eventos importantes na área, tais como: o apoio ao desenvolvimento de um instrumento de medida de atividade física (IPAQ) (CRAIG *et al.*, 2003), a celebração do Dia Mundial da Saúde desde 2002, com o tema atividade física (Agita Mundo/*Move for Health*) e a aprovação da Estratégia Global da Dieta, Atividade Física e Comportamentos Saudáveis (WHO, 2004).

Recentemente, a OMS concluiu que a inatividade física é a quarta causa de morte, entre as 20 causas de 59 milhões de mortes no globo em 2004, como mostra a Tabela 3.1.

Tabela 3.1 Principais causas atribuídas de morte, 2004
(Total de mortes global em 2004: 59 milhões)

Mortalidade atribuída	Porcentagem
1. Hipertensão arterial	12,8%
2. Tabagismo	8,7%
3. Diabetes tipo 2	5,8%
4. Inatividade física	5,5%
5. Excesso de peso e obesidade	4,8%
6. Hipercolesterolemia	4,5%
7. Sexo inseguro	4,0%
8. Alcoolismo	3,8%
9. Baixo peso infantil	3,8%
10. Aspiração de substâncias sólidas	3,3%

Fonte: OMS, 2009.

A inatividade física foi o mais prevalente fator de risco em estudo (JADUE *et al.*, 1999) no Chile (84,6%) e em dois estudos em Porto Alegre, no final dos anos 1990 (71,3%) (GUS *et al.*, 2002) e 1980 (69% e 82% para homem e mulher, respectivamente) (DUNCAN *et al.*, 1993). Além disso, mulheres foram mais sedentárias, de acordo com diversos artigos da literatura (MONTEIRO *et al.*, 2005; DUNCAN *et al.*, 1993; VICTORA *et al.*, 2004).

No Brasil, os níveis de atividade física também foram baixos (DIAS DA COSTA *et al.*, 2005; REGO *et al.*, 1990; MONTEIRO *et al.*, 2005). Levantamentos feitos em São Paulo nos anos 1990 estimaram que 46% a 60% dos adultos não alcançavam as recomendações de atividade física (REGO *et al.*, 1990). Knuth *et al.* descobriram que a proporção de adultos que não alcançavam a recomendação de 150 minutos por semana aumentou de 41% em 2002 para 52% em 2007 (KNUTH & HALLAL, no prelo).

Políticas públicas de saúde para controle das DCNT

Recentemente, o Ministério da Saúde aprovou a Política Nacional para Promoção da Saúde (BRASIL, MINISTÉRIO DA SAÚDE, 2010) que inclui atenção a:

- Dieta saudável.
- Atividade física.
- Controle do tabaco.
- Redução da morbimortalidade por álcool e drogas.
- Redução na morbimortalidade por acidentes de tráfego.
- Prevenção à violência e promoção da cultura da paz.
- Promoção do desenvolvimento autossustentado.

Para implementar essa política, o Ministério lançou um programa de apoio financeiro aos municípios que vem oferecendo razoável quantidade de recursos para ajudar centenas de cidades a promover a prática da atividade física (BRASIL, MINISTÉRIO DA SAÚDE, 2007). Entretanto, nem sempre o objetivo das intervenções nessas cidades é a atividade física em si, mas a promoção de saúde como um todo; porém a avaliação de tal programa ainda é desconhecida.

Promovendo atividade física em nível populacional

A atividade física (AF) é um fenômeno mais fácil de ser definido e de se falar a respeito ou de ser investigado do que ser promovido, particularmente na população em geral. Embora tenham sido publicados 8.940 artigos analisando a relação entre AF e saúde/doença cardiovascular, a maior parte deles (5.284) nos últimos cinco anos e 511 no último, um paradoxo aconteceu: o sedentarismo tem aumentado nas últimas décadas em todo o mundo. Então, parece claro que não é uma questão de falta de evidências. Não há dúvidas de que há tempo para ação; em outras palavras: a questão não é o quê, mas como fazer! É claro que o conhecimento, embora essencial, não é suficiente para produzir as mudanças apropriadas no comportamento desejado. A gestão do conhecimento torna-se crucial no manejo dessa situação.

Nesses termos, é importante combinar o conhecimento tradicional ou escrito com o verbal ou não escrito, assim como o conhecimento do contexto. Uma das principais razões para se explicar essa situação é o fato de que profissionais que se envolvem em pesquisas nessa área em geral têm experiência limitada ou nenhuma experiência em promoção de atividade física. Por outro lado, aqueles que costumeiramente se envolvem em promoção não dominam os instrumentos para uma adequada avaliação do processo ou dos resultados das intervenções. Além do mais, há ainda os problemas financeiros, em que as restrições tradicionais dos orçamentos de saúde pública podem prejudicar a promoção, a avaliação ou todos os componentes do programa.

Considerando a complexidade do sedentarismo, a promoção da atividade física requer uma abordagem holística, tal como proposto pela Gestão Móbile (MATSUDO *et al.*, 2004) do modelo ecológico (SALLIS & OWEN, 1997), que compreende os fatores intrapessoais, do ambiente social e do ambiente físico (Figura 3.1). Um ponto-chave no sucesso desse modelo foi o uso de parcerias estratégicas, encaixando os componentes do modelo ecológico às capacidades das instituições parceiras (GUEDES *et al.*, 2007). Essa abordagem tem permitido alcançar os diversos componentes do modelo de forma sinérgica (MATSUDO *et al.*, 2006). Mais detalhes estão disponíveis no site www.agitasp.org.br.

Figura 3.1 Esquema da gestão móbile do modelo ecológico (MATSUDO *et al.*, 2004).

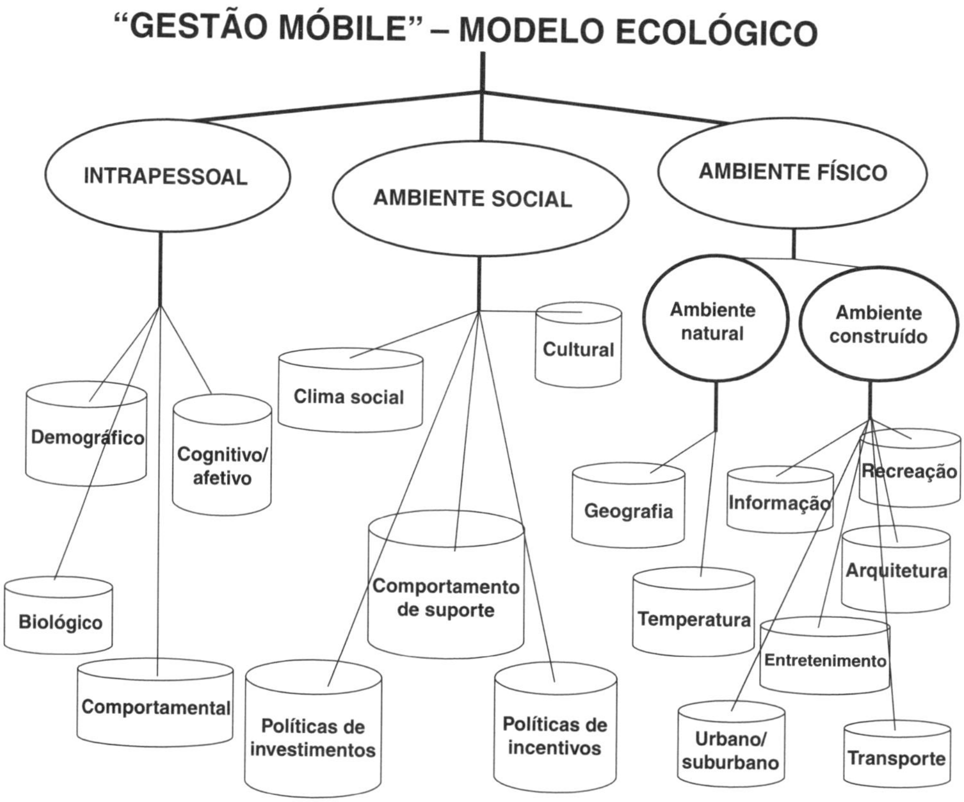

O programa Agita São Paulo

Existem hoje diversas iniciativas que procuram promover atividade física no Brasil. Uma das mais antigas é a intervenção na comunidade chamada Agita São Paulo. É reconhecida como um modelo internacional em promoção de atividade física (MATSUDO *et al.*, 2004; MATSUDO *et al.*, 2005; MATSUDO *et al.*, 2006). O Agita tem 13 anos e se trata de uma intervenção ampla com foco em escolas, empresas e idosos. Usa a estratégia de parcerias estratégicas, envolvendo hoje em torno de 350 instituições do estado de São Paulo. A mensagem principal do programa é que todo cidadão deveria realizar pelo menos 30 minutos de atividade física, na maior parte dos dias da semana (cinco ou mais), de intensidade moderada, de forma contínua ou acumulada. A atividade física é promovida não somente no tempo de lazer, mas também em casa (atividades domiciliares e jardinagem), no transporte (caminhar, pedalar) e na ocupação profissional (subir escadas).

Vamos tratar de alguns aspectos do impacto positivo do Agita São Paulo. Com relação a fatores intrapessoais, como quanto ao gênero, as mulheres mostraram um impacto maior do programa no reconhecimento da marca (67 × 59%), no conhecimento dos objetivos (32 × 24%), no nível de sedentarismo (10 × 15%) e na prevalência de suficientemente ativos (66 × 56%), quando comparadas aos homens da mesma faixa etária. Uma melhora do clima social também foi verificada, até porque o conhecimento do programa alcançou 63% da população, e o conhecimento dos objetivos, 31%, provavelmente por explicar parte do declínio do sedentarismo de 14,9% em 1999 para 11,2% em 2004. Esse fato é mais acentuado entre aqueles que conheciam a mensagem do Agita São Paulo (7,1%) do que entre aqueles que não conheciam (13,1%). Reciprocamente, houve um aumento das pessoas suficientemente ativas de 54,8% em 1999 para 61,8% em 2004 (MATSUDO, 2005).

Levantamentos transversais feitos em 2002, 2003, 2006 e 2008 no estado de São Paulo usaram abordagens comparáveis e amostras de tamanho similar. Em todos os levantamentos, a atividade física foi medida com a versão curta do Questionário Internacional de Atividade Física (IPAQ). Foram obtidos resultados semanais independentes de caminhada e de atividade de intensidade moderada e vigorosa, sendo os pontos de corte de 0 e de 150 min/semana. Também foi criado o valor de atividade física total, pela soma dos três tipos de atividade.

A prevalência de inativos diminuiu de 9,6% em 2002 para 2,7% em 2008, enquanto a proporção de indivíduos insuficientemente ativos diminuiu de 43,7% em 2002 para 11,6% em 2008 (Figura 3.2). Essas tendências foram explicadas principalmente pela elevação no nível de caminhada e de atividades físicas moderadas. Incrementos no nível de atividade física foram suavemente maiores entre mulheres do que entre

Figura 3.2 Tendências da população inativa e insuficientemente ativa no estado de São Paulo, Brasil (2002, 2003, 2006 e 2008).

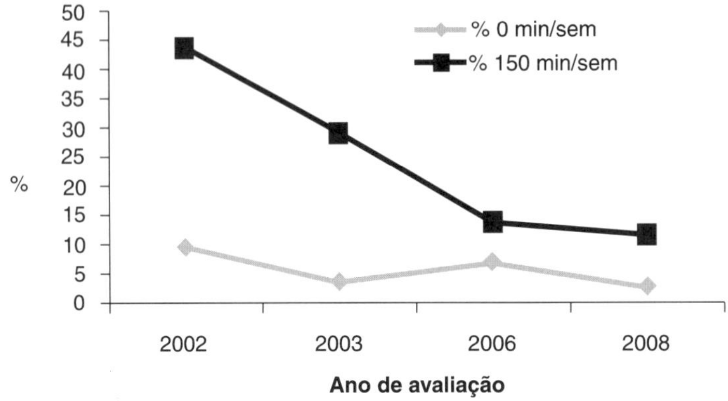

homens. Modelos de regressão logística confirmaram que essas tendências não foram devidas às diferentes composições amostrais (MATSUDO *et al.*, no prelo).

O CDC tem revisado a efetividade de intervenções que procuram promover a atividade física. A revisão usou critérios rigorosos de efetividade e apontou que campanhas de largo espectro comunitário, tais como Agita São Paulo, são fortemente recomendadas, ao lado de programas de educação física escolar, entre outros. A análise do custo-efetividade da intervenção mostrou que o projeto é um excelente investimento na saúde pública (ROUX *et al.*, 2005), além de ajudar a reduzir custos e ser uma excelente "compra" em termos de custo-efetividade (custo por DALY economizado). O relatório aponta que "atividades similares ao Agita que tenham se iniciado em outros estados e municipalidades também são provavelmente custo-efetivas. Em função desses dados, estados e municípios sem intervenções de atividade física deveriam considerar começar programas similares". Será importante continuar avaliando esses programas e obter evidências sobre o que é ou não efetivo no Brasil.

Com base nesses indicadores, o Banco Mundial avaliou o impacto do programa Agita São Paulo e concluiu que representava uma economia de US$310 milhões por ano nos custos de saúde do estado de São Paulo. O Banco Mundial pontificou que o programa é extremamente custo-efetivo e que muito poucas intervenções clínicas ou de saúde pública na realidade economizam dinheiro, sendo o Agita um dos que se encaixam no pequeno número de intervenções muito efetivas que produzem benefícios que superam o investimento na melhora da saúde. O limiar para custo-efetividade é frequentemente estabelecido em US$50 mil a US$100 mil/QALY (Quality-Adjusted Life Year – Anos de Vida Qualitativamente Ajustados). Assim, intervenções *cost-saving* são investimentos especialmente bons em saúde pública (WORLD BANK, 2005).

Dessa forma, o Agita tem inspirado programas nacionais e do exterior, assim como tem exercido um papel fundamental no estabelecimento de redes continentais, como a Rede de Atividade Física das Américas (www.rafapana.org), e mundiais, como o Agita Mundo Network (www.agitamundo.org). Essa rede compreende mais de 250 instituições em 64 países nos cinco continentes e celebra anualmente o Dia Mundial da Atividade Física, por volta do dia 6 de abril, que tem envolvido em torno de 2.500 eventos por ano.

Conclusão

Com base nessas experiências, consideramos que: i) uma intervenção randomicamente controlada envolvendo grandes populações é muito difícil e cara de ser organizada em países em desenvolvimento, assim como nos desenvolvidos; ii) a epidemia de sedentarismo está crescendo, a despeito do exponencial aumento do número de trabalhos científicos publicados; iii) a maioria dos artigos publicados, atendendo aos interesses acadêmicos, se baseia em intervenções de curto prazo, embora mudanças sustentáveis requeiram programas de largo prazo, em uma agenda de vida real; iv) a diversidade do mundo impede uma aplicação direta dos achados de pesquisa em outras realidades e culturas; v) evidências recentes do Banco Mundial concluíram, baseadas no Agita São Paulo, que intervenções em múltiplos níveis são custo-efetivas e até mesmo *cost-saving*. Assim, podemos concluir que estamos alcançando uma fase promissora com novos desenhos de intervenção, em que a eficácia é maximizada pelo uso sinérgico de: tradução da ciência à prática; gestão do conhecimento; abordagem em múltiplos níveis; mensagens claras, inclusivas e ajustadas ao grupo; ênfase no prazer, em atividades físicas moderadas e acumuladas; grupos focais; adaptações culturais; marketing social; combinação de megaeventos com ações permanentes; estratégias de autossustentação (abordagem dos "dois-chapéus", mídia não paga, parcerias estratégicas, entre outras); redes locais, nacionais e internacionais; forte advocacia usando pesadamente a mobilização social, em que a mudança na percepção social de risco seja primordial.

Referências

BRASIL, Ministério da Saúde. Edital de financiamento de projetos de atividade física. Diário Oficial da União. Secretaria de Vigilância em Saúde. Edital número 1, 16 de setembro de 2007.

BRASIL, Ministério da Saúde. "Inquérito domiciliar sobre comportamentos de risco e morbidade referida de doenças e agravos não transmissíveis: Brasil, 15 capitais e Distrito Federal 2002-2003." Rio de Janeiro: INCA, 2004.

BRASIL. Ministério da Saúde. Secretaria de Vigilância da Saúde. Secretaria de Atenção à Saúde, Política Nacional de Promoção da Saúde. 3ª ed. Série B Textos básicos de saúde (Série Pactos pela saúde 2006; v.7). Brasília; 60p. 2010.

CRAIG, C.L. *et al.* "International Physical Activity Questionnaire: 12-Country Reliability and Validity." *Med. Sci. Sports Exerc.* 35(8):1381-95, 2003.

DIAS DA COSTA, J.S. *et al.* "Epidemiology of Leisure-time Physical Activity: A Population-based Study in Southern Brazil." *Cad. Saúde Pública.* 21(1):275-82, 2005.

DUNCAN, B.B. *et al.* "Fatores de risco para doenças não transmissíveis em área metropolitana na região sul do Brasil. Prevalência e simultaneidade." *Rev. Saúde. Pública.* 27:143-8, 1993.

GLANZ, K., LEWIS, F.M. & RIMER, B.K. (eds). "Health Behavior and Health Education: Theory, Research and Practice". *In: Ecological Models.* SALLIS, J. & OWEN, N. 2ª ed, pp. 403-424, San Francisco: Jossey-Bass, 1997.

GUEDES, J.S. *et al.* "Building Strategic Coalitions in Promoting Physical Activity in an Ecological Approach." In: Annals of the World Congress in Sports for All, 2007.

GUS, I. *et al.* "Prevalence of Risk Factors for Coronary Artery Disease in the Brazilian State of Rio Grande do Sul". *Arq. Bras. Cardiol.* 78:484-90, 2002.

JADUE, L. *et al.* "Risk Factors for Chronic Non-communicable Diseases: Methods and Results of CARMEN Program Basal Survey." *Rev. Méd. Chile* 127:1004-13, 1999.

KNUTH, A.G. & HALLAL, P. "Temporal Trends in Physical Activity: A Systematic Review." *Journal of Physical Activity & Health* (no prelo)

MATSUDO, S.M.M. *et al.* "Evaluation of Physical Activity Promotion Program: The Example of Agita São Paulo." *Evaluation and Program Planning* 29:301-311, 2006.

MATSUDO, V. *et al.* "Policy Interventions: The Experience of Agita São Paulo in Using 'Mobile Management' of the Ecological Model to Promote Physical Activity." *In*: OJA, P., BORMS, J., eds. *Health Enhancing Physical Activity.* Berlim: International Council of Sport Science and Physical Education; 427–440, 2004.

MATSUDO, V.K.R. *et al.* "Diffusion and Dissemination Message Efficacy of a Program to Promote Physical Activity in a Mega-population According to Gender." *Med. Sci. Sports Exerc.* 37(5) p.249, 2005.

MATSUDO, V.K.R. *et al.* "Time trends in physical activity in the state of São Paulo, Brazil: 2002-2008." *Medicine and Science in Sports and Exercise.* Vol. 42, no. 12, pp.12-15, 2010.

MONTEIRO, C.A. *et al.* "Surveillance of Risk Factors for Chronic Diseases Through Telephone Interviews." *Revista de Saúde Pública* 39(1):47-57, 2005.

REGO, R.A. *et al.* "Risk Factors for Chronic Non-communicable Diseases: A Domiciliary Survey in the Municipality of São Paulo, SP (Brazil). Methodology and Preliminary Results." *Revista de Saúde Pública* 24(4):277-85, 1990.

ROUX, L., PRATT, M. & YANAGAWA, T. "Quantifying Something Good: Agita São Paulo." *In*: *Forum on Urbanization and Globalization and Physical Activity*, Bogotá, 2005.

SCHRAMM, J.M.A. *et al.* "Transição epidemiológica e o estudo de carga de doença no Brasil." *Ciência & Saúde Coletiva* 9:897-908, 2004.

VICTORA, C.G., HABITCH, J.P., BRYCE, J. "Evidence-based Public Health: Moving Beyond Randomized Trials." *Am. J. Public Health.* 94:400-5, 2004.

WORLD BANK. "Addressing the Challenge of Non-communicable Diseases in Brazil." Report 32576-BR. 2005.

WORLD HEALTH ORGANIZATION. "Global Strategy on Diet, Physical Activity and Health: World Health Organization"; 2004.

CAPÍTULO 4

Fundamentos científicos da atividade física: fisiologia do exercício e do condicionamento físico

CLAUDIO PAVANELLI

Introdução

A melhora da eficiência nos programas de condicionamento físico está diretamente relacionada com o aumento dos estudos na área da ciência da atividade física e ciência do esporte, que envolve o conhecimento da melhor forma de execução de um simples exercício através da fisiologia e da bioquímica do exercício.

Somente com a aderência a um programa regular de atividade física é possível obter os benefícios para o organismo (saúde ou performance) com segurança e de acordo com suas necessidades e limitações. Para a obtenção de uma melhor aptidão física e/ou performance, a ser atingida de forma segura e eficaz, a sobrecarga (relação entre o volume e a intensidade do treinamento) deve ser monitorada de acordo com a evolução individual de cada valência física estimulada.

Os benefícios promovidos pela prática de atividade física decorrem diretamente de uma relação entre seu estímulo (próprio exercício) e sua adequada recuperação. Esse equilíbrio faz com que o exercício físico possa ser comparado a um "remédio", que depende da dose para ser eficaz ou não. A diferença entre um remédio e o veneno é a dose, exatamente igual a uma intensidade inadequada de exercício físico, podendo ser ineficiente por ser leve demais, ou aumentar a probabilidade de algum problema de saúde com intensidades acima da capacidade do praticante no momento.

Com uma aderência aos exercícios de intensidade adequada, o nível de aptidão física aumenta, necessitando, pois, de uma nova intensidade (carga) de treinamento, assim como de reavaliações periódicas para adequação da nova carga de treinamento. O descanso dependerá diretamente da quantidade do exercício (volume de treinamento) , bem como da qualidade (leve, moderada ou intensa).

A fisiologia do exercício busca compreender o funcionamento dos órgãos e sistemas, sua integração e seu funcionamento harmônico, do repouso ao esforço máximo; suas interações de solicitações e estímulos; recrutamento do grupo muscular específico para realização do movimento, considerando a utilização do substrato energético mais eficiente para a respectiva intensidade e duração.

O organismo busca sempre condições de equilíbrio dinâmico/instável através da homeostase (durante o repouso) e o chamado *steadystate* (durante exercício cíclico e contínuo). A homeostase é definida como a manutenção do equilíbrio dinâmico interno relativo. A maioria das variáveis fisiológicas oscila em torno de um valor fixo, e, dessa maneira, a homeostase representa mais propriamente um equilíbrio dinâmico.

Os mecanismos de autorregulação que levam à homeostase envolvem fatores nervosos e hormonais e implicam um feedback ou retroalimentação. Feedback é o aumento ou diminuição de uma função (pressão, glicemia), provocando uma alteração (física ou química) no organismo, a qual desencadeia uma reação para a correção funcional, garantindo o equilíbrio dinâmico.

O conhecimento das causas da fadiga e a compreensão dos mecanismos celulares, subcelulares e moleculares explicam como nosso corpo ou nosso organismo responde a um estímulo de estresse causado pela maior demanda, representada pelo exercício físico e sua adaptação necessária, promovendo efeitos crônicos e agudos. Efeitos crônicos, denominados adaptações, são resultados das exposições frequentes e regulares às sessões de exercícios e representam aspectos morfofuncionais que diferenciam um indivíduo fisicamente treinado de outro, sedentário. Os efeitos agudos, denominados respostas, são os que acontecem em associação direta com a sessão de exercício; os efeitos agudos imediatos são os que ocorrem nos períodos pré e pós-imediato do exercício físico, como elevação da frequência cardíaca, da ventilação pulmonar e sudorese. Já os efeitos agudos tardios acontecem ao longo das primeiras 24 ou 48 horas (em alguns casos em até 72 horas) que se seguem a uma sessão de exercício e podem ser identificados na discreta redução dos níveis tensionais, na expansão do volume plasmático, na melhora da função endotelial e na potencialização da ação e aumento da sensibilidade insulínica na musculatura esquelética.

Os exercícios físicos, por meio da solicitação da estrutura musculoesquelética, alteram o metabolismo da fibra muscular, a qual, dependendo de intensidade, duração e características do exercício, irá necessitar de um suprimento extracelular energético (nutrientes e oxigênio) fornecido pela circulação. Portanto, o metabolismo celular musculoesquelético sofre influências diretas do suprimento sanguíneo, que possui fatores limitantes e determinantes para uma oferta adequada de energia. O treinamento físico regular promove alterações e respostas metabólicas ao exercício, além de adaptações tanto das respostas bioquímicas (alterações nas atividades enzimáticas e na capacidade de oxidação lipídica) quanto das respostas fisiológicas (alteração na eficiência cardíaca, melhorando o transporte de oxigênio, metabólitos e nutrientes e a absorção e utilização do oxigênio pelo músculo para obtenção de energia).

O musculoesquelético está sob controle voluntário direto, permitindo o movimento dos membros e a manutenção da postura. A capacidade de movimentação do corpo humano baseia-se na multiplicidade de possibilidades de contração e relaxamento de algumas centenas de músculos e de suas milhares de fibras musculares. O estímulo neural (comando central) provê a coordenação de comandos resultando em um movimento combinado de agonistas e de antagonistas com os processos nervosos de estimulação e inibição.

Independentemente do tipo de exercício, da duração e da intensidade, a função do músculo é fornecer a força necessária e requerer a energia mais eficiente através do fornecimento bioquímico. Esse controle voluntário se faz por meio de um impulso do nervo motor que o inerva proporcionando o estímulo neural. A classificação do tipo de fibra muscular (vermelha ou tipo I, branca ou tipo IIa, e intermediária ou IIb, embora outras subdivisões sejam possíveis) indica uma diferenciação pela característica funcional majoritária e pela velocidade de contração e de relaxamento. A especificidade do treinamento se faz graças às características histoquímicas das seções cruzadas seriadas das fibras musculares e influencia o desenvolvimento das fibras brancas ou vermelhas. A treinabilidade tem grande influência nas fibras musculares e, principalmente, nas intermediárias (TIDOW & WIEMANN, 1993).

Bioenergética e metabolismo do repouso ao exercício máximo

O fornecimento de energia e oxigênio para músculos, órgãos e tecidos, ofertado pelo sistema cardiocirculatório após a captação pelo sistema cardiorrespiratório, é regulado pelo sistema endócrino e controlado pelo sistema nervoso. Ao iniciar um exercício, a demanda de nutrientes pelo músculo aumenta, devido às necessidades de promover movimento (energia mecânica) por meio da contração muscular (energia química), sob o recrutamento e estímulo nervoso (energia elétrica). O comando central para a contração muscular em sequência (já descrito), gerando o movimento, exige uma série de alterações de diversos sistemas e tecidos para sua manutenção e continuidade na busca de oferta suficiente de energia para a ressíntese da molécula responsável pela contração muscular, denominada adenosina trifosfato (ATP). O ATP é um composto químico armazenado nas células musculares e consiste em um componente de adenosina e três outras partes, denominadas grupo fosfato. Para cada célula muscular existe uma quantidade limitada de ATP, que é quebrado enzimaticamente para difosfato de adenosina (ADP) e fosfato inorgânico (Pi), de modo a formar energia para a atividade muscular. Esse processo utiliza e regenera constantemente o ATP, por meio de três processos produtores de energia para a elaboração e a ressíntese:

Fosfocreatina (CP) – anaeróbio alático: a fosfocreatina é quebrada enzimaticamente em creatina e fosfato, o qual é transferido para ADP para a ressíntese do ATP. A fosfocreatina (CP) é armazenada nas células musculares. Ela é semelhante ao ATP por também possuir uma ligação de alta energia no grupo fosfato. A quantidade de ATP disponível a partir do sistema fosfagênio equivale a uma quantidade entre 5,7kcal e 6,9kcal, não representando muita energia para ser utilizada durante o exercício.

O sistema do fosfagênio é a fonte de energia disponível mais rápida do ATP a ser usada pelo músculo: não depende de uma longa série de reações químicas; não depende do transporte do oxigênio que respiramos para os músculos que estão realizando trabalho; e tanto o ATP quanto a CP estão armazenados diretamente no interior dos mecanismos contráteis dos músculos.

Glicose 6 fosfato – anaeróbio lático: a glicose 6 fosfato derivada do glicogênio muscular ou da glicose sanguínea, por meio de glicólise anaeróbia, é convertida em lactase e produz ATP ao nível de substratos das reações de fosforilação.

A glicólise anaeróbia envolve a desintegração incompleta do carboidrato em ácido lático. Este pode ser utilizado dessa forma ou armazenado no fígado e nos músculos como glicogênio. A glicólise anaeróbia é mais complexa do que o sistema do fosfagênio. A partir de 1mol, ou 180g de glicogênio, apenas 3moles de ATP podem ser ressintetizados.

Fosforização oxidativa – aeróbio: a metabolização de carboidratos, lipídios, proteínas e alcoóis que entram no ciclo de ácido tricarboxílico (ciclo de TCA ou ciclo de Krebs) na mitocôndria, se faz pela oxidação para dióxido de carbono e água, formando energia para síntese de ATP. Parte desse ATP é utilizada para ressíntese de Pcr, que se esgota durante exercícios intensos.

Na presença de oxigênio, 1mol de glicogênio é transformado completamente em dióxido de carbono (CO_2) e água (H_2O), liberando energia suficiente para a ressíntese de 39moles de ATP. As reações do sistema do oxigênio ocorrem dentro da célula muscular e ficam confinadas em compartimentos subcelulares especializados, denominados mitocôndrias. O músculo esquelético está repleto de mitocôndrias.

O sistema aeróbio é particularmente adequado para a ressíntese de ATP durante o exercício de moderada intensidade e prolongada duração. Nessa forma de exercício, o principal fornecedor de ATP é o sistema aeróbio. O sistema anaeróbio lático e ATP-CP também contribuem, porém, apenas no início do exercício, antes de o consumo de oxigênio alcançar um novo nível de estado estável (*steady-state*); durante esse período, contrai-se um déficit de oxigênio. Depois que o consumo de oxigênio alcança um novo nível de estabilidade (em cerca de dois ou três minutos), torna-se suficiente para fornecer toda a energia ATP exigida pelo exercício. Por essa razão, o ácido lático sanguíneo não alcança níveis muito altos durante os exercícios que duram mais de uma hora. A glicólise anaeróbia cessa uma vez atingido o consumo de oxigênio de estado estável, e a pequena quantidade de ácido lático acumulada previamente se mantém constante até o término do exercício.

Logo após um exercício, o consumo de oxigênio diminui rapidamente. Esse momento é denominado fase de recuperação rápida do oxigênio. Em seguida, ocorre a fase de recuperação lenta do oxigênio. Durante a fase de recuperação rápida, as reservas de oxigênio-mioglobina são refeitas através do oxigênio consumido imediatamente após o exercício.

O estado nutricional, a dieta, o modo, a intensidade e duração do exercício, o tipo de composição da fibra muscular, o treinamento físico e seus efeitos, as drogas, os hormônios e fatores ambientais, como temperatura e altitude, influenciam a seleção da fonte de energia durante o exercício.

A frequência da contração muscular determina a demanda de ATP. Quando esta aumenta, ocorre o mesmo com o fluxo de glicose na via glicolítica, elevando a produção de piruvato. Se o músculo possuir alto índice mitocondrial (e muito piruvato desidrogenase), o piruvato é convertido em acetil CoA, entra na mitocôndria, e pouco lactato se produz. O metabolismo da gordura não produz lactato. Com o aumento da intensidade do exercício, aumenta a produção de piruvato, e a competição entre a LDH (lactatodesidrogenase) e o PDH (di-hidroxicetonafosfato) faz com que comecem a ser produzidas grandes quantidades de lactato. Durante o aumento de esforço são recrutadas fibras rápidas que possuem poucas mitocôndrias e produzem muito lactato, que é consumido e/ou pode ser convertido em piruvato ou entrar na neoglicogênese (fígado).

A acidose metabólica celular no músculo reduz a capacidade de produção de força por inibição das proteínas contráteis e promove inibição de fosfofrutoquinase (PFK), que é necessária à ressíntese de ATP na via glicolítica.

Fatores que influenciam a utilização de substrato durante exercícios

1. Disponibilidade do substrato

- Disponibilidade de glicogênio e lipídio no músculo.
- Liberação de glicose do fígado para o sangue.
- Lipólise no tecido fino adiposo, liberação de ácidos graxos livres no sangue.
- Fluxo da taxa sanguínea muscular.
- Aminoácidos no músculo.

2. Disponibilidade do oxigênio

- Transporte de elétrons e fosforilação.

3. Atividade das taxas-limite de enzima

- Concentração de enzima.
- Equilíbrio entre inibidores e ativadores.
- Controle de feedback.
- Efeitos das trocas de pH no músculo.

4. Níveis de hormônios no plasma

Metabolismo é o conjunto de transformações que as substâncias químicas sofrem no interior do organismo, e metabolismo celular é o conjunto das reações químicas que ocorrem nas células. Essas reações são responsáveis pelos processos de síntese e degradação dos nutrientes, permitindo o crescimento e a reprodução das células, mantendo as suas estruturas e adequando respostas aos seus ambientes e estímulos.

As reações químicas do metabolismo são organizadas em vias metabólicas, que são sequências de reações em que o produto de uma reação é utilizado como reagente na reação seguinte. As enzimas são vitais para o metabolismo por permitirem a realização de reações termodinamicamente desfavoráveis, ao acoplá-las a reações mais favoráveis.

O metabolismo é dividido em dois grupos: anabolismo e catabolismo. Reações anabólicas, ou reações de síntese, são reações químicas que produzem nova matéria orgânica. Sintetizam-se novos compostos (moléculas mais complexas) a partir de moléculas simples (com consumo de ATP). O treinamento adequado, a alimentação adequada, a qualidade do sono e a recuperação entre as sessões de treinamento são os principais fatores que favorecem o anabolismo.

Reações catabólicas, ou reações de decomposição/degradação, são reações químicas que produzem grandes quantidades de energia livre (sob a forma de ATP) a partir da decomposição ou degradação de moléculas mais complexas (matéria orgânica). O treinamento longo e extenuante, o sono inadequado ou insuficiente, a ingestão de bebida alcoólica e a alimentação inadequada são os principais fatores que favorecem o catabolismo.

O catabolismo e o anabolismo são regulados pelo sistema hormonal. Entre os vários hormônios que o organismo produz, alguns são ativados e outros inibidos conforme a intensidade e duração do exercício. A testosterona é o hormônio masculino, que a mulher também produz em menor quantidade, cuja função principal é construir a massa muscular, sendo estimulado com exercícios de alta intensidade e curta duração, principalmente no exercício de força. O cortisol é um hormônio ligado ao estresse que estimula o estado de alerta no corpo e, por meio de vários processos durante o exercício, participa da mobilização das gorduras na obtenção de energia. Entretanto, quando produzido em grandes quantidades destrói as proteínas. Ao contrário da testosterona, nos exercícios de longa duração, o cortisol permanece em quantidades altas por muitas horas depois da atividade. Em estado de repouso, a diferença entre os dois hormônios presentes no corpo é o que determina o equilíbrio entre anabolismo e catabolismo.

Do ponto de vista metabólico, o gasto energético das atividades físicas pode ser classificado em cinco categorias.

I. Demanda energética proveniente do tempo dedicado ao descanso e às necessidades vitais (horas de sono, refeições, higiene e outras).
II. Demanda energética provocada pelas atividades no desempenho de uma ocupação profissional.
III. Demanda energética necessária à realização das tarefas domésticas.
IV. Demanda energética voltada a atender as atividades de lazer e em tempo livre.
V. Demanda energética induzida pelo envolvimento em atividades esportivas e em programas de condicionamento físico.

Todas as cinco formas de gasto energético contribuem para o gasto diário, porém a maior demanda energética provém das atividades esportivas e dos programas de condicionamento físico. Podemos entender que o exercício distingue-se da atividade física por ser uma atividade planejada, estruturada, repetitiva, que objetiva o desenvolvimento da aptidão física, de habilidades motoras ou a reabilitação orgânico-funcional.

Adaptações e efeitos crônicos e agudos dos exercícios físicos

A adaptação do organismo à demanda causada pela prática regular de atividade física é promovida pelas reorganizações orgânica e funcional reversíveis e, por isso, é chamada de destreinamento. As adaptações são mudanças funcionais e estruturais na assimilação dos estímulos de qualidade e quantidade chamados de carga de treinamento e apresentam relação direta com a predisposição hereditária e genética. A adaptabilidade do organismo sofre influências de fatores endógenos (idade, sexo e condição do treinamento físico) e fatores exógenos (qualidade e quantidade da sobrecarga e alimentação).

O entendimento de que os exercícios produzem efeitos agudos (no momento do exercício) e efeitos crônicos (com a aderência e o resultado da somatória de várias sessões de treinamento) é comparado, mais uma vez, a um remédio, ou seja, com uma dose certa para cada indivíduo, respeitando-se seus limites, necessidades e objetivos. Como um remédio, a diferença entre os benefícios esperados e um veneno está na dose. Desse modo, o conhecimento da fisiologia do exercício e as avaliações de aptidão física proporcionam um diagnóstico preciso do nível de condicionamento físico e uma eficaz adequação de carga de treinamento em cada sessão, respeitando a individualidade biológica do nível inicial e individual, suas necessidades e seus limites.

Os efeitos agudos, denominados respostas, são os que acontecem em associação direta com a sessão de exercício; os efeitos agudos imediatos são os que ocorrem nos períodos peri e pós-imediato do exercício físico, como elevação da frequência cardíaca, da ventilação pulmonar e sudorese. Já os efeitos agudos tardios acontecem ao longo das primeiras 24 ou 48 horas (em alguns casos em até 72 horas) que se seguem a uma sessão de exercício e podem ser identificados na discreta redução dos níveis tensionais, na expansão do volume plasmático, na melhora da função endotelial e na potencialização da ação e aumento da sensibilidade insulínica na musculatura esquelética.

Efeitos crônicos, denominados adaptações, são resultados das exposições frequentes e regulares às sessões de exercícios e representam aspectos morfofuncionais que diferenciam um indivíduo fisicamente treinado de um sedentário. A bradicardia relativa de repouso, a hipertrofia muscular, a hipertrofia ventricular esquerda fisiológica e o aumento do consumo máximo de oxigênio (VO_2 máximo) são alguns parâmetros analisados decorrentes das adaptações. A regularidade na prática de atividade física também promove a angiogênese, aumentando o fluxo sanguíneo para os músculos esqueléticos e para o músculo cardíaco (SILVERTHORN, 2003; IRIGOYEN *et al.*, 2003). Os mecanismos que norteiam a queda pressórica pós-treinamento físico estão relacionados com fatores hemodinâmicos, humorais e neurais.

Respostas sistêmicas e adaptações cardiovasculares e cardiorrespiratórias ao exercício

O exercício físico caracteriza-se por uma situação que retira o organismo de sua homeostase, pois implica o aumento instantâneo da demanda energética da musculatura exercitada e, consequentemente, do organismo como um todo. Assim, para suprir a nova demanda metabólica, são necessárias várias adaptações fisiológicas, dentre elas as referentes à função cardiovascular durante o exercício físico.

O tipo e a magnitude da resposta cardiovascular dependem das características do exercício executado, ou seja, do tipo, da intensidade, da duração e da massa muscular envolvida. São dois os tipos: exercícios dinâmicos (contração muscular seguida de movimento articular) e estáticos (contração muscular sem movimento articular), e cada um desses exercícios implica respostas cardiovasculares distintas. Nos exercícios estáticos, verifica-se o aumento da frequência cardíaca, com manutenção ou até redução do volume sistólico e pequeno acréscimo do débito cardíaco. Em compensação, observa-se aumento da resistência vascular periférica, que resulta na elevação da pressão arterial. Esses efeitos ocorrem devido a uma contração muscular mantida durante a contração isométrica, promovendo uma obstrução mecânica do fluxo sanguíneo muscular, o que faz com que os metabólitos produzidos durante a contração se acumulem e ativem quimiorreceptores musculares que promovem aumento da atividade nervosa simpática.

Nos exercícios dinâmicos, as contrações são seguidas de movimentos articulares, não existindo obstrução mecânica ao fluxo sanguíneo, de modo que, nesse tipo de exercício, também se observa aumento da atividade nervosa simpática, desencadeada pela ativação do comando central através dos mecanorreceptores musculares. Em resposta ao aumento da atividade simpática, observa-se aumento da frequência cardíaca, do volume sistólico e do débito cardíaco. Além disso, a produção de metabólitos musculares promove vasodilatação na musculatura ativa, gerando redução da resistência vascular periférica. Dessa forma, durante os exercícios dinâmicos observa-se aumento da pressão arterial sistólica e manutenção ou redução da diastólica. Essas respostas são maiores com incrementos de intensidade, mas não se alteram com a duração do exercício, caso ele seja realizado numa intensidade inferior ao limiar anaeróbio. Além disso, quanto maior a massa muscular exercitada de forma dinâmica, maior é o aumento da frequência cardíaca, mas menor é o aumento da pressão arterial. Os exercícios localizados de musculação (contra resistências), quando executados em altas intensidades, apesar de serem feitos de forma dinâmica, apresentam características de componente isométrico bastante elevado, fazendo com que a resposta cardiovascular durante sua execução aproxime-se àquela observada com exercícios estáticos.

Na fase pós-exercício, a hipotensão caracteriza-se pela redução da pressão arterial durante o período de recuperação, fazendo com que os valores pressóricos observados pós-exercícios permaneçam inferiores àqueles medidos antes do exercício ou mesmo como controle, sem a execução de exercícios. Em hipertensos, a queda pressórica é mais evidente que em normotensos.

Em relação ao tipo de atividade física, a hipotensão pós-exercício está bastante evidenciada em resposta aos exercícios aeróbios (dinâmicos, cíclicos, com intensidade leve a moderada e longa duração). Após os exercícios localizados, tanto de baixa (40%) quanto de alta (80%) intensidade da carga voluntária máxima, ocorre redução da pressão arterial sistólica, porém apenas o exercício de baixa intensidade reduz a pressão diastólica.

Em exercícios aeróbios, quanto mais prolongados, maiores e mais duradouros são os efeitos hipotensores e, independentemente do mecanismo hemodinâmico sistêmico, a resistência vascular muscular estará reduzida após o exercício, o que se deve à vasodilatação muscular mantida após o exercício.

A eficácia do treinamento físico resulta em bradicardia de repouso e pressão arterial mais baixa em repouso.

Respostas sistêmicas e adaptações metabólicas e neuroendócrinas ao exercício

O sistema nervoso é o principal controlador hormonal, e o sistema endócrino é constituído basicamente por um órgão hospedeiro (glândula), substâncias transmissoras (hormônios) e órgão-alvo ou receptor.

Os principais mecanismos que regulam a resposta imune ao exercício são: as catecolaminas (adrenalina), o cortisol, o hormônio do crescimento (GH), os peptídeos opioides (endorfinas), a glutamina, aminoácido fundamental no metabolismo de células musculares e de células do sistema imune, a hipóxia (falta de oxigênio), a hipertermia (aumento da temperatura corporal) e a lesão muscular, gerando processo inflamatório localizado.

Alguns fatores são condicionantes para a participação dos hormônios na produção de energia:

- Condição do exercício: anaeróbico, aeróbico, contínuo, intervalado, de curta ou longa duração.
- Nível de condicionamento físico: indivíduos treinados produzem menos hormônios durante o exercício.
- Sexo: picos hormonais na mulher e diferenças entre os dois sexos.
- Nível de estresse: tanto o estresse físico quanto o mental são liberadores de hormônios.
- Equilíbrio hidroeletrolítico (desidratação): quando se perde muito sódio e cloreto ocorre liberação hormonal.
- Taxa de remoção do hormônio: os hormônios são metabolizados no fígado quando o estímulo diminui. Indivíduos treinados metabolizam mais rapidamente os hormônios.

Indivíduos treinados produzem menos hormônios e os removem mais rapidamente, poupando glicogênio muscular. Com a quantidade menor de água no sangue, as respostas hormonais são mais lentas. Mulheres atletas possuem níveis alterados de FSH e LH em épocas diferentes durante o ciclo menstrual, podendo levar à amenorreia ou dismenorreia. O exercício em excesso pode levar a mulher a alterações dietéticas, grande dispêndio de energia, modificações na relação entre tecido magro e adiposo e estresse físico e mental devido à competição. Em ambos os sexos, exercícios aeróbios aumentam os níveis de corticotropina adrenocorticotrófica (ACTH), que é produzida na adenoipófise e estimula a produção e liberação de cortisol, aldosterona e outros hormônios suprarrenais, além de aumentar diretamente a mobilização de gorduras para obtenção de energia economizando glicose.

Com o treinamento, o número de mitocôndrias aumenta, conseguindo utilizar mais ácidos graxos livres (AGL), adiando o catabolismo do glicogênio disparado por catecolaminas.

O hormônio do crescimento (GH) é produzido na adenoipófise, estimula o crescimento tecidual, mobiliza ácidos graxos e inibe o metabolismo de carboidratos. O GH libera AGL, que produz ATP, ligando-se às alostéricas (fosfofrutoquinase e piruvato desidrogenase), e interrompe a quebra de glicose, resultando na deposição de glicogênio. Exercícios aeróbios são mais eficientes para liberação de GH, mas em ambos (aeróbio e anaeróbio) a liberação é maior do que em repouso.

A porção medular da glândula adrenal produz adrenalina e noradrenalina. Estas aumentam a atividade simpática, elevando o débito cardíaco, regulam os vasos sanguíneos, aumentam o catabolismo de glicogênio e a liberação de ácidos graxos. As catecolaminas são drasticamente aumentadas com intensidades máximas de trabalho e modestamente durante exercício moderado.

O sistema renina/angiotensina/aldosterona é responsável pelo controle dos fluidos corporais, que indiretamente controlam a pressão arterial. Durante o exercício, esse sistema tem a função de manter a homeostase, equilibrando principalmente a pressão diastólica. Quando a pressão sanguínea cai muito (principalmente por desidratação), sobem os níveis de renina, angiotensina e aldosterona, aumentando a reabsorção de sódio e água e elevando, assim, a pressão arterial.

Os glicocorticoides (cortisol) têm efeito sobre o metabolismo glicolítico, proteico e lipídico, economizando carboidratos. Promovem a liberação dos AGL na circulação e o catabolismo proteico, além de conservar a glicemia. É um antagonista da insulina. A glicemia informa que esse tipo de hormônio está atuando. O cortisol pode beneficiar o exercício pelo efeito neoglicogênico no fígado (neoglicogênese de alanina).

A insulina é anabólica, deixa as células mais permeáveis à glicose, estimula a glicogênese (glicogênio vindo de lactato, alanina ou da dieta) no músculo; em outros órgãos, recruta transportadores de glicose de uma porção intracelular para a proximidade da membrana e estimula a lipogênese e a biossíntese de proteínas a partir de aminoácidos.

O glucagon não tem efeito sobre o músculo; somente atua em adipócitos e no fígado. Promove a liberação de glicose do fígado para o sangue, aumenta o catabolismo das gorduras e reduz os níveis de aminoácidos (neoglicogênese). Durante o exercício, a glicose diminui, proporcionalmente eleva os valores de glucagon e reduz a insulina.

A tiroxina (T_4) e a tri-iodotironina (T_3) são aumentadas durante exercícios extenuantes e prolongados. A T_3 tem curta duração, e T_4 uma ação mais longa. Promovem aumento da taxa metabólica – maior síntese proteica, mobilização e oxidação de AGL, captação de glicose e neoglicogênese.

Alguns hormônios exercem efeitos sobre todos os tecidos do corpo, mas a maioria atua apenas sobre um órgão específico, graças à presença do receptor hormonal. Os hormônios não circulam livremente – precisam de carreadores.

Quanto mais bem condicionado for o indivíduo, menor é a quantidade de catecolamina liberada no exercício, poupando glicogênio muscular.

Referências

ARAÚJO, C.G.S. "Fisiologia do exercício físico e hipertensão arterial. Uma breve introdução." *Revista Hipertensão*, 2001.

ATKINSON, D.E. *Cellular Energy Metabolism and Its Regulation*. Nova York: Academic Press, 1997.

CHINTANADILOK J., LOWENTAL, D.T. "Exercise in Treating Hypertension: Tailoring Therapies for Active Patients" *Phys. Sports Med.* 2:(30)11-23, 2002.

COSTA ROSA, L.F.P.B., MEDEIROS, M.H.G., CURI, R., BECHARA, E.H.J. "Superoxide Dismutase, Catalase and Glutathione Peroxidase Activities in Muscle and Lymphoid Organs of Sedentary and Exercised-trained Rats." *Physiol. Behav.* 56:1095-9, 1995.

CURI, R., NEWSHOLME, P., PITHON-CURI, T.C., PIRES-DE-MELO, M., GARCIA, C., HOMEM DE BITTENCOURT JR, P.I., GUIMARÃES, A.R.P. "Metabolic Fate of Glutamine in Lymphocytes, Macrophages and Neutrophils." *Braz. J. Med. Biol. Res.* 32:15-21, 1999.

EINHORN, D. *et al.* "American College of Endocrinology Position Statement on the Insulin Resistance Syndrome." *Endocr. Pract.* 9:237–252, 2003.

EVANS, W.J., CALMON, J.G. "The Metabolic Effect of Exercise-induced Muscle Damage." *Exerc. Sports. Sci. Rev.* 19:99-125, 1991.

FORJAZ, C.L.M., MATSUDAIRA, Y., RODRIGUÊS, F.B., NUNES, N., NEGRÃO, C.E. "Post-exercise Changes in Blood Pressure, Heart Rate and Rate Pressure Product at Different Exercise Intensities in Normotensive Humans." *Brazilian Journal Medicine Biological Research.* Ribeirão Preto. 31(10):1247-55, 1998a.

FORJAZ, C.L.M., SANTAELLA, D.F., REZENDE, L.O., BARRETTO, A.C.P., NEGRÃO, C.E. "A duração do exercício determina a magnitude e a duração da hipotensão pós-exercício." *Arquivos Brasileiros de Cardiologia*, São Paulo. 70(2):99-104, 1998b.

FORJAZ, C.L.M., RAMIRES, P.R., TINUCCI, T., ORTEGA, K.C., ALOMÃO, H.E.H., IGNÊS, E.C., WAJCHENBERG, B.L., NEGRÃO, C.E., MION JUNIOR, D. "Post-exercise Responses of Muscle Sympathetic Nerve Activity, and Blood Flow to Hyperinsulinemia in Humans." *Journal of Applied Physiology*. Bethesda. 87(2):824-9, 1999.

FORJAZ, C.L.M., TINUCCI, T. "A medida da pressão arterial no exercício." *Revista Brasileira de Hipertensão*. Ribeirão Preto. 7(1):79-87, 2000.

FORJAZ, C.L.M., REZK, C.C., MELO, C.M., SANTOS, D.A., TEIXEIRA, L., NERY, S.S., TINUCCI, T. "Exercício resistido para o paciente hipertenso: indicação ou contraindicação." *Revista Brasileira de Hipertensão*. Ribeirão Preto. 10(2):119-24, 2003.

FRIEDENREICH, C.M. "Physical Activity and Cancer Prevention: From Observational to Intervention Research." *Cancer Epidemiol. Biomarkers Prev.* 10:287-301, 2001.

GABRIEL, H., URHAUSEN, A., KINDERMAN, W. "Circulating Leucocyte and Lymphocyte Subpopulations Before and After Intensive Endurance Exercise to Exhaustion." *Eur. J. Appl. Physiol.* 63:449-57, 1991.

GUEDES, D. P., GUEDES, J.E.R.P. "Atividade física, aptidão física e saúde." *Revista Brasileira de Atividade física & Saúde*. 1(1):1835, 1995.

GURTLER, H. "Allgemenie Prinzipien der Mechanismen der sportithen Adaptation." *Medizin u. Sport.* 22, 2/3, 34-37, 1982.

HAGBERG, J.M., MOUNTAIN, S.J., MARTIN, M.A. *et al.* "Effect of Exercise Training in 60-to-69 Years-old Persons with Essential Hypertension." *Am. J. Cardiol.* 64:348-353, 1989.

HALL, J.L., SEXTON, W.L., STANLEY, W.C. "Exercise Training Attenuates the Reduction in Myocardial GLUT-4 in Diabetic Rats." *J. Appl. Physiol.* 78:76-81, 1995.

HARMER, A.R., CHISHOLM, D.J., MCKENNA, M.J. *et al.* "Sprint Training Increases Muscle Oxidative Metabolism During High-intensity Exercise in Patients with Type 1 Diabetes." *Diabetes Care.* 31:2097-102, 2008.

HOLLMANN, W., MADER, A. "Das Korperliche Leistungsvermogen Der Frau im Sport." *Materia Media Nordmark.* 32:117:137, 1980.

HOFFMAN-GOETZ, L. "Exercise, Natural Immunity, and Tumor Metastasis." *Med. Sci. Sports Exerc.* 26:157-63, 1994.

HOWARTH, F.C., ALMUGADDUM, F.A., QURESHI, M.A., LJUBISAVIJEVIC, M. "Effects of Varying Intensity Exercise on Shortening and Intracellular Calcium in Ventricular Myocytes from Streptozotocin (STZ)-induced Diabetic Rats." *Mol. Cell. Biochem.* 317:161-7, 1994.

HU, F.B., LEITZMANN, M.F., STAMPFER, M.J., COLDITZ, G.A., WILLETT, W.C., RIMM, E.B. "Physical Activity and Television Watching in Relation to Risk for Type 2 Diabetes Mellitus in Men." *Arch. Intern. Med.* 161:1542-8, 2001.

IRIGOYEN, M.C., ANGELIS, K.D., SCHAAN, B.D.A., FIORINO, P., MICHELINI, L.C. "Exercício físico no diabetes melito associado à hipertensão arterial sistêmica." *Revista Brasileira de Hipertensão.* 10:109-17, 2003.

JONSDOTTIR, I.H., HOFFMAN, P., THORÈN, P. "Physical Exercise, Endogenous Opioids and Immune Function." *Acta. Physiol. Scand.* 640:47-50, 1997.

KAJIURA, J.S., MACDOUGALL, J., DUNCAN, E., PETER, B., YOUNGLAI, E.V. "Immune Response to Changes in Training Intensity and Volume in Runners". *Medicine & Science in Sports & Exercise.* 27(8):1111-1117, agosto de 1995.

KENDALL, A., HOFFMAN-GOETZ, L., HOUSTON, M. "Exercise and Blood Lymphocyte Subset Responses: Intensity, Duration, and Subject Fitness Effects." *Journal of Applied Physiology.* 69:251-60, 1990.

KETELHUT, R.G., FRANZ, I.W., SCHOLZE, J. "Regular Exercise as an Effective Approach in Antihypertensive Therapy." *Med. Sci. Sports Exerc.* 36:4-8, 2004.

KOHL, H.M. "Physical Activity and Cardiovascular Disease: Evidence for a Dose Response." *Med. Sci. Sports Exerc.* 33:472-83, 2001.

LOGANATHAN, R., BILGEN, M., AL-HAFEZ, B., ZHERO, S.V. ALENEZY, M.D., SMIRNOVA, I.V. "Exercise Training Improves Cardiac Performance in Diabetes: In Vivo Demonstration with Quantitative cine-MRI Analyses." *Journal of Applied Physiololy,* 102: 665-72, 2007.

MACKINNON, L.T. "Immunity in Athletes." *Int. J. Sports Med.* 18:S62-8, 1997.

NEGRÃO, C.E., MOREIRA, E.D., BRUM, P.C., DENADAI, M.L.D.R., KRIEGER, E.M. "Vagal and Sympathetic Controls of the Heart Rate During Exercise in Sedentary and Trained Rats." *Brazilian Journal of Medical and Biological Research.* Ribeirão Preto. 25:1045-52, 1992.

NEGRÃO, C.E., RONDON, M., KUNIYOSH, F., LIMA, E.G. "Aspectos do treinamento físico na prevenção da hipertensão arterial." *Revista Hipertensão,* 2001.

NIEMAN, D.C., NEHLSEN-CANNARELLA, S.L. "The Immune Response to Exercise." *Semin Hematol.* 31:166-79, 1994.

NIEMAN, D.C. *Exercício e saúde: como se prevenir de doenças usando o exercício como seu medicamento.* Tradução: Dr. Marcos Ikeda. 1ª ed. São Paulo: Manole, 1999.

PEDERSEN, K.B., KLOKKER, M., KAPPEL, M. "Possible Role of Hyperthermia and Hypoxia in Exercise-induced Immunomodulation." *In*: PEDERSEN, K.B. (ed). *Exercise Immunology.* Nova York: Chapman & Hall. 61-73, 1997.

PETERS, E.M. "Exercise, Immunology and Upper Respiratory Tract Infections." *Int. J. Sports Med.* 18:S69-77, 1997.

POORTMANS, J.R. "Serum Protein Determination During Short Exhaustive Physical Activity." *J. Appl. Physiol.* 30:190-2, 1970.

RAPP, G., WEICKER, H. "Comparative Studies on Fast Muscle Myosin Light Chains After Different Training Programs." *Int. J. Sports Med.* 3:58-56, 1982.

REN, J.M. & HULTMAN, E. "Regulation of Glycogenolysis in Human Skeletal Muscle." *Journal of Applied Physiology*. 67:2243-8, 1989.

REZK, C.C. "Influência da intensidade do exercício resistido sobre as respostas hemodinâmicas pós-exercício e seus mecanismos de regulação." 2004. 64f. Dissertação (Mestrado) – Escola de Educação Física e Esporte, Universidade de São Paulo, São Paulo.

RONDON, M.U.P., ALVES, M.J.N.N., BRAGA, A.M.F.W., TEIXEIRA, O.T.U.N., BARRETTO, A.C.P., KRIEGER, E.M., NEGRÃO, C.E. "Postexercise Blood Pressure Reduction in Elderly Hypertensive Patients." *Journal of the American College of Cardiology*. Nova York. 30:676-82, 2002.

RONDON, M.U.P.B., BRUM, P.C. "Exercício físico como tratamento não farmacológico da hipertensão arterial." *Revista Brasileira de Hipertensão*. Ribeirão Preto. 10:134-9, 2003.

RONDON MUPB, B.P.C. "Exercício físico como tratamento não farmacológico da hipertensão arterial." *Revista Brasileira de Hipertensão*. 10:134-7, 2003.

SALTIN, B. "Metabolic Fundamentals in Exercise." *Med. Sci. Sports*. 5:137-146, 1973.

_____ "Physiological Effects of Physical Conditioning." *Med. Sci. Sports*. 5:50-56, 1973.

_____ "Hemodynamic Adaptations to Exercise." *Am. J. Cardiol.* 55:42D-47D, 1985.

SANTAELLA, D.F. "Efeitos do relaxamento e do exercício físico nas respostas pressórica e autonômica pós-intervenção em indivíduos normotensos e hipertensos." 2003. 215f. Dissertação (Mestrado) – Faculdade de Medicina, Universidade de São Paulo, São Paulo.

SILVERTHORN, D.U. *Fisiologia integrada. Fisiologia humana. Uma abordagem integrada.* 2ª ed. Barueri: Manole, 2003.

SHEPARD, R.J., "Exercise in the Prevention and Treatment of Cancer, an Update." *Sports Med.* 15:258-80, 1993.

SHEPHARD, R.J., SHEK, P.N. "Potential Impact of Physical Activity and Sport on the Immune System – A Brief Review." *Br. J. Sports Med.* 28:247-55, 1994.

THUNE, I., FURBERG, A.S. "Physical Activity and Cancer Risk: Dose-response and Cancer, all Sites and Site-Specific." *Med. Sci. Sports Exerc.* 33:530-50, 2001.

TIDOW, G. & WIEMANN, K. Zur. "Interpretation und Veränderbarkeit von Kraft-Zeit-Kurven bei explosiv-ballistischen Krafteinsätzen. Teil I Physiologische Grundlagen und Teil II". *Deutsche Zeitschrift für Sportmedizin*. 1993; 44 (3), 92-103 und *44* (4), 136-150.

VÉRAS-SILVA, A.S., MATTOS, K.C. GAVA, N.S., BRUM, P.C., NEGRÃO, C.E., KRIEGER, E.M. "Low-intesity Exercise Training Decreases Cardiac Output and Hypertension in Spontaneously Hypertensive Rats." *American Journal of Physiology: Heart and Circulatory Physiology*. Bethesda. 273(42):H2627-31, 1997.

WOOD, P.D., HASKELL, W.L., BLAIR, S.N. *et al.* "Increased Exercise Level and Plasma Lipoprotein Concentrations: a one-year, Randomized, Controlled Study in Sedentary, Middle-aged Men." *Metabolism*. 32:31-39, 1983.

YAFFE, K., BARNES, D., NEVITT, M., LUI, L.Y., COVINSKY, K. "A Prospective Study of Physical Activity and Cognitive Decline in Elderly Women: Women Who Walk." *Arch. Intern. Med.* 161:1703-8, 2001.

ZAGO, A.S., POLASTRI, P.F., VILLAR, R. *et al.* "Relação entre atividade física, saúde e qualidade de vida". *Brasileira de Atividade Física & Saúde*. 5(3):42-51, 1998.

CAPÍTULO 5

Recomendações

MARCIO MAREGA E JOSÉ ANTONIO MALUF DE CARVALHO

Introdução

Os benefícios da atividade física para a saúde são observados em crianças e adolescentes, jovens e adultos de meia-idade, idosos, homens e mulheres, pessoas de diferentes raças e etnias, além daquelas com necessidades especiais e doenças crônicas. Os benefícios da atividade física para a saúde são geralmente independentes do peso corporal. Adultos em diferentes condições de saúde e competência cardiovascular obtêm vantagens por serem fisicamente ativos. Os benefícios da atividade física também superam o risco de lesões e ataques cardíacos súbitos, duas preocupações que impedem muitas pessoas de se tornarem fisicamente ativas.

Este capítulo fornecerá mais detalhes sobre o que é conhecido, a partir de pesquisas, sobre os benefícios específicos de atividade física para a saúde e o quanto ela é necessária para se obterem tais benefícios.

Benefícios da atividade física sobre a redução do risco de morte prematura

Morte prematura significa morte antes da média de idade de morte para um grupo específico da população. A atividade física reduz o risco de morte prematura, prevenindo morte por doença cardiovascular, por câncer ou por outras doenças.

Poucas modificações do estilo de vida têm um impacto tão grande sobre a mortalidade quanto a atividade física. Estima-se que indivíduos fisicamente ativos por aproximadamente 7 horas por semana tenham uma redução de 40% do risco de morte prematura em relação aos que são ativos por menos do que 30 minutos por semana.

Estudos indicam que há uma substancial redução de risco quando se pratica atividade física aeróbica de intensidade moderada por pelo menos 150 minutos por semana. Isso significa que não há necessidade de grandes quantidades de atividade física vigorosa para o mesmo objetivo.[1]

Esse benefício é constatado em todas as faixas etárias (menores ou maiores do que 65 anos), raças, condição étnica e pesos (normais, com sobrepeso ou obesos).

Recomendação de atividade física

A recomendação mínima de atividade física para manutenção e promoção de saúde e consequente redução do risco de morte prematura de acordo com a OMS, é:

TIPO DE EXERCÍCIO	Aeróbico
INTENSIDADE	Moderada (40-60% do VO_2 máximo)
DURAÇÃO	150 minutos semanais

Benefícios sobre o sistema cardiorrespiratório

A principal causa de morte em todo o mundo é a doença cardiovascular, que no Brasil poderá, em um futuro próximo, significar um impacto maior do que em outros países em desenvolvimento ou mesmo desenvolvidos. Há ainda muito por fazer para consolidar o papel que a atividade física preventiva tem para o aumento da longevidade e a saúde cardiovascular, além de se fundamentar somente na farmacoterapia. Os fatores de risco podem ser classificados em dois tipos: os não modificáveis, como idade e história familiar, e os modificáveis, como hipertensão arterial, diabetes, tabagismo, hipercolesterolemia, dieta pouco saudável e sedentarismo. Tomar a decisão de modificar um fator de risco como o sedentarismo pode ser uma ação catalisadora para também mudar favoravelmente outros fatores de risco. Para prevenir a doença cardiovascular, o indivíduo necessita ser ativo.

O sistema cardiorrespiratório envolve a saúde do coração, dos vasos sanguíneos e dos pulmões. Os benefícios da atividade física estão largamente documentados na literatura. A redução significativa do risco cardiovascular ocorre em níveis de atividade de 150 minutos de moderada intensidade por semana. Benefícios ainda melhores – maiores reduções de risco cardiovascular – podem ser observados com níveis mais intensos de atividade física.

Os fatores de risco para doenças cardiovasculares, como hipertensão arterial, diabetes e dislipidemia, também melhoram com atividade física, assim como o risco de doenças cardíacas e acidente vascular cerebral.

Entretanto, enquanto fatores como hipertensão arterial, hipercolesterolemia, obesidade e diabetes podem ser favoravelmente modificados pelo exercício, este por si só pode não alterar o risco global, pois a abordagem mais efetiva para a redução do risco coronariano inclui a educação dietética, a cessação do tabagismo, a redução do estresse e a utilização de farmacoterapia, se necessário.

É consenso do American College of School Medicine (1994)[2] que a maioria dos pacientes com doença arterial coronariana deva se engajar em programas individuais de exercício para atingir saúde emocional e saúde física adequadas. É recomendado que os programas incluam uma avaliação médica ampla pré-exercício, incluindo teste ergométrico e uma prescrição individualizada. Programas de exercícios apropriados para pacientes com doença coronariana possuem múltiplos benefícios documentados, que podem ser atingidos com alto grau de segurança. Esses benefícios incluem capacidade funcional aumentada, redução dos sintomas de isquemia do miocárdio e, consequentemente, redução da mortalidade de doença coronária; melhora do perfil lipídico sanguíneo, controle de peso e da hipertensão; e, em pacientes diabéticos, melhora da tolerância à glicose. Ademais, há melhora da perfusão do miocárdio, abandono do hábito de fumar e melhora das funções psicológicas.

No "Stand Position" do American College of School Medicine relativo a exercício e hipertensão arterial é referido que a hipertensão arterial é um dos distúrbios médicos mais comuns e está associada a um aumento da incidência da mortalidade por todas as causas e à mortalidade cardiovascular.[3] Modificações do estilo de vida são recomendadas para prevenção, tratamento e controle da hipertensão, sendo o exercício um componente fundamental. Programas de exercício que envolvem primariamente atividades de endurance previnem o desenvolvimento da hipertensão em normotensos e reduzem a pressão arterial em adultos hipertensos. Apesar dos benefícios do exercício físico no tratamento da hipertensão arterial, ele é subutilizado pela classe médica.

A redução pressórica é mais pronunciada em hipertensos que participam de exercícios de endurance com decréscimos de aproximadamente 5mmHg a 7mmHg após uma sessão isolada (aguda) de exercício ou decorrente de treinamento (exercício crônico). Além disso, a pressão arterial permanece reduzida por até 22 horas após um exercício de endurance (normotensão ou hipotensão pós-exercício), sendo maior o decréscimo quanto maior for o valor basal.

O exercício é a pedra central para prevenção primária, tratamento e controle da hipertensão arterial. Frequência, intensidade, tempo e tipo ideais devem ser definidos para otimizar a capacidade redutora do exercício dos níveis pressóricos, particularmente em crianças, mulheres, seniores e idosos e em certos grupos étnicos.

O condicionamento físico atingido por exercícios aeróbicos regulares diminui a frequência cardíaca e a pressão arterial em repouso em qualquer nível de atividade. Como resultado, a carga cardíaca é reduzida, e os sintomas de angina podem ser aliviados. Exercício regular também melhora a função muscular e a habilidade de captar e utilizar o oxigênio, o que é denominado capacidade aeróbica ou capacidade máxima de consumo de oxigênio. Por essa razão, o indivíduo treinado sente maior energia e menos fadiga nas suas atividades. Esse benefício é importante para pacientes com doença cardiovascular cuja competência cardiorrespiratória é tipicamente menor do que a de pacientes adultos de idade semelhante.

A melhoria mais acentuada é observada naqueles pacientes com menor capacidade.

Independentemente do tipo ou formato dos exercícios, os pacientes com doença cardiovascular devem estar conscientes dos quatro sintomas de alerta que indicam progressão ou deterioração da doença subjacente: início ou recorrência de dor anginosa, modificação da dispneia ou dispneia incomum, tonturas ou vertigens e modificação do ritmo cardíaco. Nesses casos, os exercícios deverão ser interrompidos, e cuidado médico deve ser solicitado.

A aderência ao programa merece atenção: somente 11% a 20% de cardiopatas participam de programas de reabilitação planejados. A taxa de abandono é de cerca de 50% depois de seis meses. Assim, a atividade física no contexto da doença cardiovascular não se distingue de outros comportamentos relacionados com a saúde, nos quais cerca de 50% ou menos persistem com o programa.

A recomendação mínima de atividade física para promoção da saúde cardiorrespiratória é:

TIPO DE EXERCÍCIO	Endurance e/ou resistência
INTENSIDADE	Moderada (40-60% do VO_2 máximo)
DURAÇÃO	200 minutos semanais

Benefícios sobre o perfil lipídico e a composição corporal

A atividade física ajuda a reduzir as concentrações séricas de triglicérides, além de aumentar significativamente as concentrações de HDL e, assim, diminuir o risco cardiovascular. Monda *et al.* (2009)[4] confirmaram esses achados em 8.764 indivíduos de 45 a 64 anos, acompanhados por nove anos, apesar de ter verificado também variações ligadas a gênero e etnia.

Um estudo com 361 sujeitos de 20 a 60 anos, cujo nível de atividade física foi controlado pelo IPAQ, verificou que a prática mais elevada da atividade física habitual apresenta impacto significativo sobre o perfil lipídico (redução de triglicérides, redução do colesterol total e do LDL, além das relações CT/HDL e LDL/HDL) em ambos os sexos, independentemente da idade e das variações de peso corporal.[5]

Marrugat *et al.* (1996)[6] determinaram um limiar para o qual a intensidade da atividade física está associada a melhorias do perfil lipídico (7kcal/minuto) e à competência física (5kcal/minuto). Acima dos limiares indicados, a relação entre a quantidade de atividade física e os benefícios sobre o perfil lipídico é linear para o colesterol total, HDL, colesterol não HDL, índice aterogênico e logarítmico para a concentração de triglicérides.

Foi também demonstrado que a associação entre um estilo de vida sadio e os benefícios para o perfil lipídico observados em adultos também é evidente em crianças. Como há forte evidência de que os fatores de risco persistem por anos, a promoção de atividade física em crianças é altamente recomendável.[7]

A combinação de dieta hipocalórica e atividade física mais intensa pode aumentar os níveis de HDL em crianças obesas independentemente da concentração inicial. Somente dieta e dieta mais atividade física produzem redução da concentração de triglicérides e de LDL nas crianças obesas com valores acima dos normais.[8]

Observou-se que seis meses de uma intervenção preventiva de atividade física melhora a composição corporal de crianças obesas, que foi semelhante em meninas e meninos. Uma resposta maior, entretanto, foi observada em crianças com obesidade.[9]

A atividade física também apresenta impacto sobre a composição corporal, como demonstrado em um estudo (WAYNE, 1998)[10] com um programa básico de força na Tufts University. Foram observados aumento da massa magra, perda de gordura corporal, aumento da taxa metabólica basal em 7% e incremento das necessidades diárias de energia de 12% após 12 semanas de um programa de exercício de força. Aumento expressivo da massa magra e redução da gordura corporal foram igualmente demonstrados em 1.100 sedentários submetidos por oito semanas a um treinamento básico de força. Naturalmente, indivíduos insuficientemente ativos reagem de maneira mais rápida.

Várias outras formas de atividade física, inclusive técnicas combinadas de alta intensidade em participantes bem condicionados, modulando programas diferenciados – treinamento lento, interrupção de treinamento, treinamento assistido e pré-exaustão –, igualmente provocam ganhos importantes de massa magra e redução da gordura corporal, o que pode ultrapassar os benefícios esperados com exercícios regulares de força.

Nesse sentido, demonstrou-se que programas com treinamento de alta intensidade em relação ao de baixa intensidade são mais efetivos para reduzir a gordura abdominal total, a gordura abdominal subcutânea e a gordura visceral total em mulheres obesas com síndrome metabólica.[11]

A seguir incorporamos um resumo dos benefícios e algumas recomendações:

1. A atividade física modifica favoravelmente o metabolismo de lípides e de carboidratos.
2. O aumento do HDL induzido pelo exercício está fortemente associado às modificações no peso corporal.
3. Exercício regular em mulheres e homens com sobrepeso aumenta os benefícios da dieta pobre em colesterol e em gordura saturada sobre o perfil lipídico.
4. Exercícios de endurance causam impacto sobre a distribuição de tecido adiposo, e essa alteração parece ser relevante para a redução do risco cardiovascular.
5. A atividade física apresenta também papel importante na sensibilidade à insulina.

Benefícios sobre a cessação de tabagismo

O tabagismo é considerado o maior risco à saúde cardiovascular. Assim, a decisão mais importante que se pode tomar em termos de saúde é parar de fumar.

É crescente o número de pessoas que almejam a cessação do tabagismo, e as taxas de sucesso desse objetivo são atingidas quando é instituída uma terapêutica para ajudar tais indivíduos. Como medicamentos de primeira linha, associados à terapêutica cognitivo-comportamental, são recomendados adesivos de nicotina e bupropiona ou vareniclina.

Porém, quando analisamos a cessação do tabagismo, observamos que associada a ela está o ganho de peso, de cerca de 2 a 4kg, nos primeiros seis meses após a cessação. Alguns podem não engordar, e outros podem até ganhar mais peso. O ganho de peso pode restringir a motivação para a cessação do tabagismo, principalmente em mulheres, e pode se tornar um fator para recaída. Ganhos maiores de peso podem adicionar à saúde do tabagista todos os outros riscos do sobrepeso e da obesidade. A terapêutica com adesivos de nicotina e/ou bupropiona ajuda a reduzir ou retardar o ganho de peso. A atividade física, apesar de ainda ser pouco utilizada, é considerada uma ótima ferramenta na terapêutica, pois, além de auxiliar a reduzir o ganho de peso, é um expediente relevante para a mudança do estilo de vida do tabagista e para circunscrever as fissuras.[12 a 14]

Recomenda-se universalmente a atividade física, associada a aconselhamento nutricional, durante o processo de cessação de tabagismo. Por outro lado, há instituições que recomendam também o início ou o aumento da atividade física e desencorajam a restrição dietética no sentido de conservar o foco na cessação da dependência.

"Ambientes de Trabalho Livres de Fumo", da Aliança para Combate do Tabagismo (Global Smokefree Partnership)[15] enfatiza como uma empresa deve oferecer uma abordagem multiprofissional para os tabagistas, em programa institucional de cessação, incluindo aí a atividade física.

Por meio do levantamento de 13 estudos de cessação de tabagismo com tratamento e programa de exercícios físicos, pode-se demonstrar que o componente exercício físico mais do que dobrou a chance de manter a interrupção do tabagismo após 12 meses.

Programas de atividade física como parte da cessação do tabagismo podem melhorar a autoestima e a disposição física dos ex-fumantes, enfatizando a percepção do benefício da interrupção do tabagismo e, assim, potencializando a motivação. Os programas também podem minimizar outros riscos à saúde comum em tabagistas, como riscos cardiovasculares e metabólicos.[16]

Apesar de todos os seus benefícios no contexto da cessação de tabagismo, a atividade física é, em geral, subprescrita, subutilizada e pouco conhecida. Não há na literatura informações substanciais sobre o tipo, a frequência e a intensidade de atividade física. Assim como estudos necessitam ser realizados nessa direção, a inclusão de um profissional, o professor de educação física, nas equipes que tratam de tabagistas deverá trazer mais conhecimento e benefícios da atividade física aos indivíduos em programa de cessação de tabagismo.

Benefícios sobre a saúde metabólica

O diabetes tipo 2 é uma condição crônica complexa e onerosa, que pode reduzir acentuadamente a qualidade de vida e tornar os pacientes incapacitados por várias razões. A maior parte das mortes em portadores sobrevém por causa cardíaca, por doença cardiovascular. A atividade física protege contra a doença cardiovascular em diabéticos.

A incidência da doença tem crescido bastante, o que faz com que a adoção de medidas preventivas deva ser ampla, urgente, segura e custo-efetiva. A atividade física é uma delas.

A atividade física regular reduz fortemente o risco de desenvolver diabetes do tipo 2 ou síndrome metabólica. (Associação dos seguintes riscos: hipertensão arterial, resistência à insulina ou diabetes, aumento de triglicérides e redução de HDL além de aumento da circunferência metabólica quando há uma combinação de pelo menos três dos riscos mencionados. A síndrome metabólica aumenta o risco de instalação de doença cardiovascular e do desenvolvimento do diabetes tipo 2.)[17]

Indivíduos engajados em atividade física aeróbica de moderada intensidade têm um risco significantemente menor de desenvolver diabetes do tipo 2 que um inativo.

Níveis adicionais de atividade física reduzem os riscos ainda mais. Deve-se também enfatizar que a atividade física colabora para controlar a concentração de glicose sanguínea em pacientes portadores de diabetes tipo 2.

A atividade física também melhora a saúde metabólica em jovens. Esse fato é relevante já que a incidência de diabetes tipo 2 começa a aumentar em faixas mais jovens da população.

A atividade física, incluindo treinamento adequado de resistência e de endurance, é uma modalidade terapêutica fundamental para o manuseio do diabetes tipo 2. Infelizmente, com frequência, o exercício é subutilizado no tratamento. O treinamento de resistência tem o potencial de aumentar a força muscular, e o de endurance, de melhorar a flexibilidade e a composição corporal, reduzir os fatores de risco à doença cardiovascular e promover melhora na tolerância à glicose e na sensibilidade à insulina. Alterações e ajustes no tipo e/ou na intensidade dos exercícios podem ser prudentes em casos de pacientes com complicações. Portadores de diabetes podem desenvolver neuropatia autonômica, que, por sua vez, afeta a resposta da frequência cardíaca ao exercício e traz, como resultado, que a graduação do cansaço percebido, em vez da frequência cardíaca, possa ser necessária para modular a intensidade da atividade física. Embora caminhar seja a modalidade de baixo impacto mais conveniente, alguns portadores, em virtude de neuropatia ou problemas no pé, deverão realizar exercícios independentes com pesos. Melhores expectativas dos desfechos ou melhora prognóstica ou da qualidade de vida podem contribuir significantemente para a motivação, seja no sentido de adotar ou manter programas de atividade física.

Intervenções desenhadas para encorajar o engajamento em programas de atividade física devem ser condizentes com a condição atual de prontidão motivacional do cliente e devem focalizar esforços no sentido de facilitar o trânsito do cliente pelos estágios de mudança.

Estudos epidemiológicos retrospectivos e cruzados forneceram evidências diretas de que a inatividade física está significantemente associada à intolerância à glicose. Grupos de portadores de diabetes tipo 2 são menos ativos e reportam menos atividade física durante toda a sua vida do que indivíduos sem diabetes. Além disso, estudos cruzados que avaliaram a relação entre atividade física e intolerância à glicose em indivíduos sem diabetes tipo 2 mostraram que os valores da glicemia após um teste oral de tolerância à glicose, assim como os valores da insulina, foram significantemente mais altos em indivíduos menos ativos do que nos mais ativos. Mais recentemente, o fato de que o estilo de vida sedentário pode ter papel importante no desenvolvimento do diabetes tipo 2 foi demonstrado em estudos prospectivos com a participação de ex-alunos dos sexos masculino e feminino, enfermeiras, médicos norte-americanos do sexo masculino e britânicos com idade mediana. O sedentarismo tem papel no desenvolvimento do diabetes tipo 2 em obesos e indivíduos com sobrepeso e com comprometimento metabólico – hiperinsulinemia, resistência à insulina, hipertrigliceridemia e doença cardiovascular prematura em não obesos.

Para atingir o impacto positivo da atividade física, alguns pontos devem ser enfatizados:

- Para ser eficaz no controle do diabetes, o exercício precisa fazer parte de um programa ou de um planejamento no qual aumente de forma gradual até atingir intensidades cada vez maiores, dentro do possível.
- Para a manutenção do programa há necessidade de ajudar o paciente a selecionar as atividades ou os exercícios que reflitam suas metas, necessidades e oferecer apoio apropriado.
- É preciso ensinar o paciente portador a realizar o programa selecionado evitando desconforto, lesões e maiores dificuldades com a doença.
- Deve-se ensinar ao diabético que há profissionais de saúde que podem organizar programas adequados e auxiliá-lo a atingir as metas e que tal planejamento não deve ser feito isoladamente pelo paciente.

Profissionais da saúde devem encarar a atividade física mais seriamente nessa população de pacientes, pois a maioria dos diabéticos tipo 2 tem a possibilidade de conquistar muitos benefícios consequentes com níveis moderados de atividade física.[18]

Apesar de ainda não terem sido realizados estudos comparativos e randomizados para demonstrar que a atividade física possa prevenir o diabetes gestacional, dados de estudos observacionais sugerem que o impacto é positivo. Estudos disponíveis recomendam que aproximadamente 30 minutos de atividade física de intensidade moderada possam ser suficientes para reduzir o risco de diabetes gestacional. Contudo, essa recomendação está baseada em poucos estudos, sendo necessário ampliá-los para diretamente avaliar a questão da dose-resposta.[19]

A seguir, destacamos as recomendações relativas aos benefícios da atividade física para o diabetes e a síndrome metabólica.

- **O papel da atividade física na prevenção e no tratamento da síndrome metabólica:** a atividade física regular associa-se à redução do risco da síndrome metabólica. Os dados disponíveis mostram uma associação dose-resposta negativa entre o nível de atividade física e o risco de síndrome metabólica, tanto para homens quanto para mulheres, e a quantidade mínima de atividade para essa prevenção é de cerca de 120 a 180 minutos de atividade de intensidade moderada por semana. Vários estudos apoiam a meta de 150 minutos por semana. Os achados derivados de estudos que usaram medidas autoinformadas são semelhantes aos estudos nos quais se mensurou a competência cardiorrespiratória.[20]
- **Redução dos riscos macrovasculares do diabetes tipo 2 pela atividade física:** dados fidedignos corroboram para os benefícios da atividade física e do condicionamento físico para a proteção da doença cardiovascular no diabetes tipo 2. Os dados são superiores para os desfechos mais severos, como eventos cardiovasculares e mortalidade, do que para os fatores de risco conhecidos. Porém, esse aspecto pode ser artificial já que os estudos com fatores de risco foram de curta duração, além do potencial de que uma pequena alteração nos fatores de risco pode ter um grande impacto cumulativo sobre os desfechos. Esses dados sugerem que uma quantidade mínima de atividade aeróbica por mais de duas horas por semana é necessária para conseguir um benefício significativo, e que um benefício próximo ao máximo pode ser atingido com uma atividade aeróbica moderadamente vigorosa, tal como uma caminhada rápida ou muito rápida (*brisk walk*) por três a sete horas por semana (cerca de 12METs a 21METs/hora por semana). A associação de atividades aeróbicas e de resistência parece prover mais benefícios do que as práticas isoladas quando os riscos cardiovasculares são considerados. Faltam dados relativos aos desfechos cardiovasculares para outras atividades que não as aeróbicas.

  Em geral, as informações existentes para a redução do risco cardiovascular em diabetes tipo 2 são consistentes com a recomendação de um programa de atividade aeróbica com a meta de pelo menos 120 minutos por semana e preferivelmente mais do que 180 minutos por semana de atividade moderada ou moderadamente vigorosa.
- **Benefícios para o diabetes tipo 1 produzidos pela atividade física:** os dados disponíveis são mais limitados para diabetes tipo 1 do que para o tipo 2, porém, em geral, confirmam os benefícios do exercício na redução da mortalidade, dos fatores de risco cardiovasculares e das complicações microvasculares. Os dados não são tão

consistentes em relação aos benefícios no controle glicêmico, e o impacto nos desfechos cardiovasculares não foi estudado. Dados indicadores do exercício ótimo são igualmente restritos, o que pode significar a limitação de exercício apropriado na retinopatia proliferativa. Entretanto, qualquer prescrição de exercício no diabetes tipo 1 precisa levar em conta a hipoglicemia induzida por exercício com a finalidade de ser evitada. Para isso, deve-se aplicar uma abordagem individualizada com modificação da dose de insulina, ingestão adicional de carboidratos, além da compreensão detalhada do programa de atividade física.

- **A atividade física na prevenção e no tratamento das complicações microvasculares:** a atividade física pode prevenir o desenvolvimento da neuropatia e da nefropatia diabética (prevenção primária) naqueles com diabetes tipo 1 e tipo 2. Embora estudos observacionais não controlados sugiram que a atividade física possa melhorar neuropatia e nefropatia, estudos comparativos e randomizados são necessários para a confirmação desse benefício. Outros estudos observacionais não sugerem impacto da atividade física nem na prevenção nem no tratamento da retinopatia diabética em diabetes tipo 1. Não há dados referentes a diferenças entre os gêneros ou à relação dose-resposta.

Atividade física de intensidade moderada parece ser segura para todos os portadores de diabetes, mesmo aqueles com complicações diabéticas preexistentes, embora atividades de intensidade vigorosa, exercícios de alto impacto ou exercícios de levantamento de pesos possam produzir desfechos negativos em pacientes com retinopatia proliferativa preexistente, nefropatia severa com osteodistrofia renal ou neuropatia severa.[19]

Benefícios sobre a obesidade

Há uma epidemia de sobrepeso e obesidade em evolução em todo o mundo, e poucos países escapam dela. A obesidade poderá reduzir ou neutralizar o efeito positivo sobre a qualidade de vida e a longevidade obtido pela prevenção das doenças cardiovasculares nos Estados Unidos e em outros países. O sobrepeso e a obesidade estão envolvidos com o aumento do risco para uma série enorme de doenças, porém, entre elas, principalmente a doença cardiovascular, o diabetes e a síndrome metabólica.

O sobrepeso e a obesidade ocorrem devido a um desequilíbrio entre a quantidade de calorias ingeridas e o gasto energético com atividade física. A oferta de calorias na forma de carboidratos altamente industrializados é alta e barata, quando, por outro lado, as facilidades da vida moderna, assim com as novas formas de trabalho, estimulam a inatividade física. Por essa razão, a atividade física é um fator crítico para se determinar se um indivíduo poderá manter um peso sadio, poderá perder o excesso de peso ou, ainda, manter o peso reduzido com sucesso. A quantidade de atividade física necessária para essas ações é variável de indivíduo para indivíduo.

Há evidências importantes de que a atividade física ajuda a manter o peso estável. Outras mostram ainda que adultos fisicamente ativos que também apresentam sobrepeso e obesidade experimentam uma série de benefícios que, em geral, são semelhantes aos observados em pessoas com peso ótimo (BMI de 19,5 a 24,9). Os benefícios incluem menor prevalência de mortalidade por todas as causas, de doença cardiovascular, hipertensão, acidente vascular cerebral, diabetes tipo 2, câncer de colo e de mama. Alguns desses benefícios parecem ser independentes da perda de peso, enquanto em alguns casos a perda de peso em conjunto com o aumento da atividade física produz benefícios ainda maiores. Como os benefícios da atividade física são independentes da classificação do peso corporal, adultos de todos os pesos e biótipos se beneficiam por serem fisicamente ativos.[19]

A combinação de uma dieta hipocalórica e atividade física é o método mais efetivo para a perda de peso. Infelizmente, apenas uma minoria de indivíduos que tentam perder peso utiliza essa estratégia. A manutenção da prática de uma atividade física é um dos problemas encontrados nesse caminho para a perda de peso, e cerca de metade dos adultos que iniciaram um programa de atividade física o interrompe no sexto mês. Dentre as outras barreiras também apontadas encontram-se falta de tempo, suporte, motivação, marketing agressivo dos alimentos de alto teor calórico e falta de segurança na vizinhança.[21]

Estudos recentes indicam que atividade física de intensidade moderada a vigorosa, de 150 a 200 minutos por semana, de uma energia equivalente a 1.200-2.000 calorias por semana será suficiente para prevenir o ganho de peso.[22]

A professora Patrícia de Carvalho S. Borba[23] enfatiza o conhecido crescimento da prevalência da obesidade infantil e a dificuldade da sua abordagem, uma vez que está relacionada com a mudança dos hábitos de vida e a disponibilidade dos pais, além da dificuldade de compreensão da criança dos malefícios da obesidade. Nesse contexto, a atividade física se mostra um excelente expediente para reverter o processo de obesidade da criança, já que o caráter lúdico também é acompanhado de satisfação; essa também é uma oportunidade de implementar a atividade física da vida futura de uma pessoa.

Há necessidade de uma abordagem enfática de atividade física para o controle da obesidade pelas seguintes razões:

- Muitos especialistas concordam que a mudança de comportamento relativa ao consumo de alimentos é difícil por causa de hábitos culturais e condições socioeconômicas e ambientais, além das relações emocionais com os alimentos.

- Enquanto o bem-estar ou uma condição saudável podem ser oferecidos pela dieta balanceada, a perda de peso é mais facilmente atingida com níveis adequados de atividade física.
- As evidências mostram que, enquanto o nível de atividade física aumenta, o sobrepeso e a obesidade diminuem.
- A combinação de dieta e exercício é superior a somente a dieta no tratamento da obesidade infantil.
- Um obeso ativo é mais sadio do que um eutrófico sedentário.

Razões para a necessidade de uma ênfase maior de atividade física em jovens:

- A atividade física previne a instalação do sobrepeso e da obesidade e é mais eficaz em reverter sua progressão.
- A participação em esportes e em atividade física aumenta a confiança e a autoestima, que são inversamente relacionadas com o sobrepeso e a obesidade. A atividade física promove aumento da autoestima em pré-adolescentes.
- Sob a perspectiva da saúde pública, atividade física e a obesidade em jovens representam um desafio mais crítico do que em adultos.

A atividade física, quando feita com uma duração inferior a 150 minutos semanais, tem um efeito mínimo na perda de peso. Quando praticada acima de 150 minutos/semana, os resultados de perda de peso são menores (até 2kg a 3kg), com 225 a 420 minutos/semana os resultados são melhores, variando de 5kg a 7,5kg. Assim, muitos autores e colégios sugerem aproximadamente 60 minutos de atividade física na maioria dos dias da semana.[22]

É importante ressaltar que não são somente os exercícios aeróbicos que trazem benefícios; os exercícios resistidos aumentam a sensibilidade à insulina, HDL, reduzem níveis glicêmicos, LDL e os riscos cardiovasculares. O aumento da massa muscular com o treinamento resistido eleva a taxa metabólica basal. Programas de exercícios com combinação de treinos aeróbicos e resistidos mostram resultados superiores na perda de peso e preservação da massa livre de gordura.[22]

A recomendação mínima de atividade física com o objetivo de emagrecimento é:

TIPO DE EXERCÍCIO	Aeróbico
INTENSIDADE	Moderada (40-60% do VO_2 máximo)
DURAÇÃO	300 minutos semanais

Benefícios sobre o sistema musculoesquelético

O sistema musculoesquelético – ossos, articulações e músculos – é fundamental para realizar atividades físicas diárias sem limitações.

Em decorrência do envelhecimento, há a necessidade de se preservar o sistema musculoesquelético. A atividade física regular diminui a redução da densidade óssea própria das faixas etárias mais altas. Contudo, a quantidade e a intensidade do total de atividade física variam bastante. Alterações importantes são evidentes iniciando-se com 90 minutos por semana e continuam para além de 300 minutos no mesmo período.

A fratura do quadril é uma condição grave que pode ter efeitos adversos importantes em indivíduos mais velhos. Entretanto, pessoas ativas, especialmente mulheres, parecem apresentar um risco menor de fraturas do quadril do que pessoas inativas.[24]

Atividades de fortalecimento muscular, assim como as atividades aeróbicas, ajudam a reduzir a perda de massa muscular com a idade.

O exercício físico também é importante para o desenvolvimento de um sistema musculoesquelético em crianças e adolescentes, juntamente com uma dieta adequada e rica em vitamina D.

A atividade física de intensidade moderada e baixo impacto melhora a dor, a função e a qualidade de vida de pacientes com artrite ou outras condições reumáticas.

O fortalecimento muscular preserva ou mesmo aumenta a massa e a força muscular em adultos em todas as faixas etárias.

Consideremos o "Stand Position" do American College of Sport Medicine sobre atividade física e saúde óssea: atividades físicas de resistência produzem efeitos benéficos sobre a saúde óssea em todo o espectro da vida.[25] Atividades físicas que geram cargas de alta intensidade, tais como as pliométricas, ginástica e treinamentos de resistência de alta intensidade, aumentam a mineralização óssea em crianças e adolescentes. Há alguma evidência, porém não definitiva, de que os ganhos de massa óssea induzidos pelo exercício em crianças são conservados na vida adulta.

O objetivo primeiro da atividade física durante a vida adulta deveria ser a manutenção da massa óssea. Ainda precisa ser esclarecido se adultos podem aumentar a densidade mineral óssea por meio de exercício. Quando aumento é reportado, em geral é em resposta a exercícios de resistência ou de levantamento de pesos de alta intensidade; esses ganhos na densidade mineral óssea não parecem manter-se com a interrupção do exercício. Em pessoas fisicamente ativas, mesmo que os exercícios não sejam particularmente vigorosos, estudos observacionais sugerem que o declínio paralelo da densidade mineral óssea ao envelhecer é atenuado, assim como é reduzido o risco de fraturas.

Contudo, não foram realizados amplos estudos controlados e randomizados para confirmar essas observações, assim como não há estudos adequados da relação dose-resposta para determinar a quantidade de atividade física necessária para obter tais benefícios.

A recomendação geral para adultos é que devem manter um nível alto de atividade física, em que suportam peso (subir escadas, por exemplo), com a finalidade de conservar a saúde óssea, e que não há um limite superior para a idade; porém, com o aumento da idade há a necessidade de assegurar que as atividades físicas sejam realizadas de forma segura. À luz dos rápidos efeitos da imobilização sobre a perda óssea do repouso em leito e do prognóstico pobre de recuperação mineral óssea depois da remobilização, mesmo o mais frágil dos idosos deve permanecer ativo o quanto sua saúde permitir, a fim de preservar a integridade do esqueleto. Programas de exercícios para mulheres e homens idosos devem incluir não somente exercício de levantamento de peso, mas também de resistência, objetivando a preservação da massa óssea, como atividades para melhorar o equilíbrio e prevenir quedas.

A manutenção de um nível vigoroso de atividade física por toda a vida deve ser entendida como um componente essencial da prescrição para se obter e conservar uma boa saúde óssea.

A recomendação mínima de atividade física com objetivo de promoção de saúde do aparelho locomotor é:

TIPO DE EXERCÍCIO	Qualquer atividade sem impacto
INTENSIDADE	Moderada (40-60% do VO_2 máximo)
DURAÇÃO	130 a 150 minutos semanais

Benefícios sobre a capacidade funcional e a prevenção de quedas

O envelhecimento é um processo complexo que envolve muitas variáveis (por exemplo, o componente genético, o estilo de vida, as doenças crônicas) que interagem entre si e influenciam significantemente o modo como alcançamos determinada idade. A participação em atividade física regular (exercícios aeróbicos e de força) promove várias respostas favoráveis que contribuem para o envelhecimento saudável. Muitas têm sido as descobertas recentes da adaptabilidade dos vários sistemas biológicos, assim como os meios pelos quais o exercício regular pode influenciá-los.

Projeta-se que, no ano 2030, o número de indivíduos acima de 65 anos poderá alcançar 70 milhões somente nos Estados Unidos; o segmento populacional que mais cresce é o de pessoas com 85 anos e mais. Como mais indivíduos vivem mais, há a necessidade de determinar a amplitude e os mecanismos por meio dos quais o exercício e a atividade física podem melhorar a saúde, a capacidade funcional, a qualidade de vida e a independência nessa população. Em 2050 o Brasil será o sexto país do mundo na prevalência da população de indivíduos idosos.

A capacidade funcional descreve a habilidade de uma pessoa para realizar suas tarefas ou adotar os comportamentos necessários de modo a cumprir suas necessidades rotineiras e básicas da vida. A perda da capacidade funcional é denominada limitação funcional.

Indivíduos que são fisicamente ativos apresentam um menor risco de limitação funcional do que os adultos inativos. Um maior nível de atividade física reduz o risco de limitações funcionais.

Idosos com limitação funcional se beneficiam de atividade física regular, em geral uma combinação de atividade aeróbica e de fortalecimento muscular.

A atividade física regular também diminui os riscos de quedas em adultos idosos, segundo o "Stand Position" do American College of Sports Medicine (2009) sobre exercício e atividade física para pessoas idosas.[24]

A participação em um programa de exercício regular é uma forma de intervenção efetiva para reduzir e prevenir certo número de declínios funcionais associados ao envelhecimento. Adicionalmente, a capacidade de treinamento dos indivíduos idosos (incluindo octo e nonagenários) é evidenciada pela habilidade de se adaptarem e responderem a ambos os tipos de treinamento, endurance e força. O treinamento de endurance pode ajudar a manter e melhorar vários aspectos da função cardiovascular (VO_2máx, débito cardíaco e diferença arteriovenosa de O_2), bem como incrementar a performance submáxima. É bastante relevante que as reduções dos fatores de risco associados às condições de doença (doença cardíaca, diabetes etc.) melhoram o estado de saúde e contribuem para o incremento na expectativa de vida.

Nessa situação, substitui-se doença por saúde ou qualidade de vida. O treinamento de força ajuda a compensar a redução na massa e força muscular tipicamente associada com o envelhecimento normal.

Benefícios adicionais do exercício regular incluem melhora da saúde óssea, portanto, redução no risco de osteoporose; melhora da estabilidade postural, reduzindo assim o risco de quedas, lesões e fraturas associadas; incremento da flexibilidade e amplitude de movimento. Por enquanto, somente algumas evidências sugerem que o envolvimento em exercícios regulares pode também gerar benefícios psicológicos relacionados com a preservação da função cognitiva, o alívio dos sintomas de depressão e o comportamento, porém gera, sim, melhora no controle pessoal e na autoeficácia. É importante observar que não necessariamente a participação em atividades físicas pode demonstrar incrementos nos marcadores fisiológicos tradicionais de performance e aptidão física (por exemplo, VO_2máx, capacidade oxidativa mitocondrial, composição corporal) em pessoas idosas, mas apresenta melhora da saúde (redução nos fatores de risco de doenças) e da capacidade funcional. Portanto, os benefícios associados à atividade física e ao exercício regular contribuem para um estilo de vida independente e mais saudável, proporcionando melhora da capacidade ou limitação funcional e da qualidade de vida nessa população.

Há evidências na literatura (ABBY *et al.*, 1998)[28] de que os programas de treinamento para idosos com duração superior a quatro semanas são determinantes para reduzir a sarcopenia e, consequentemente, o impacto negativo da idade, pois as perdas na força muscular e no desenvolvimento motor são fatores relevantes de prevalência para a incapacidade e a dependência.

Parece ser uma maneira obrigatória de estimular pessoas mais idosas a aumentar seu nível de atividade física, uma vez que a atividade física e exercícios reduzem o risco de sarcopenia e o início de limitações funcionais nessa população.[27]

Em pesquisa realizada com idosos que ultrapassaram dois dias de internação, sendo excluídos da amostra aqueles que necessitavam de repouso absoluto, Fischer *et al.*[26] utilizaram pedômetros para mensurar os passos e avaliar a eficácia da intervenção em relação à redução do período de internação. Os resultados mostraram que pacientes que acumularam 600 passos ou mais durante o primeiro e segundo dias de internação tiveram uma redução em dois dias no leito hospitalar. Isso mostra que a adoção de uma simples caminhada durante o período de internação pode representar uma alternativa barata para reduzir tempo e gastos.

A recomendação mínima de atividade física com objetivo de aumento da capacidade funcional e diminuição do risco de quedas é:

TIPO DE EXERCÍCIO	Equilíbrio e fortalecimento muscular
INTENSIDADE	Moderada (40-60% do VO_2 máximo)
DURAÇÃO	90 minutos semanais

Benefícios sobre o tratamento de câncer

Indivíduos fisicamente ativos apresentam um risco significantemente menor de câncer de colo do que os inativos, assim como mulheres ativas têm risco significantemente menor de câncer de mama. Cento e cinquenta minutos de atividade física por semana parece não prover um benefício evidente nesse sentido, porém uma ampla faixa de atividade moderada – entre 210 a 420 minutos por semana – é necessária para reduzir de fato os riscos de câncer de colo e de mama.

Parece que os indivíduos regularmente ativos também têm menor risco de câncer de endométrio e de pulmão, nesse caso tanto homens quanto mulheres.

Segundo a "Estimativa 2010 Incidência de Câncer no Brasil" (INCA, 2009),[29] as estimativas, para o ano 2010, que serão válidas também para 2011, apontam para a ocorrência de 489.270 casos novos de câncer. Os tipos mais incidentes, à exceção do câncer de pele do tipo não melanoma, serão os cânceres de próstata e de pulmão no sexo masculino e os cânceres de mama e do colo do útero no sexo feminino, acompanhando o mesmo perfil da magnitude observada para a América Latina. Em 2010, são esperados 236.240 casos novos para o sexo masculino e 253.030 para sexo feminino. Estima-se que o câncer de pele do tipo não melanoma (114 mil casos novos) será o mais incidente na população brasileira, seguido pelos tumores de próstata (52 mil), mama feminina (49 mil), colo e reto (28 mil), pulmão (28 mil), estômago (21 mil) e colo do útero (18 mil).

Os tumores mais incidentes no sexo masculino serão devidos ao câncer de pele não melanoma (53 mil casos novos), próstata (52 mil), pulmão (18 mil), estômago (14 mil) e colo e reto (13 mil). Para o sexo feminino destacam-se os tumores de pele não melanoma (60 mil casos novos), mama (49 mil), colo do útero (18 mil), colo e reto (15 mil) e pulmão (10 mil).

As taxas de distribuição dos casos novos de câncer segundo localização primária mostram-se heterogêneas entre estados e capitais do país. As Regiões Sul e Sudeste, de maneira geral, apresentam as maiores taxas, enquanto as Regiões Norte e Nordeste mostram as menores taxas. As taxas da região Centro-Oeste apresentam um padrão intermediário.

De acordo com a publicação "Physical Activities Guidelines Advisory Committee Report" (PAGA, 2007),[30] estima-se que nos Estados Unidos 45% dos homens e 38% das mulheres desenvolverão câncer durante suas vidas. Somente 10% a 15% dos casos de câncer são consequência de uma predisposição genética herdada, sendo o restante atribuído ao estilo de vida e a fatores ambientais. A International Agency for Research on Cancer (IARC, 2007)[31] estima que 25% dos casos de câncer no mundo são devidos a sobrepeso, obesidade ou ao sedentarismo. A associação mais consistente entre o aumento da atividade física e a redução do risco de câncer foi observada para o câncer de colo e o de mama. Evidências crescentes suportam uma redução do risco de câncer de endométrio e de pulmão em pessoas fisicamente ativas em contraste com pessoas sedentárias. Um grande número de estudos investigou a associação entre atividade física e câncer de próstata, porém, em resumo, não se encontrou uma associação entre a atividade física e a diminuição do risco de câncer de próstata. Poucos dados existem para determinar se a atividade física afeta o risco de outros tipos de câncer.

Um total de 1.596.670 novos casos de câncer e 572 mil mortes por câncer foram projetados para ocorrer nos Estados Unidos em 2011. Câncer é a primeira causa de morte para ambos os gêneros com menos de 80 anos. Evidências crescentes indicam um papel para a atividade física na melhora do prognóstico dessa doença e na qualidade de vida. Portanto, é imperativo identificar os fatores do estilo de vida que podem ser alterados para minorar o impacto do câncer.

- **Associação entre atividade física e a incidência de diversos tipos de câncer:** num amplo conjunto de dados epidemiológicos um modelo da relação dose-resposta existe em relação à associação de atividade física e o risco para o desenvolvimento de diversos tipos de câncer. Embora a evidência direta dessas associações derive de estudos observacionais, estudos controlados e randomizados fornecem demonstrações indiretas pela avaliação de marcadores de risco de câncer, como os níveis circulantes de hormônios sexuais, de insulina e de citocinas.[30]

  Os dados observacionais são mais claros para câncer de colo e câncer de mama, com estudos de caso-controle e de coortes confirmando uma relação inversa e moderada entre a atividade física e o desenvolvimento desses tipos de câncer. Indivíduos engajados em atividade física aeróbica por aproximadamente três a quatro horas por semana, de intensidade moderada ou maior, têm, em média, 30% de redução no risco de câncer de colo e 20% a 40% do risco de câncer de mama, em comparação com os sedentários. Uma relação dose-resposta também é aparente, com diminuição do risco em níveis mais altos de atividade física. Entretanto, pouca informação está disponível em relação à quantidade adicional de atividade física relacionada com a redução adicional do risco. As evidências atuais sugerem que pelo menos 30 a 60 minutos por dia de atividade física moderada a vigorosa é necessária para reduzir significantemente o risco de câncer de colo e de mama.

  Comparando-se com sedentários, dados epidemiológicos disponíveis sugerem que as pessoas ativas apresentam redução no risco de câncer de pulmão, de endométrio e de ovário de 20%, 30% e 20%, respectivamente. Os dados não apoiam a associação de atividade física com prevenção de câncer de próstata ou retal. Poucos dados existem em relação aos outros tipos de câncer para permitir conclusões razoáveis.
- **Efeitos da atividade física em sobreviventes de câncer, incluindo efeitos tardios e de longo prazo em tratamento, qualidade de vida e prognóstico:** uma definição comum de "sobrevivente de câncer" é a de qualquer indivíduo que tenha tido o diagnóstico de câncer, do ponto de vista propriamente diagnóstico e do ponto

de vista do impacto sobre a vida. Dessa forma, os sobreviventes constituem-se num subgrupo da população que deverá crescer substancialmente nas próximas décadas. O papel da atividade física na melhora dos desfechos dos sobreviventes deverá também crescer bastante. Recentemente, foram publicados dados sobre os efeitos da atividade física nos desfechos da saúde de pessoas que tiveram câncer. Esses estudos sugeriram que indivíduos fisicamente ativos com câncer de colo ou de mama podem ter um prognóstico melhorado (menos recidiva e menos mortes, por exemplo), quando comparados com os sobreviventes sedentários. Além disso, a atividade física tem papel importante na prevenção, atenuação e reabilitação dos efeitos tardios e crônicos da terapêutica oncológica. Caminhar é uma forma comumente prescrita de exercício nos estudos revistos e parece ter benefícios sobre a força muscular e o endurance, assim como sobre a qualidade de vida. No momento, os efeitos dose-resposta e os desfechos no longo prazo não são conhecidos para quaisquer intervenções de atividade física em sobreviventes de câncer.

- **Mecanismos para a associação entre atividade física e câncer:** certo número de mecanismos razoáveis poderia explicar a associação entre atividade física e risco de câncer e seu prognóstico. O aumento da atividade física reduz a adiposidade, o que pode esclarecer a redução da prevalência dos tipos de câncer associados ao sobrepeso e à obesidade, incluindo, entre outros, câncer de mama pós-menopausa, de colo e de endométrio. O aumento da atividade física está associado com a redução dos níveis de hormônios sexuais, o que igualmente pode explicar a relação entre atividade física e os tipos de câncer relacionados com hormônios, tais como o de mama e o de endométrio. Outro possível mecanismo aventado pode estar relacionado com o efeito da atividade física sobre a inflamação e a resposta imune. Finalmente, o aumento da atividade física reduz a resistência à insulina, o que pode elucidar a associação com risco para alguns tipos de câncer, como o de colo, cuja prevalência pode aumentar em indivíduos com resistência à insulina e hiperinsulinemia.

A maioria dos cânceres pode ser prevenida ao não fumar e ao evitar outras formas de exposição ao tabaco e aderindo às recomendações do Relatório de Alimentação e Câncer do World Cancer Research Fund e do American Institute of Cancer Research (WCRF/AICR, 2009).[32] A Tabela 5.1 contém estimativas que dimensionam quanto do câncer no Brasil poderia ser prevenido, se os padrões alimentares e de atividade física mais saudáveis, seguidos por uma parte da população brasileira, fossem adotados por todos. A coluna da esquerda mostra a proporção para 12 cânceres comuns e para todos os estimados como passíveis de prevenção dessa forma. As duas colunas da direita mostram as proporções dos cânceres dos quais a gordura corporal é uma causa e que podem ser prevenidos apenas com a manutenção de uma composição corporal adequada. Os números estão, provavelmente, subestimados. O painel de especialistas, responsável pelos Relatórios do WCRF/AICR, julga que, para os cânceres mais comuns, no Brasil cerca de um terço pode ser prevenido se suas recomendações forem seguidas.[32]

A recomendação mínima de atividade física com objetivo de diminuir o risco de desenvolvimento de câncer é:

TIPO DE EXERCÍCIO	Aeróbica e anaeróbica
INTENSIDADE	Moderada (40-60% do VO_2 máximo)
DURAÇÃO	210 a 420 minutos semanais

Tabela 5.1 Estimativas (FAP%)[1] da fração prevenível do câncer pelos alimentação, nutrição, atividade física e gordura corporal[2] adequados no Brasil

	Por meio da alimentação, nutrição, atividade física e gordura corporal[2] adequadas	**Somente pela gordura corporal[2,3] adequada**	
		Homens	**Mulheres**
Boca, faringe, laringe	63	–	–
Esôfago	60	20	26
Pulmão	36	–	–
Estômago	41	–	–
Pâncreas	34	25	14
Vesícula	10	3	15
Fígado	6	–	–
Colorretal	37	8	1
Mama	28	–	14
Endométrio	52	–	29
Próstata	N/A[4]	–	–
Rim	13	10	16
Total para esses cânceres combinados	30	13	13
Total para todos os cânceres	19	–	–

Fonte: Fundo Mundial para Pesquisa contra o Câncer/Instituto Americano para Pesquisa do Câncer.

1. Estes valores são percentuais calculados como Fração Atribuível Populacional (FAP) arredondados ao número inteiro mais próximo e são baseados em diversos pressupostos. Há uma margem de variação plausível em torno dessas estimativas pontuais, mas elas representam as estimativas mais prováveis.
2. Baseado nas conclusões do Relatório de Alimentação e Câncer do WCRF/AICR de 2007.
3. Estimados para aqueles cânceres dos quais a gordura corporal é uma das causas (baseado nas conclusões do Relatório de Alimentação e Câncer do WCRF/AICR de 2007).
4. Dados de exposição não disponíveis.

Benefícios sobre a saúde mental

Há crescente evidência da relação entre atividade física e benefícios para a saúde mental, incluindo melhora do humor, melhora da capacidade cognitiva e da autopercepção, da autoestima e da autoeficácia. Demonstrou-se que a atividade física aumenta a eficácia das terapias psicológicas e apresenta um importante papel na melhora da qualidade de vida e no gerenciamento dos sintomas de indivíduos com uma larga faixa de transtornos de saúde mental. A atividade física ainda apresenta um duplo benefício, pois indivíduos com transtornos de saúde mental possuem um risco aumentado de problemas físicos, incluindo doenças cardiovasculares, distúrbios endócrinos e obesidade.[33 e 34]

A atividade física parece reduzir os sintomas de depressão e ansiedade e melhorar o humor, além de também diminuir o risco de desenvolver depressão. As revisões da literatura indicam o efeito benéfico positivo do exercício como tratamento de depressão ou ansiedade subclínica ou clínica e também como um expediente para melhorar a qualidade de vida pelo aumento da autoestima, da melhoria dos estados de humor, da diminuição da ansiedade, da melhora da resiliência ao estresse, assim como do sono.[35] Embora informações sobre os tipos e os níveis de atividade física para os indivíduos com problemas de saúde mental sejam limitados, o exercício pode aliviar alguns dos sintomas negativos da esquizofrenia, pode ser utilizado como estratégia para lidar com certos sintomas, como alucinações, e também pode ajudar a melhorar a qualidade de vida desses pacientes.[36] Em razão da prevalência de transtornos de saúde mental, o potencial da atividade física como uma atividade preventiva atrai crescente interesse. A incorporação da atividade física na prevenção e no tratamento de patologias psíquicas e físicas apresenta, portanto, alto potencial para também reduzir custos de saúde.[37]

O maior impacto da atividade física é encontrado no tratamento clínico da depressão, tanto em curto quanto em longo prazo.[38] Pessoas que se exercitam regularmente descrevem que se sentem melhor após um programa de exercícios. Uma avaliação do MIND Institute de saúde mental[39] mostrou que 59% das pessoas que se exercitam dizem prevenir problemas como depressão, e mais de 60% informaram que atividade física reduzia estresse e ansiedade.

Há evidências que demonstraram que o exercício foi efetivo como uma intervenção psicoterapêutica no tratamento da depressão.[39] Da mesma maneira, sugeriu-se que o exercício pode aumentar a efetividade de programas de modificação comportamental, tal como a terapêutica cognitivo-comportamental.[36]

Indivíduos com transtornos de saúde mental são frequentemente menos ativos e mais sedentários que a população em geral.[40] Na nossa experiência, o aumento dos valores da escala de Beck corresponde a um aumento de inatividade física (dados não publicados). Os mesmos indivíduos apresentam risco maior de doença cardiovascular, obesidade, diabetes e patologia respiratória do que a população em geral; por isso, merecem uma atenção maior no que diz respeito à prescrição de atividade física, para os quais essa indicação pode significar muitas oportunidades de melhoria.

Estudos realizados em Florianópolis[41] mostram que a grande maioria dos psiquiatras pesquisados estimula a atividade física de seus pacientes, assim como também percebe que os pacientes que praticam atividade física regularmente apresentam sintomas de depressão com frequência e intensidade mais leves que pacientes sedentários. Para os professores de educação física consultados, a atividade física é percebida como "muito" e "totalmente" capaz de auxiliar o tratamento dos sintomas graves da depressão. Contudo, para os psiquiatras, o efeito da atividade física sobre o tratamento dos sintomas psicológicos da depressão foi considerado moderado, e sobre os sintomas físicos seu efeito foi considerado como muito significativo, e a diminuição da insônia se destacou como o benefício mais citado.[41]

Dessa maneira, a atividade física, assim como o profissional, o professor de educação física, deve contribuir para a saúde mental utilizando a atividade física como recurso terapêutico que promove, entre outros, o restabelecimento da comunicação e da reabilitação psicossocial, auxiliando o indivíduo com transtorno mental por meio de um estilo de vida mais ativo a melhorar sua qualidade de vida, o que, por sua vez, trará repercussões positivas sobre sua condição de vida.[42]

A recomendação mínima de atividade física com objetivo de promoção da saúde mental é:

TIPO DE EXERCÍCIO	Aeróbico e fortalecimento muscular
INTENSIDADE	Moderada (40-60% do VO_2 máximo) a intensa (70-90% VO_2 máximo)
DURAÇÃO	90 a 300 minutos semanais

Benefícios sobre o sono

O exercício físico regular é uma importante intervenção não farmacológica para a melhora da qualidade do sono. Diversos estudos epidemiológicos descrevem que pessoas fisicamente ativas têm menos queixas relativas ao sono, melhora na qualidade, redução da sonolência e da fadiga diurna.[43]

O aumento no tempo total de sono também está associado aos exercícios físicos de maneira a reforçar a necessidade de uma maior duração para restabelecer a homeostase perturbada pelo exercício.

Algumas variáveis relacionadas com o exercício físico, como a intensidade e o volume, devem ser consideradas durante a prescrição, pois interferem diretamente na qualidade e na eficiência do sono.[44 e 45] Outro fator determinante é o horário da realização da atividade física; melhores benefícios são encontrados no final da tarde e prejudiciais quando executados próximo ao horário de dormir.[44] O exercício também pode atuar no ciclo sono-vigília por meio do seu efeito sincronizador indireto do relógio biológico, levando a um sono de melhor qualidade e ajustando os horários de sono ao melhor momento do dia; dessa forma, pode auxiliar no tratamento e na prevenção de diversos distúrbios do ciclo sono-vigília, seja diretamente, por diminuir a fragmentação do sono, provocar aumento no tempo total deste e diminuir a latência para seu início, ou indiretamente, pela promoção de hábitos saudáveis.

Outros

Recentemente provou-se que o nível de atividade física está associado a uma redução de 70% do risco de cálculos de vesícula biliar no acompanhamento por cinco anos. Essa associação pode ser causal, uma vez que é consistente com dados experimentais e epidemiológicos que indicam um efeito protetor da atividade física contra o desenvolvimento de cálculos vesiculares.[46]

Riscos da atividade física

Exercícios de moderada intensidade realizados por pessoas geralmente sadias apresentam baixo risco de eventos adversos. O risco de lesão musculoesquelética aumenta com a quantidade total de atividade física.

Adultos fisicamente ativos sofrem uma prevalência maior de lesões durante o lazer e os exercícios do que os menos ativos. Entretanto, a frequência de lesões musculoesqueléticas em indivíduos ativos que satisfazem a recomendação da OMS porque realizam atividade física de intensidade moderada não é diferente dos adultos inativos.

Os indivíduos ativos, tanto homens quanto mulheres, referem uma taxa maior de lesões durante atividade esportiva e lazer ativo, enquanto os inativos descrevem-nas durante atividades não esportivas e de lazer, provavelmente graças ao nível mais alto e melhor de preparo físico de adultos ativos.

Se os benefícios para a saúde aumentam com o incremento da intensidade e da quantidade de atividade física, também aumentam as lesões musculoesqueléticas, talvez até reduzindo os benefícios integrais e gerais para a saúde. Por isso, os programas devem ser bem planejados para adequar-se às capacidades dos indivíduos, garantindo o conforto mesmo com o aumento gradual dos exercícios.

Riscos de eventos cardíacos, tais como uma crise coronariana ou morte súbita, são raros. O risco de tais eventos aumenta quando um indivíduo torna-se subitamente muito mais ativo que o seu ritmo usual. O maior risco ocorre quando um adulto normalmente inativo engaja-se em atividade de intensidade vigorosa, o que deve ser evitado, assim como em pessoas com doença cardiovascular subclínica ou manifesta.

Deve ser enfatizado, contudo, que indivíduos fisicamente ativos ou com competência cardiorrespiratória apresentam risco de desenvolvimento de doença cardiovascular 25% a 50% menor do que os sedentários.

Por isso, não há que se temer tornar-se fisicamente ativo. Os benefícios são sempre maiores para todas as pessoas. A atividade física regular é um comportamento muito importante para a saúde individual, assim como para a saúde populacional.

Notas

1. Kahn EB, Ramsey LT, Brownson R, Heath GW, Howse EH, Powell KE, Stone EJ, Rajab MW, Corso P. "The Effectiveness of Interventions to Increase Physical Activity a Systematic Review and the Task Force Community Preventive Services". *Am. J. Prev. Med.* 22: 73-107, 2002.
2. Position Stand American College of School Medicine "Exercícios para pacientes com doença arterial coronariana". *Medicine & Science in Sports & Exercise.* 26(3):400, 1994.
3. Pescatello LS, Franklin BA, Fagard R, Farquhar WB, Kelly GA, Chester AR. "Exercise and Hypertension". Position Stand American College of Sports Medicine. 36(3):533-553, 2004.
4. Monda KL, Ballantyne CM, North KE *et al.* "Longitudinal Impact of Physical Activity on lpid Profiles in Middle-Aged Adults: The Atherosclerosis Risk in Communities (ARIC) Study". *J. of Lipid. Res.* 50:1685-1691, 2009.
5. Dartagnan PD, Leandro AV, Gonçalves V. "Impacto da prática habitual de atividade física no perfil lipídico de adultos". *Arq. Bras. Endocrinol. Metab.* 51, 2007.
6. Marrugat J, Elousa R, Covas MI, Molina L, Rubiés-Prat J, "The Marathon Investigators". *Am. J. Epidemiol.* 143:562-569, 1996.
7. Suter E, Hawes M. "Relationship of Physical Activity, Body Fat, Diet and Lipid Profile in Youths 10-15yr". *Medicine & Science in Sports & Exercise.* 25:748-754, 1993.
8. Parente EB, Guazzelli I, Ribeiro MM, Silva AG, Halpern A, Villares SM. "Obesechildren Lipid Profile: Effects of Hypocaloric Diet and Aerobic Physical Exercise". *Arq. Bras. Endocrinol. Metabo.* 50(3):499-504, 2006.
9. Lazaar N, Aucouturier J, Ratel S, Rance M, Meyer M, Duché P. "Effect of Physical Activity Intervention on Body Composition in Young Children. Influence of Body Mass Index Status and Gender". *Acta Paediatr.* 96:1315-1320, 2007.
10. Wayne L Westcott. "High Intensity Raining for Better Body Composition". US Sports Academy. America's Sports University. *The Journal* – ISSN – 1543-9518.

11. "Benefits – Obesity and Physical Activity: the Foundation Position". Woman's Sports Foundation.
12. Reichert J, Araujo AJ, Gonçalves CMC, Godoy I, Chatkin JM, Sales MPV, Santos SSRA. "Diretrizes para cessação do tabagismo da Sociedade Brasileira de Pneumologia". Smoking Cessation Guidelines 2008. *J. Bras. Pneumol.* 34:845-880, 2008.
13. Consenso 2001 do INCA – Abordagem e Tratamento do Fumante.
14. "Quick Reference Guide for Clinicians: Treating Tobacco Use and Dependence". US Department of Health and Human Services. Outubro, 2000.
15. Ambientes de Trabalho Livres de Fumo. Pasta Tabagismo.
16. Ussher M, Taylor A, Faulkner G. "Exercise Interventions for Smoking Cessation". Cochrane Database Syst. Ver. 2008; 4 CD 002295.
17. Blumenthal RS, Foody JM, Wong ND. *Preventive Cardiology: A Companion to Braunwald's Heart Disease*. Filadélfia: Elsevier Saunders, 2011.
18. Albright A, Franz M, Hornsby G, Kriska A, Marrero D, Ulrich I, Verity LS. "Exercise and Rype 1 Diabetes". Position Stand. Ameiican College of Sports Medicine. *Med. Sci. Sports Exercise*. 32(7):1345-60, 2000.
19. "Physical Activities Guidelines Advisory Committee Report". Physical Activity Guidelines for Americans, 2007.
20. Marcus BH, Williams DM, Dubbert PM, Sallis JF, King AC, Yancey AK, Franklin BA, Buchner D, Daniels SR, Claytor RP. "Physical Activity Intervention Studies: What We Know and What We Need to Know". *Circulation*. 114:2739-2752, 2006.
21. Manson JE, Skerrett PJ, Greenland P, VanItallie TB. "The Escalating Pandemics of Obesity and Sedentary Lifestyle". *Arch. Intern. Med.* 164:249-258, 2004.
22. Kravitz L. "Physical Activity, Weigh Loss and Weight Regain", 2004.
23. Borba PCS. "A importância da atividade física lúdica no tratamento da obesidade infantil". Campinas: Unicamp, 2006.
24. "Exercise and Physical Activity in Older Adults". *Medicine & Science in Sports & Exercise*. 41(7):1510-1530, 2009.
25. "Physical Activity and Health". *Medicine & Science in Sports & Exercise*. 36(11):1985-1996, 2004.
26. Fischer SR, *et al.* "Early Ambulation and Length of Stay in Older Adults Hospitalized for Acute Illness". *Archives Internal Medicine*. 170(21):1942-1943, 2010.
27. Freiberger E, Sieber C, Pfeifer K. "Physical Activity, Exercise, and Sarcopenia – Future Challenges". *Wiener Medizinische Wochenschrift*. 1-10, 2011.
28. King AC, Rejeski WJ, Buchner DM. "Physical Activity Interventions Targeting Older Adults: A Critical Review and Recommendations". *Am. J. Prev. Med.* 15(4):316-333, 1998.
29. Instituto Nacional de Câncer. "Políticas e ações para prevenção do câncer no Brasil: Alimentação, nutrição e atividade física". World Cancer Research Fund; American Institute of Cancer, INCA, 2009.
30. Physical Activities Guidelines Advisory Committee Report Cancer and Metabolic Health 2007. www.health.gov/paguidelines/report
31. World Cancer Research Fund/American Institute for Cancer Research. Food, Nutrition, Physical Activity and the Prevention of Cancer: a Global Perpective. Washington, DC: AICR, 2007.
32. "Políticas e ações para prevenção de câncer no Brasil: Alimentação, nutrição e atividade física". World Cancer Research Fund; American Institute of Cancer, INCA, 2009.

33. Brown S, Birtwhisle J, Roe L, Thompson C. "The Unwealthy Lifestyle of People with Schinofrenia". *Psichological Medicine*. 29:697-701, 1999.
34. "Physical Activity and Mental Health: The Role of Physical Activity in Promoting Mental Well-Being and Preventing Mental Health Problems: An Evidence Briefing". Maio de 2008, University of Glasgow. Escócia: *NHS Health*, 2008.
35. Fox KR. "The Influence of Physical Activity on Mental Well-Being". *Public Health and Nutrition*. 2:411-418, 1999.
36. Faulkner G., Biddle S. "Exercise as an Adjunct Treatment for Schizophrenia: A Review of Literature". *J. of Mental Health*. 8:441-457, 1999.
37. Murray C, Lopes A. *The Global Burden of Disease*. Harvard, CT: Harvard University Press. 1996.
38. Mutrie N. "The Relationship Between Physical Activity and Clinically Defined Depression". *In*: Biddle SFH, Fox KR. *Physical Activity and Psychological Well-Being*. Londres: Routledge, 2000.
39. Jones M, O'Beney, C. "Promoting Mental Health Trough Physical Activity: Examples from Practice". *J. Public Mental Health*. 3:39-47, 2004.
40. Grant T. *Physical Activity and Mental Health: National Consensus Statements and Guidelines for Practice*. Londres: Somerset Health Authority Health Education Authority, 2000.
41. Mattos AS, Andrade A, Luft C de B. "A contribuição da atividade física no tratamento da depressão". *Revista Digital*. Buenos Aires www.efdesportes.com 2004; 79.
42. Roeder MA. "Profissional da educação física no âmbito da saúde mental: um campo de trabalho que precisa ser reconhecido". *Revista CREF/SC*.
43. De Mello MT FA, Tufik S. "Levantamento epidemiológico da prática de atividade física na cidade de São Paulo". 6:119-124, 2000.
44. Driver HS, Taylor SR. "Exercise and Sleep". A *Sleep Med Rev*. 4(4):387-402, 2000.
45. Youngstedt SD, O'Connor PJ, Dishman RK. "The Effects of Acute Exercise on Sleep: A Quantitative Synthesis". *Sleep*. 20(3):203-214, março de 1997.
46. Banim PJR, Luben RN, Wareham NJ, Sharp SJ, Khaw KT, Hart AJ. "Physical Activity Reduces the Risk of Symptomatic Gallstones: A Prospective Cohort Study". *Eur. J. of Gastroent and Hepat*. 2010, in press.

CAPÍTULO 6

Atividade física e performance: contribuição, vantagens e desvantagens de alguns desportos

ARILSON SOARES DA SILVA, RENATO DUTRA
E MARIO SERGIO ANDRADE SILVA

A atividade física, quando realizada de forma equilibrada, causa diversas melhorias no organismo humano. O PAGA 2008 destaca as diversas melhorias obtidas com a atividade física, das quais podemos destacar:

- Menor risco de morte prematura.
- Menor risco de doença cardíaca.
- Menor risco de acidente vascular cerebral.
- Menor risco de hipertensão arterial.
- Menor risco de diabetes tipo 2.
- Menor risco de alguns tipos câncer.
- Prevenção do ganho de peso, e até perda do peso quando combinada com a ingestão de calorias reduzida.
- Redução da depressão.
- Melhoria da capacidade cardiorrespiratória.
- Melhor função cognitiva.
- Aumento da densidade óssea.
- Melhor qualidade de sono.

Porém, quando falamos em atletas de alto rendimento, de que maneira devemos quantificar o treinamento? Mesmo para pessoas que fazem o exercício apenas para melhora do condicionamento físico, será que sempre aumentar a quantidade de exercício é o adequado?

Em estudo realizado com atletas da modalidade de atletismo, com lesões acometidas por atletas de alto rendimento, verificou-se um alto índice de lesões musculares, cerca de 74,6% (associadas a atividades de alta intensidade), ostearticulares, 23,8% (excesso de repetições), e tendinopatias, 34,9% (altos volumes de atividade). Algumas dessas incidências permitem avaliar que o treinamento de alta perfomance nem sempre se preocupa com um organismo mais saudável. O trabalho em intensidades altas visando o desempenho pode possibilitar ao atleta grandes perfomances, mas também pode provocar chances aumentadas de risco de lesões, assim como riscos à saúde física.

Mesmo em atletas de alto rendimento, o treinamento deve ter suas cargas quantificadas de forma cuidadosa para que não haja comprometimento da saúde do atleta. Além disso, métodos profiláticos devem ser incluídos dentro do programa de treinamento de forma a evitar ao máximo os riscos de lesões e comprometimento da saúde. O que é de primordial importância, no entanto, é a organização sistemática dos vários métodos de treinamento e suas adequações. Diversas habilidades motoras, aprendidas e desenvolvidas, são muito perecíveis. Por essa razão, o sequenciamento sistemático e a integração de métodos e meios de formação têm um efeito enorme sobre o desenvolvimento e a retenção de habilidades motoras a longo prazo.

O planejamento do treinamento deve cuidar para que todas as intensidades e os volumes atuem de forma específica no atleta, de modo a garantir um desenvolvimento gradativo e permitir o ápice em um determinado tempo.

Ao aplicar um treinamento visando ao aumento de perfomance, algumas variáveis utilizadas no treinamento, como volume de cargas e intensidade, sofrerão um aumento substancial, e fatores como fadiga e recuperação serão primordiais para evitar processos degenerativos como o *overtrainning* e até riscos de comprometimento da saúde física.

Para compreender todos esses processos envolvidos no treinamento visando à perfomance, trabalharemos os seguintes temas: visão global de um programa voltado para o treinamento esportivo, princípios do treinamento, métodos de treinamento, periodização do treinamento e os efeitos da fadiga e da recuperação no treinamento.

Visão global de um programa voltado para o treinamento esportivo

Faixa etária: para cada faixa etária existirá um nível diferente de competitividade e de aquisição de habilidades e capacidades físicas e motoras. A estrutura de formação de alta performance deve contemplar os seguintes objetivos de acordo com a faixa etária:

a) Crianças e adolescentes: ainda não participam de eventos esportivos que almejam desempenho esportivo, sendo vinculados ou não a alguma organização esportiva. Nessa fase, o objetivo é desenvolver habilidades e capacidades biomotoras, encorajando-os a participar das atividades com prazer e diversão.
b) Adultos: nesta fase, os objetivos estarão em treinar em conjunto com as necessidades de saúde e metas mais concretas, simulando algumas situações em treinos e competições para se atingir um bom nível de desempenho.

Condição física: cada desporto necessita de algumas condições físicas para ser realizado. Analisando-se os atletas de melhor resultado esportivo na modalidade, chegamos a um padrão de referência que deve ser buscado na formação desse atleta desde o início de sua preparação para a atividade de performance no desporto. Como pode acontecer com um atleta que não tenha tido a possibilidade de desenvolvimento desde sua base, para determinar a progressão da carga, deve-se primeiro avaliar sua condição física em determinados padrões do resultado esportivo. Essa avaliação inclui testes e medições específicos, que serão frequentemente repetidos para que se monitore o desenvolvimento da condição física do atleta ou da equipe.

Aspectos psicológicos: o treinamento desportivo visa sempre desenvolver o desempenho físico e requer, durante sua construção, a abordagem de aspectos psicológicos que auxiliem na melhoria da disciplina, da perseverança, da força de vontade, da confiança e da coragem. Todos esses aspectos devem estar presentes nas diversas fases do treinamento e são desenvolvidos em graus diferentes de acordo com o nível de maturação e o nível competitivo do atleta ou da equipe. Quanto mais alto o nível técnico de resultado, mais importantes serão os fatores citados.

Motivação: qualquer que seja a modalidade ou o programa de treinamento, a motivação deve ser considerada. Ela é a voz interior que fala ininterruptamente com o atleta ou técnico sobre a razão principal do que está realizando naquele momento.

Na manhã fria e chuvosa em que ele acorda e se dirige para uma sessão de exercício programada para ser realizada com uma proposta de alta intensidade, na qual o cansaço terá presença marcante, essa voz tem de ser erguida e ouvida para que o atleta se levante, siga sua rotina de preparação, chegue ao local de treino e encare toda a proposta do treino com a certeza de que aquele esforço será recompensado com a conquista do seu resultado ou da sua meta estabelecida.

Princípios fundamentais do treinamento esportivo

Diversos autores desenvolveram conceitos quanto a princípios do treinamento esportivo. Resumidamente trabalharemos apenas com os conceitos da especificidade, supercompensação, adaptação e sobrecarga. Acreditamos que esses conceitos incorporem quase todos os princípios do treinamento. Alguns outros apresentados por outros autores poderiam ser vistos como variantes desses.

Especificidade – este princípio considera que as ações realizadas no treinamento são específicas para a modalidade treinada, ou seja, embora um treinamento aeróbico de bicicleta seja bom para o sistema cardiorrespiratório, apenas o treino de corrida atingirá as melhorias técnicas necessárias para os corredores.

Supercompensação – considerando que o treinamento atua por meio de um estresse causado ao organismo, a recuperação desse estágio de estresse, ou seja, a reposição energética, será maior após o treino, o que permitirá ao atleta suportar uma carga maior de estímulos.

Individualidade – cada indivíduo responde de forma diferente aos estímulos realizados no treinamento. Portanto, as adaptações, as cargas e a recuperação ocorrerão de forma diferenciada.

Adaptação – os estímulos aplicados tendem a causar uma adaptação do organismo para a carga de estresse; por exemplo, em casos de treinamento de força, a carga provocará um estresse muscular no atleta, que, com o decorrer do tempo, não terá mais essa ação, ou seja, o atleta se adaptará à carga.

Sobrecarga – em relação a este princípio, pode-se dizer que o exercício deve provocar uma sobrecarga no organismo do atleta e que, após a adaptação a essa carga, haverá a necessidade de uma nova elevação.

Existem outros modelos de princípios do treinamento, e cada um deles aborda uma teoria sobre os efeitos do treinamento no atleta. Conhecer essas teorias nos auxilia a compreender a ação das melhorias visando à alta perfomance. A questão mais relevante no treinamento esportivo diz respeito à organização dos procedimentos. Chamaremos esse planejamento do treinamento de periodização do treinamento.

Periodização do treinamento – como levar o atleta a um alto nível de perfomance?

O planejamento dos programas de treinamento é um processo metodológico e científico que auxilia o atleta a atingir um alto nível de treinamento e desempenho. Ao treinador, junto com sua equipe técnica, caberá elaborar toda a programação que visará ao máximo de desempenho do atleta ou do grupo de atletas. Pelo cumprimento da programação serão desenvolvidas atividades visando à melhoria da força, da velocidade, da resistência, da flexibilidade e da coordenação.

Os russos foram os grandes colaboradores na formatação dos sistemas de periodização atuais, principalmente em modelos de periodização lineares utilizados no começo do século XX. Segundo Verkhoshansky (2001), os primeiros modelos russos de periodização eram formados por dois períodos com duração de quatro meses, chamados de treinamento inicial e treinamento principal. Porém, foi a partir dos estudos e dos conhecimentos formulados por Matveev (2001) que os conceitos de periodização começaram a ser mais difundidos.

Atualmente existem diversas formas de periodizações. Dentre elas, modelos não lineares com ciclos de preparação e cargas menores, com uma maior variação entre a progressão e a regressão entre os volumes e intensidades dos trabalhos, e os modelos lineares, baseados ainda nos modelos muito difundidos pelos treinadores russos na segunda metade do século XX, com carga de volume progressiva até o final do período básico e carga de intensidade aumentando consideravelmente a partir do período específico.

Em um artigo, Verkhoshansky (2001) trata da crise dos modelos adotados de periodização, nos quais, de certo modo, continuava-se a utilização dos modelos adotados por Matveev, mas havia a necessidade de ruptura desse modelo de formatação de treinamento. Talvez grande parte dos problemas estabelecidos nos conceitos de periodização seja decorrente do fato de que, mesmo parecendo ser formatado de modo científico, a maioria ainda é descrita mais pela experiência empírica dos treinadores do que por modelos de estudos. O próprio Matveev (2001) admite que "a generalização do material empírico acumulado no esporte espelha as leis biológicas da adaptação e do treinamento esportivo".

De certa forma, o que podemos observar na opinião da maioria de todos os autores é que o período tratado por Matveev de preparação geral é cada vez menos necessário, certamente devido às questões de tempo de treinamento em cada temporada para atletas de alta performance.

A nosso ver, é necessário que os treinadores e profissionais envolvidos na preparação do atleta estudem e compreendam os modelos de formação do sistema de periodização, mas também tenham liberdade para modificar esses sistemas conforme a sua própria experiência.

Deve-se trabalhar de forma igualitária o condicionamento técnico e o condicionamento físico, podendo, apenas nas fases iniciais, dar maior ênfase à questão técnica.

Thompson (1991), no manual técnico da IAAF, estabelece algumas fases indicativas para a organização da periodização do treinamento:

1. Estabelecer o calendário de competições, ações e treinamento.
2. Calcular o resultado a ser atingido pelo atleta.
3. Formatar um modelo de expectativas de desempenho.
4. Determinar potencialidades e deficiências de cada atleta (fase de testes).
5. Sistematizar um programa de exercícios (inventário de modelos de treinamentos).
6. Calcular o tempo necessário para a obtenção da meta.
7. Limitar as fases de treinamento (divisão do macrociclo com os objetivos para cada etapa).
8. Determinar os mesociclos e microciclos a cada semana dentro das divisões das fases.
9. Prescrever programações.
10. Prover análise, controle, manutenção e correção do plano de treinamento.

Macrociclo de treinamento

A primeira forma de estruturação do treinamento é o macrociclo, o qual, segundo Matveev (2001), é o planejamento de um conjunto de atividades por período de tempo preestabelecido. Este deverá conter os seguintes períodos:

- Período de preparação: tem como objetivo a preparação geral do atleta e dos conteúdos importantes.
- Período de competição: deverá criar condições para que o atleta participe das competições e mantenha o nível físico adquirido.
- Período de transição: fase para recuperação completa ou parcial do organismo; serve como ligação para um novo período de preparação.

Segundo Bompa (2002), a palavra macro é derivada do grego *makros* e significa algo com um grande tamanho. No conceito da periodização do treinamento, o macrociclo será o período que envolverá as fases de preparação, competição e transição.

Algumas modalidades esportivas terão apenas um macrociclo durante o período de um ano de preparação (periodização simples), mas o mais comum é o que chamamos de periodização dupla (com dois macrociclos). O número de macrociclos estará diretamente relacionado com o número de competições-alvo realizadas durante o ano; portanto, dependendo da modalidade, poderão ocorrer modelos de periodização com até quatro a cinco macrociclos durante o ano (DANTAS, 1995).

Mesociclo de treinamento

O mesociclo é um elemento menor do que o macrociclo e servirá para desenvolver ou aperfeiçoar um elemento técnico ou questões específicas do condicionamento físico. O tempo desta fase poderá variar de duas até seis semanas de treinamento. Segundo Dantas (1995), o mesociclo será marcado pelos seguintes fatores:

- Parâmetro preponderante na aplicação da sobrecarga (intensidade ou volume).
- Qualidade física visada.

Os estilos de mesociclos são os mais diversificados, mas podemos dividir da seguinte forma:

Tabela 6.1 Tipos de mesociclos e seus objetivos

Mesociclo	Objetivo
Incorporação	Transição do atleta da fase de repouso para um início planejado de treinamento.
Básico	Visa propiciar a adaptação fisiológica ao estilo de carga a ser aplicada (intensidade nas fases específicas e aumento de volume nas fases básicas).
Estabilizador	Busca consolidar, estabilizar e fixar as adaptações orgânicas alcançadas nos mesociclos anteriores.
Controle	Serve para indicar o estágio de condicionamento e possibilitar a transferência do condicionamento para a perfomance competitiva.
Pré-competitivo	Neste período massifica-se a aplicação de cargas importantes e aumenta-se a recuperação com o objetivo de preparar para a competição-alvo.
Competitivo	Busca deixar o atleta apto para a competição.
Recuperativo	Almeja a recuperação metabólica e psicológica. Neste período a recuperação poderá ser ativa ou passiva.

Fonte: Zakharov e Gomes (1992).

Microciclo de treinamento

O microciclo refere-se à semana de treinamento e está contido dentro dos mesociclos. Segundo Bompa (2002), o microciclo é o elemento mais importante e funcional do treinamento, porque sua estrutura e seu conteúdo determinam a qualidade do processo de treinamento. Uma questão importante em todos os microciclos é que a carga aplicada em cada sessão deverá ser variada, ou seja, devem sempre ser respeitados os períodos de recuperação dentro da unidade semanal de treinamento.

Dantas (1995) apresenta diversos tipos de microciclos, e sua diferenciação equivale ao tempo de progressão de cargas e também ao número de recuperações previstas na semana.

Tabela 6.2 Tipos de microciclo e suas características

Tipos de microciclo	Característica
Incorporativo	Caracteriza-se por apresentar cargas não muito altas, devido à transição para o início dos treinamentos; normalmente é realizado no início da temporada.
Ordinário	Modelo mais utilizado nos processos de treinamento, caracteriza-se por uma fase de grandes estímulos sem recuperação, seguida por uma recuperação gradual.
Choque	No mesociclo é a fase de ápice da aplicação de carga, seja quanto ao volume (fase básica), seja quanto à intensidade (fase específica).
Recuperação	Busca a restauração orgânica do atleta após algumas semanas de cargas; apresenta alguns estímulos reduzidos e um número maior de dias de recuperação.
Pré-competitivo	Tem objetivo de fazer a transferência das situações de treinamento para a perfomance do atleta.
Competitivo	Todas as ações realizadas na semana devem visar uma boa participação no dia previsto para a competição.

Fonte: Adaptado de Dantas (1995).

Tipos e métodos de treinamento

Existem diversos modelos de treinamento para as várias magnitudes físicas, como a flexibilidade, a força muscular, o equilíbrio, além das mais diversas formas para adquirir as técnicas motoras dos movimentos necessários para as mais diversas modalidades esportivas. Trabalharemos apenas com os métodos de treinamento para a capacidade cardiorrespiratória, pois são os mais utilizados na maioria dos esportes, além de fazerem parte da prática para manutenção e melhoria da saúde.

Segundo Zatsiorsky (1999), atletas que realizam treinamentos voltados para o desenvolvimento da resistência aeróbia devem tentar superar a fadiga por meio de adaptações das intensidades de treinamento aeróbio e anaeróbio, intensidades determinadas em subcrítica (velocidade abaixo da potência aeróbia), crítica (ponto da máxima capacidade de suprimento de oxigênio) e supracrítica (com baixo suprimento de oxigênio).

Weineck (1999) divide os métodos de treinamento de resistência em: métodos de duração, de intervalo, de repetição e de competição.

Todo trabalho realizado nos treinos de corrida, por exemplo, tem um objetivo específico e deve ser realizado de acordo com o período de treinamento e a sequência dos treinos realizados na mesma semana. Portanto, a realização desses treinamentos de forma inadequada pode fazer com que haja uma queda no desempenho do praticante.

Os métodos utilizados em treinamento podem ser os mais diversos, com destaque para os seguintes:

Métodos contínuos

- **Método contínuo extensivo (longo)** – procura adaptar a estrutura osseomuscular para os trabalhos acima de uma hora. O objetivo principal deste método é adaptar o organismo ao metabolismo de ácidos graxos, para que, em situações de competições, haja a preservação das reservas celulares de carboidratos das fibras rápidas ou ainda seja possível tornar mais eficiente o processo de recuperação para os trabalhos de velocidade.
- **Método contínuo intensivo** – sua principal eficiência ocorre dentro do limiar anaeróbio e procura obter melhor ativação do metabolismo de carboidratos e maior aproveitamento dessas reservas seguido pelo processo de supercompensação.

Treinamento intervalado

Esse sistema de trabalho é determinado por uma sucessão de esforços intensos ou submáximos, intercalados por pausas incompletas. Os efeitos pretendidos com esse treinamento ocorrem durante o intervalo. Pode ser dividido em dois tipos: extensivo e intensivo (MÜLLER & RITZDORF, 1995).

- **Treinamento intervalado extensivo** – utilizado para melhorar o ritmo de prova e a resistência específica de algumas provas. Procura ainda melhorar a resistência geral.

Exemplo de treinamento:

Duração/ distância	Intervalo/ pausa	Número de repetições	Volume total (Km)	Intensidade	Objetivo	Exemplo
15"-80"/ 200 a 400m	1'-1'30"	6-20 x	2-4km	65-75%	Melhorar a resistência aeróbia	10 x 400 m70% int = 1'

- **Treinamento intervalado intensivo** – tem como objetivo melhorar as reservas de glicogênio, aumentar a tolerância ao ácido lático e também sua capacidade de remoção.

Exemplo de treinamento:

Método	Duração/ distância	Recuperação	Volume	Intensidade	Objetivo	Exemplo
Intensivo curto (provas de velocidade)	7"-15"/ 60-150m	2 a 5 min.	800 a 1.000m	90-95%	Resistência anaeróbia lática e velocidade	5 x 150m i=3' ou 6 x 100m i=3'
Intensivo	15"-50" 150-400m	2-5 min.	1.000 a 1.500m	80-90%	Resistência anaeróbia lática	10 x 400 m70% int = 1'

Treinamentos intermitentes

- **Fartlek ou métodos intermitentes** – procuram promover, na mesma unidade de treinamento, a variação de velocidades, desenvolvendo, além da resistência, a velocidade e o ritmo de corrida.

Métodos de repetição

- **Método de repetição** – busca, ao contrário do treinamento intervalado, o máximo aproveitamento a cada tiro. Seus efeitos ocorrem durante o exercício, e não no intervalo.

Métodos de competição

Neste método procura-se proporcionar o estímulo aplicado em competição na distância completa, ou parcial, como forma de preparação e avaliação do estágio de treinamento.

Outra forma de compreender o treinamento do sistema energético é conhecer como ocorrem o uso e a obtenção de energia para o exercício e, assim, saber como podemos trabalhar cada componente.

Objetivo	Metabolismo	Duração do estímulo
Potência anaeróbia alática	ATP	4-7seg.
Capacidade anaeróbia alática	ATP-CP	7-20seg.
Potência anaeróbia lática	ATP – ácido lático	20-60seg.
Capacidade anaeróbia lática	ATP – ácido lático – metabolismo oxidativo	1-3min.
Potência aeróbia	Metabolismo oxidativo	de 2/3min. a 10-13min.
Resistência aeróbia I	Metabolismo oxidativo	Até 30min
Resistência aeróbia II	Metabolismo oxidativo	Até 1h
Resistênica aeróbia III	Metabolismo oxidativo	Acima de 1h

Fonte: Adaptado de Müller e Ritzdorf (1995).

A importância do descanso no treinamento esportivo

Um dos principais princípios do treinamento esportivo é o da supercompensação, que é a capacidade do organismo de aumentar suas reservas energéticas após uma carga realizada, desde que submetido a um período de descanso adequado. É durante o descanso que ocorrem as mudanças necessárias para melhoria do desempenho. Entretanto, esse período de recuperação não poderá ser muito longo, pois passaria o período de melhoria das reservas; mas também não poderá ser muito curto, pois o organismo não terá recuperado suficientemente suas reservas.

Muitos corredores não respeitam o descanso adequado entre um treinamento e outro, não permitindo que o corpo realize esse processo de supercompensação.

Bill Bowerman, famoso treinador norte-americano e um dos pioneiros no *design* dos atuais tênis de competição, já utilizava o conceito "*hard-easy method*" na década de 1970, o que significa que treinos fortes devem ser seguidos por treinos leves.

A ideia principal, ao realizar treinos intensos alternados por treinos mais leves, era fazer com que o organismo pudesse recuperar as fibras musculares rápidas utilizadas, ao realizar um treino em baixa intensidade com predomínio de fibras lentas.

Após cada sessão de treinamento, o desgaste muscular não é o único. Cada treino que realizamos oferece uma determinada sobrecarga no organismo, assim como a depleção de alguns componentes, ocorrendo o que chamamos de fadiga. O termo fadiga é utilizado para descrever as sensações gerais de cansaço e a redução do desempenho muscular. As causas são as seguintes:

- Depleção dos sistemas energéticos (ATP-CP, glicogênio e glicose sanguínea).
- Acúmulo de substratos de subprodutos metabólicos.
- Cansaço do sistema neuromuscular.

Exemplos de mudanças orgânicas ocorridas com a fadiga:

Depleção de ATP-CP – normalmente ocorre em atividades anaeróbias com duração de 15 a 30 segundos. Há uma queda do estoque de ATP (fonte de energia para a contração muscular durante o exercício), principalmente causada pela depleção do sistema ATP-CP, no qual a creatina fosfato procura repor os ATPs que estão sendo utilizados no exercício.

Glicogênio muscular – a disponibilidade de glicogênio muscular também pode ser importante para a manutenção de exercícios de alta intensidade e intermitentes. Sua ausência causa uma incapacidade de manter a síntese de ATP suficiente para o exercício.

Glicemia – na ausência da suplementação de glicose (por exemplo, por meio de ingestão de carboidratos), os níveis de glicemia declinam progressivamente durante exercícios prolongados, assim como há depleção dos níveis de glicogênio hepático. Como a glicose é o principal substrato para o cérebro, a glicemia baixa (hipoglicemia) também contribui com a fadiga de origem central.

Acúmulo de substratos

Lactato – não é o único subproduto da glicólise anaeróbia (produção de energia sem oxigênio), embora a maioria das pessoas acredite que o lactato seja responsável pela fadiga em todos os tipos de exercícios. O lactato sempre será o responsável em atividades de esforço muscular breve e muito intenso. Maratonistas, por exemplo, podem apresentar concentrações de ácido lático próximas à concentração de repouso no final da corrida.

Amônia – pode ser produzido pelo músculo esquelético como um derivado na quebra do ATP ou de aminoácidos em exercícios prolongados e pode ser reduzido com a suplementação de carboidrato e BCAA.

Podem ocorrer acúmulos de outros substratos como o magnésio (Mg2+), fosfato inorgânico (Pi), íons de hidrogênio (H+) e sódio (Na), entre outros.

Fadiga neuromuscular – pode ocorrer devido a problemas da transmissão neural (aumento de acúmulo de cálcio no retículo sarcoplasmático) ou também por fadiga do SNC (sistema nervoso central).

Conforme o objetivo do treino realizado (tiros, rodagem leve ou treinos mais longos), o organismo responderá de algumas formas diferentes, na tentativa de manter o equilíbrio das funções biológicas. Haverá então um processo que chamamos de homeostase, que equivale a todos os processos na busca desse equilíbrio.

Principalmente dentro das células musculares haverá algumas alterações do metabolismo, as quais podem chamar-se catabólicas (quando há degradação ou quebra de compostos) ou anabólicas (quando haverá síntese, ou seja, formação de compostos). Para que ocorram essas ações, o descanso será primordial entre as atividades realizadas.

Logo após qualquer corrida realizada, entra-se num período de recuperação pós-exercício, quando encerra-se uma fase catabólica aguda que ocorre durante a corrida e transita-se para uma fase anabólica (um exemplo é o reabastecimento das reservas musculares de glicogênio após o exercício por meio da alimentação).

Anabolismo – descreve processos metabólicos que implicam a construção de moléculas a partir de outras. A síntese proteica, a síntese de ácidos graxos e a síntese de hormônios são exemplos de reações anabólicas.

Catabolismo – descreve processos metabólicos que implicam a "quebra" de substâncias complexas em substâncias mais simples. Um exemplo é a glicólise, que se constitui na quebra das moléculas de glicose para o fornecimento de energia para o organismo.

Após cada sessão de treinamento, ou participações de corrida, há um tempo necessário para a reestruturação do organismo. O tempo adequado dependerá do tipo de trabalho realizado e do desgaste total gerado pela atividade.

Seguem algumas sugestões de tempo de recuperação de cada tipo de treinamento:

Tipo de treinamento	Característica	Tempo de recuperação
Fartlek	Variação de velocidade, desenvolvimento de resistência, velocidade e ritmo de corrida	24-48 horas após a atividade
Intervalado intensivo	Treino realizado com ritmo constante e intervalo fixo, dependendo do objetivo pode trabalhar ritmo de corrida, resistência ao acúmulo de lactato ou depleção de glicogênio	1-2 minutos entre os tiros; 48 horas após a atividade
Intervalado extensivo	Trabalho com distâncias maiores e intervalos constantes, busca a melhoria da resistência cardiorrespiratória, como também o ritmo para provas longas	1-3 minutos entre os tiros; 24 horas após atividade
Rodagem de 30 min	Dependendo de sua característica, pode ser utilizado para a regeneração de algum trabalho realizado ou para aumentar o volume de treinamento	24 horas
Rodagem até 1 hora	Útil para melhorar a resistência cardiovascular e aumentar o volume de treinamento	24-48 horas
Treinos longos (treinamento acima de 1 hora)	Adaptar o organismo ao metabolismo de ácido graxo e os músculos a trabalhos acima de 1 h	48-72 horas para restaurar 100% do glicogênio depletado
Treinamento muscular	Melhora do sistema neuromuscular	48-72 horas

Fonte: Adaptado de Fox *et al.*, 1991.

Em participações de competições deve-se realizar o descanso antes e pós-prova. Antes da prova o objetivo do descanso é preparar o corpo da melhor forma visando a um bom desempenho estrutural e do metabolismo durante a atividade. Pós-prova, o objetivo é recuperar o organismo para evitar possíveis lesões e proporcionar um retorno mais breve à atividade.

	5km	10km	21km	42km
Antes da prova	Redução de atividades 2-3 dias antes da prova	Redução dos treinos intervalados intensivos na semana da prova, enfoque em treinos de ritmo	Redução regressiva dos longos nas últimas 3 semanas; no último realizar 14-16km pré-prova	Redução dos longos a partir de 5 semanas pré-competição de forma regressiva, realizando na última semana 18km em ritmo de prova
Depois da prova	24h	24-48h para retorno aos treinos	48-72 horas/ 2 semanas para retorno aos treinos	72 horas a 1 semana, 3-4 semanas para retorno aos treinos normais

Fonte: Fox, 1991.

Vantagens e desvantagens de alguns desportos

Fato: não há uma atividade física que possa ser considerada "completa". Algumas modalidades esportivas contemplam mais o condicionamento cardiorrespiratório, enquanto outras estimulam mais intensamente a força, a agilidade e a coordenação motora. Por exemplo, o futebol e o basquetebol dependem grandemente de boa agilidade e coordenação, isto é, capacidades físicas mais relacionadas com aspectos neuromusculares. Aliás, as atividades tidas como "imprevisíveis" são classificadas como acíclicas e geralmente apresentam maior solicitação de capacidades físicas neuromotoras. Por outro lado, a corrida de longa distância e o ciclismo são exemplos de modalidades classificadas como cíclicas, cuja característica principal é a demanda do sistema cardiorrespiratório. São atividades de longa duração e com natureza mais previsível, ou seja, cíclicas.

Tabela 6.3 Modalidades esportivas

Atividade	Demanda cardiorrespiratória	Demanda neuromotora	Risco de lesões	Importância para a saúde
Basquetebol	Média	Alta	Médio para alto	Média
Caminhada	Baixa para média	Baixa	Baixo	Alta
Corrida	Média para alta	Baixa para média	Médio	Alta
Ciclismo	Média para alta	Baixa para média	Baixo	Alta
Dança	Baixa	Média para alta	Baixo	Média
Futebol	Média	Alta	Alto	Média
Musculação	Baixa	Média	Baixo	Alta

Tabela 6.4 Modalidades esportivas com seus respectivos benefícios, riscos e movimentos característicos

Esportes	Benefícios específicos	Movimentos característicos	Principais lesões
Ciclismo e *mountain bike*	Força máxima (hipertrofia), força rápida (potência), resistência de força, resistência cardiorrespiratória.	Movimentos cíclicos e repetitivos, extensão e flexão de joelhos e quadril. Tronco inclinado e flexionado à frente, podendo causar tensão lombar e cervical. Hiperextensão cervical frequente. Apoio do peso do tronco sobre os punhos.	Nervos ulnar e mediano, dor nos joelhos, tendinite patelar, síndrome da banda iliotibial, dor no quadril, síndrome do estresse tibial medial, fraturas por estresse, síndrome do compartimento e metatarsalgia, dores no pescoço e coluna.

Esportes	Benefícios específicos	Movimentos característicos	Principais lesões
Corrida de fundo	Força máxima (hipertrofia), potência, resistência de força e cardiorrespiratória.	Flexões de quadril, extensão de joelho, flexão e extensão dos ombros, grande solicitação das musculaturas respiratória, abdominal e diafragmática; impacto repetitivo sobre todas as articulações.	Tendinopatia de aquiles, dor anterior no joelho, tendinopatia patelar, tibialgias e fascite plantar.
Corrida curta distância	Força máxima (de hipertrofia e potência) e resistência de força rápida.	Flexões de quadril, extensão de joelho, flexão e extensão dos ombros, grande solicitação das musculaturas respiratória, abdominal e diafragmática; impacto repetitivo sobre todas as articulações.	Tendinopatia de aquiles, dor anterior no joelho e tendinopatia patelar.
Tênis, squash e *badminton*	Força máxima, força rápida (potência), resistência de força rápida e resistência cardiorrespiratória.	Mudanças rápidas de direção, circunduções de ombro, rotações de tronco, extensões de tronco, abduções e aduções horizontais de ombro, avanços.	*Tennis elbow* (inflamação dos tendões de alguns músculos responsáveis pela extensão do punho e dos dedos), lesões por superuso, dores no tendão de aquiles, escoliose, entorse do joelho e a tendinite do supraespinhoso.
Natação distâncias curtas	Força máxima (hipertrofia), potência, resistência de força rápida.	Circunduções dos ombros, ondulações de tronco, exercícios respiratórios, rotações cervicais, flexões e extensões de quadril.	Síndrome do desfiladeiro torácico, lombalgia e escoliose idiopática.
Natação distâncias longas	Resistência cardiorrespiratória e de força.	Circunduções dos ombros, ondulações de tronco, exercícios respiratórios, rotações cervicais, flexões e extensões de quadril.	Síndrome do desfiladeiro torácico, lombalgia e escoliose idiopática.
Triátlon	Força máxima, potência, resistência cardiorrespiratória e de força.	Movimentos característicos aos de natação, corrida e ciclismo.	Dores lombares, no pescoço, patelofemoral, síndrome de compressão patelar, joelho de corredor e tendinite, e condromalácia patelar.
Voleibol	Força máxima, resistência cardiorrespiratória e muscular e força rápida (potência).	Saltos, impulsão vertical, mudanças bruscas de direção, extensões de tronco, bloqueios, saques e mergulhos.	Lesões ocorridas através de entorse de joelho, tornozelo e lesões no complexo labial anteroposterior acometendo a inserção da cabeça longa do bíceps braquial.

Esportes	Benefícios específicos	Movimentos característicos	Principais lesões
Golfe	Força máxima, potência e resistência de força.	Rotações de tronco e quadril, inclinação do tronco à frente e geração de tensão cervical e lombar.	Disfunções e lesões da coluna lombar, cotovelos, mãos, punhos, ombros e joelhos.
Capoeira e artes marciais	Força máxima, potência e resistência de força rápida.	Movimentação rápida de membros superiores e inferiores, chutes, golpes, saltos e giros.	Lesões nos joelhos (principalmente do ligamento cruzado anterior e meniscos), punhos, tornozelos, ombros, cotovelos e lombalgias.
Basquetebol e handebol	Resistência cardiorrespiratória e de força rápida, potência e força máxima.	Tiros de corrida em velocidade, impulsão horizontal e vertical, giros, mudanças bruscas de direção, flexão do ombro e extensão do cotovelo.	Lesões crônicas ou agudas, como luxação glenoumeral, lesões dos rotadores do ombro, joelhos e tornozelos.
Judô, jiu-jítsu e *submission*	Força máxima (hipertrofia), resistência de força rápida e força máxima (potência).	Exercícios de força com grande componente de isometria, grande mobilização das cadeias cruzadas anterior e posterior, quedas frequentes, demanda de flexores e extensores de punhos, cotovelos e ombros.	Discopatia cervical degenerativa, espondiólise da coluna lombar, espasmo isquiotibial e lesões nas articulações do joelho e tornozelo.
Boxe	Força máxima (hipertrofia e potência) e resistência de força rápida.	Movimentação rápida de membros inferiores, socos, circunduções de tronco, esquiva e movimentação cervical.	Luxação do ombro e lesões na cabeça, pescoço, face e mãos.
Futebol	Resistência cardiorrespiratória e de força rápida, força máxima e potência.	Tiros de corrida em velocidade, chutes, giros, cabeceios, dribles e fintas e mudanças bruscas de direção.	Lesões de ligamentos cruzados anterior e lesão nos músculos isquiotibiais.
Esqui	Força máxima, potência e resistência de força.	Agachamento em isometria, abduções e aduções de quadril, inclinação do tronco à frente e extensões de ombro e tríceps.	Dores lombares e lesões no ligamento cruzado anterior.
Levantamento básico	Força máxima.	Adução horizontal de ombros e extensão de cotovelo (supino), extensão de quadril, joelhos, lombar, estabilização de tronco e ombros (terra), flexão e extensão de quadril, joelhos, estabilização de tronco e ombros (agachamento).	Hérnias discais e discopatias.

Esportes	Benefícios específicos	Movimentos característicos	Principais lesões
Arremessos	Força máxima.	Adução horizontal e flexão de ombro, anteversão do braço e extensão do cotovelo, flexão e extensão do punho, extensão e flexão do tronco.	Distensão e estiramento, tendinite, torção, contratura e ruptura de ligamentos.

Geralmente as lesões são causadas por uma combinação de preparação inadequada, equipamento inapropriado, técnica pobre, superuso, erros de treinamento e fatores anatômicos individuais.

Assim, é importante destacar que toda e qualquer atividade física oferece benefícios. No entanto, deve ser praticada com orientação profissional para que sua relação custo/benefício seja a melhor possível, ou seja, com bons resultados e pouco risco de aparecimento de lesões.

Referências

BARBANTI, V.J. *Teoria e prática do treinamento desportivo.* São Paulo: Edgard Blucher, 2000.

BOMPA, T., O. *Periodização: teoria e metodologia do treinamento.* São Paulo: Phorte, 2002.

DANTAS, E. H.M. *A prática da preparação física.* 3. ed. Rio de Janeiro: Shape, 1995.

FOX, E.L. *Bases fisiológicas do exercício e do esporte.* Rio de Janeiro: Guanabara Koogan, 1991.

MASTRE, C.M. *et al.* "Lesões desportivas na elite do atletismo brasileiro: estudo a partir da morbidade referida." *Rev. Bras. Med. Esporte.* Vol 11, nº 1, jan/fev, 2005.

MATVEEV, L.P. *Teoria General Del Entrenamiento Deportivo.* Barcelona, Paidotribo, 2001.

MÜLLER, H., RITZDORF, W. *Corre! Salta! Lança! – Guia IAAF do ensino de atletismo. Sistema de formação e certificação de treinadores IAAF.* Rio de Janeiro: Shape, 1995.

THOMPSON, P. *et al.* "Introdução à teoria de treinamento". Coaches Education and Certification System, IAAF, 1991.

VERKHOSHANSKY, Y., V. *Treinamento desportivo: teoria e metodologia.* Porto Alegre: Artmed, 2001.

WEINECK, J. *Treinamento ideal.* 9ª ed. São Paulo: Manole, 1999.

ZAKHAROV, A., GOMES, A.C. *Ciência do treinamento desportivo.* Rio de Janeiro: Grupo Palestra Sport, 1992.

ZATSIORSKY, V.M. *Ciência e prática do treinamento de força.* São Paulo: Phorte, 1999.

CAPÍTULO 7

Avaliação para início de atividades físicas sistemáticas e programadas

ROMEU SERGIO MENEGHELO

Introdução

Embora saibamos os amplos benefícios propiciados pelo exercício, cientificamente comprovados de modo inequívoco em praticamente todo o organismo, seus efeitos na prevenção primária e secundária de doenças cardiovasculares são os mais divulgados. No nosso meio, de modo mais expressivo, isso começou a ser difundido a partir da década de 1970, visando combater essas doenças, a principal causa de mortalidade no Brasil. A estratégia inicial utilizada, no nosso entendimento, não foi das mais adequadas, uma vez que os profissionais de saúde que discorriam sobre o assunto, na maioria das vezes, enfatizavam os potenciais riscos, incluindo mortes durante o exercício, em vez de maximizar os benefícios comprovados da atividade física regular. Uma exigência de avaliações médicas complexas para quem já não estava muito receptivo à ideia era mais um fator desmotivador. Uma clara recomendação de como usufruir dos benefícios, quase sempre, também não era fornecida. Os equívocos, felizmente, têm sido reparados por programas adotados por ações governamentais como o Agita São Paulo e por atitudes de entusiastas que procuram minimizar as regras muito rígidas, por vezes impostas, sem uma real necessidade. Por exemplo, faz pouco sentido recomendar um *checkup* completo a um indivíduo aparentemente hígido que quer começar uma simples caminhada de 30 minutos. Por outro lado, não se pode negar que, em certas circunstâncias, o exercício pode matar. Individualizar essas e todas as situações intermediárias é tarefa importante daquele que quer mudar seu estilo de vida e dos profissionais envolvidos nesse processo, como educadores físicos, fisioterapeutas, nutricionistas e médicos. Neste capítulo pretende-se discutir, com base nos conhecimentos disponíveis até aqui, a melhor estratégia para que o início de atividades físicas sistemáticas e programadas seja bem-sucedido, sem oferecer riscos aos participantes.

Riscos potenciais do exercício

É consenso que o exercício físico praticado por pessoas sem doença cardiovascular é seguro e não desencadeia eventos cardiovasculares e morte. Pode-se especular que mesmo indivíduos normais, acometidos por uma infecção e/ou com distúrbios hidroeletrolíticos desencadeados por uma simples diarreia, possam ter distúrbios de ritmo cardíaco numa atividade física intensa em ambiente hostil. Mas quem pratica boas normas para o exercício e não o realiza na vigência dessas situações está protegido desses eventos, no momento impossíveis de se prognosticar. Não se pode deixar de considerar que o fato de o indivíduo ser assintomático e aparentemente hígido não o classifica como normal, do ponto de vista cardiovascular. Uma doença cardíaca, por vezes grave, pode não se manifestar quando de um estilo sedentário de vida. Essa doença cardíaca não manifesta ou subclínica pode ser o substrato básico para a ocorrência de eventos cardiovasculares desencadeados pelo exercício, além de uma doença conhecida que já se manifestou de diversas formas. A morte súbita cardíaca pode ocorrer tanto em jovens quanto em indivíduos adultos. É bem verdade que em jovens a sua incidência é mais baixa. Lamentavelmente não temos estatísticas nacionais disponíveis, mas nos Estados Unidos ela ocorre durante o exercício ou até uma hora depois da sua prática, na proporção de um evento por ano para cada 133 mil homens e 769 mil mulheres, respectivamente.[1] Não há explicação convincente para que um menor número ocorra em mulheres. Anormalidades cardíacas congênitas e a doença miocárdica adquirida são as principais causas de morte súbita em jovens naquele país, sendo rara a ocorrência de doença arterial coronária.[1-3] Esses números não são os mesmos para outros países. Na Itália já ficou consagrado o fato de que a principal causa de morte relacionada com o exercício é a displasia arritmogênica do ventrículo direito.[4] No nosso meio, a doença de Chagas pode ser acrescentada às possíveis causas já descritas em outros países. Em adultos, a doença arterial coronariana é a principal causa de morte súbita durante exercícios vigorosos, e isso é explicado pelo aumento de sua incidência à medida que a idade avança. Em esforço vigoroso, segundo estimam dois estudos disponíveis, há a ocorrência de uma morte súbita cardíaca em adultos, por ano, para cada 15 a 18 mil indivíduos.[5,6] Entretanto, a incidência de complicações aumenta de modo expressivo quando se trata de pessoas com doença cardíaca conhecida, como ocorre na reabilitação cardiovascular. A incidência de eventos cardíacos durante exercícios vigorosos pode ser até cem vezes mais, comparando-se à população geral,[7] embora em números absolutos eles sejam também baixos. A morte súbita cardíaca e o infarto do miocárdio desencadeados por exercícios físicos vigorosos podem ser explicados pela ruptura da placa aterosclerótica, desencadeando trombose coronária como mecanismo reparador da injúria. A ruptura da placa pode ocorrer pela maior excursão das artérias coronárias em decorrência do aumento da frequência cardíaca e da contração desencadeadas pelo exercício vigoroso. O conhecimento das causas de morte súbita, expostas a seguir, e a incidência das doenças que potencialmente podem causá-la são as bases para estratégias de avaliação e prevenção em indivíduos que se submetem a um programa mais vigoroso de exercícios.

Principais causas de morte súbita durante atividade física intensa

- Miocardiopatia hipertrófica.
- Anomalia de artérias coronárias.
- Doença arterial coronária.
- Miocardite.
- Estenose aórtica.
- Miocardiopatias.
- Ruptura aórtica.
- Estenose subaórtica.
- Aneurisma coronariano.
- Prolapso de valva mitral.
- Miocardiopatia ventricular direita.
- Malformação arteriovenosa cerebral.
- Hemorragia subaracnóidea.

Responsabilidade da avaliação prévia

A possibilidade de complicações sérias durante exercícios vigorosos implica, necessariamente, uma avaliação criteriosa do candidato a um programa de atividade física intensa regular. A responsabilidade dessa avaliação é do próprio indivíduo, de educadores físicos que prescreverão e aplicarão os exercícios e de outros profissionais da saúde, incluindo médicos. Obviamente, nem sempre o envolvido tem a consciência dessa responsabilidade, e alertá-lo para o problema deve fazer parte sempre das ações dos profissionais envolvidos, mesmo quando arguidos para um simples conselho ou dúvida. As academias de ginástica, com o objetivo de se eximirem de responsabilidades caso algum dano à saúde possa ocorrer durante um programa de treinamento, exigem um atestado médico do candidato. Não raras vezes, essa ação é tratada de modo leviano pelo indivíduo e, por vezes, até mesmo por profissionais de saúde, que não utilizam esse instrumento para, efetivamente, fazer uma estratificação de risco.

Avaliação inicial

Não é obrigatório que sempre um médico seja convocado para estratificar esse risco. Hoje existem instrumentos usados pelos educadores físicos e também pelo próprio candidato, que permitem uma estratificação inicial rápida e efetiva. Em geral, é feita por questionários como o PAR-Q, talvez o mais antigo e mais conhecido deles. Esse questionário, cuja denominação é o acrônimo de Physical Activity Readiness Questionnaire, pode ser visualizado via internet no endereço www.csep.ca/forms.asp, em inglês. Ele é constituído de sete perguntas que devem ser respondidas com sim ou não. São elas:

1. Seu médico já lhe disse que você é portador de uma afecção cardíaca e que somente deve realizar a atividade física recomendada por um médico?
2. Você sente dor no tórax quando realiza uma atividade física?
3. No último mês, você teve dor torácica quando não estava realizando uma atividade física?
4. Perdeu o equilíbrio em virtude de uma tonteira ou já perdeu a consciência?
5. Você sofre de algum problema ósseo ou articular que poderia ser agravado por uma mudança em sua atividade física?
6. Seu médico está lhe receitando atualmente medicamentos (por exemplo, diuréticos) para pressão arterial ou alguma condição cardíaca?
7. Você sabe de alguma outra razão pela qual não deveria realizar uma atividade física?

A liberação do candidato para atividade física regular só é feita com as sete perguntas respondidas sinceramente com "não". Qualquer resposta "sim" implica o impedimento e a necessidade de avaliação mais criteriosa com médico.

O Hospital Israelita Albert Einstein (HIAE) oferece aos médicos do seu corpo clínico uma academia de ginástica. Quando de sua implantação, solicitados que fomos para o estabelecimento de regras para sua utilização, elaboramos um questionário mais específico, para ser respondido pelos médicos e que é uma forma simples e abrangente de se detectarem eventuais necessidades de uma avaliação médica mais criteriosa. Esse questionário está exposto a seguir:

Questionário de avaliação para inscrição na Academia do Corpo Clínico

1. Você fuma atualmente? Caso positivo, quantos cigarros ao dia?
2. Caso negativo, você já foi fumante no passado? Quantos cigarros ao dia?
3. Seus pais ou irmãos apresentaram infarto do miocárdio, angina do peito, morte súbita, revascularização do miocárdio ou angioplastia antes dos 55 anos, no caso de pai ou irmão, ou antes dos 65 anos, no caso de mãe ou irmã?
4. Você tem diabetes?
5. Pratica algum tipo de atividade física aeróbica (andar, correr, nadar, pedalar, dançar), por pelo menos 30 minutos, três vezes ou mais por semana?
6. Seu colesterol é alto?
7. Alguém na sua família tem colesterol alto?
8. Você tem pressão alta?
9. Você já teve angina do peito, infarto ou acidente vascular cerebral?
10. Já foi submetido a revascularização miocárdica ou angioplastia?
11. Você já teve ou tem fibrilação atrial?
12. Você sofre de algum problema vascular ou cardíaco?
13. Já teve algum acometimento cardíaco?
14. Você tem algum problema osteoarticular que limita a realização de atividade física?
15. Você teve ou tem algum sintoma de dor torácica ou mal-estar com algum exercício?
16. Medicamentos utilizados atualmente:

As respostas a esse questionário permitem aos médicos responsáveis pela liberação para frequentar a Academia do Corpo Clínico estabelecer, de modo mais simples, os fatores de risco clássicos para doença arterial coronária e reconhecer as principais situações que necessitam de uma avaliação mais criteriosa para essa liberação. Serve também para o estabelecimento de categorias de risco, outro instrumento efetivo e útil no processo simples de estratificação de candidatos a programas intensos de exercícios. Esse risco pode ser classificado, segundo o American College of Sports Medicine, em baixo, moderado e alto, na dependência de sexo, idade e presença de fatores de risco para doença coronária e doenças conhecidas.[7]

Baixo risco: homens abaixo de 45 anos e mulheres abaixo de 55 anos, assintomáticos e que tenham no máximo um fator de risco.

Risco intermediário: homens com 45 ou mais anos e mulheres com 55 ou mais anos ou aqueles que apresentam dois fatores de risco para a doença coronária.

Alto risco: indivíduos que apresentam um ou mais sintomas ou que tenham doença cardiovascular, pulmonar ou metabólica conhecida.

Os fatores de risco considerados nessa classificação são: história familiar de doença coronariana ou morte súbita em parentes de primeiro grau, em homens antes dos 55 anos e em mulheres antes de 65 anos; fumo atual ou há menos de seis meses; hipertensão arterial (≥ 140/90mmHg) ou vigência de medicação hipotensora; dislipidemia LDL colesterol >130mg/dl, HDL colesterol < 40mg/dl, colesterol total > 200mg/dl ou uso de hipolipemiantes; glicose de jejum alterada, glicose > 100mg/dl em duas ocasiões diferentes; obesidade, índice de massa corporal acima de 30kg/m^2 ou circunferência abdominal > 102cm para homens e > 88cm para mulheres e estilo de vida sedentário.

Os sintomas para classificar o indivíduo como de alto risco são: falta de ar em repouso ou com esforço leve, tonteira ou síncope, dispneia noturna, edema nos tornozelos, palpitações ou taquicardia, claudicação intermitente dos membros inferiores, sopro cardíaco conhecido ou fadiga incomum ou falta de ar em atividades habituais. Os indivíduos classificados como de baixo risco são liberados. Aqueles com risco intermediário e alto só são liberados para atividades físicas mais vigorosas após uma avaliação médica que inclua um teste de esforço. Demonstrada a ausência de doença, o candidato é liberado ou, caso contrário, é encaminhado para exames adicionais. Só depois é liberado ou estabelecido um plano especial de treinamento em função dos achados de história clínica, exame físico, teste de esforço e outros exames.

Os indivíduos classificados como de baixo risco geralmente são liberados sem exames adicionais para um treinamento mais vigoroso, cuja programação, idealmente, deve ser feita pelo educador físico. Inadequações da resposta esperada ou o surgimento de sintomas no treinamento são alertas para que uma nova avaliação seja realizada. Os classificados como risco intermediário e alto obrigatoriamente devem ser avaliados por médico qualificado para que seja afastada a hipótese de uma doença que possa determinar risco adicional ao treinamento.

Liberação de atletas

Felizmente existe um consenso entre os especialistas de que os atletas profissionais e mesmo os amadores devem ser avaliados de modo mais criterioso, uma vez que são submetidos a esforços superiores aos dos indivíduos que, para manter a melhor saúde possível, têm uma atividade física regular. Entretanto, não existem normas unanimemente aceitas para essa avaliação mais acurada. Um dos problemas destacados é a falta de estruturas disponíveis em larga escala e de recursos econômicos para uma ampla bateria de exames laboratoriais. Entretanto, todos concordam que, no mínimo, antes do início de uma atividade atlética, os candidatos devem passar por uma consulta médica que inclui a anamnese e o exame físico cuidadoso, de preferência com médico habilitado e com experiência com atletas. Várias causas de complicações e de morte súbita podem ser identificadas com essa simples conduta. Entretanto, esse reconhecimento é ampliado quando é acrescentado um eletrocardiograma de repouso. Nos grandes serviços de cardiologia, entretanto, além de anamnese, exame físico e eletrocardiograma, os atletas são submetidos a raios X de tórax, perfil lipídico e glicemia de jejum. Alguns incluem, rotineiramente, o ecocardiograma e o teste ergométrico. Exames mais especializados geralmente são solicitados quando surgem anormalidades ou dúvidas nos exames rotineiros. Recomenda-se que nessa população não se interrompa a investigação quando de exames alterados ou duvidosos.

Papel do teste de esforço na liberação para atividades físicas

As principais diretrizes sobre teste de esforço recomendam sua realização em indivíduos com sintomas duvidosos ou para a avaliação de doença cardiovascular conhecida. Habitualmente não é recomendada uma prova de esforço como avaliação diagnóstica generalizada e indiscriminada, especialmente em assintomáticos. Entretanto, ele pode ser aceito em populações especiais cuja atividade pode pôr em risco a vida de outras pessoas, como condutores de coletivos, pilotos de avião, operadores de máquinas pesada, além de outras, mesmo em assintomáticos. Considerando-se a possibilidade de infarto do miocárdio e morte súbita por doença coronária frente a um esforço intenso e a necessidade de se fazer o diagnóstico de doença não manifesta em susceptíveis, o teste ergométrico pode ser indicado em pessoas que tenham maior probabilidade de tê-las ou naqueles, mesmo assintomáticos, em que uma doença cardiovascular já é conhecida. Esses indivíduos são os que se encontram em risco moderado e alto na classificação do American College of Sports Medicine. Além de ser ferramenta importante na estratificação de risco para a doença arterial coronária e cardiopatas em geral, o teste pode ser muito útil na prescrição mais acurada de exercício em qualquer pessoa. Na Academia do Corpo Clínico do HIAE estabelecemos sua realização para os homens acima de 35 anos e para as mulheres acima de 45 anos, levando-se em consideração não só a estratificação de risco para doença coronária, mas também a facilidade de se prescrever o exercício quando se dispõe do exame.

Aspectos particulares do teste de esforço na estratificação de risco e prescrição do exercício

A rigor, não existem regras específicas para a realização do teste ergométrico em indivíduos que desejam iniciar prática regular de exercícios intensos para estratificação de risco e prescrição do exercício. Entretanto, o médico solicitante e o executor do exame podem decidir por protocolos mais adequados visando cumprir essas finalidades. Uma decisão importante é a utilização do ergômetro que mais se ajuste à atividade física programada.

Para os indivíduos que treinarão corrida, o ideal é realizar o teste na esteira rolante e, para os ciclistas, em bicicleta ergométrica. Os dados do exame serão mais bem utilizados na prescrição se esses critérios forem seguidos. Para o corredor que raramente vai exercitar-se em subidas e descidas, o protocolo ideal é o que usa pouca inclinação da esteira ou o faz só em níveis mais intensos de esforço.

Um protocolo utilizado para corredores muito empregado em nosso meio é o que se inicia com dois minutos de aquecimento no plano, com velocidade de 5, 6 ou 7km por hora, dependendo da capacidade física esperada do indivíduo, adicionando-se 1km a cada minuto, nos seis minutos seguintes, quando não se aumenta mais a velocidade mas aplica-se inclinação de 5, 10 e 15% a cada minuto. Esse protocolo do tipo rampa permite que não só a frequência cardíaca seja referenciada na prescrição, mas também a velocidade, na maioria dos casos. Exemplificando: uma prescrição em que a frequência cardíaca alvo para o treino é de 150bpm e foi atingida no teste ergométrico na velocidade de 9km/h no plano, será nas proximidades dessa velocidade que ela ocorrerá durante o treinamento. Quando os protocolos envolvem inclinações acentuadas nos corredores, a frequência cardíaca de treinamento será atingida por velocidades desconhecidas e por tentativas experimentais. É muito importante que haja no teste uma informação frequente da sensação subjetiva de cansaço, uma vez que ela é de fundamental importância para a prescrição em muitos indivíduos e em alguns pacientes.

Sofisticando a estratificação de risco e a prescrição do exercício com o teste cardiopulmonar

As informações fornecidas pelo teste de exercício cardiopulmonar são de grande importância para a prescrição do exercício e também para a avaliação de pacientes com graves distúrbios cardíacos e pulmonares, como aqueles com disfunção ventricular e doença pulmonar obstrutiva crônica.

Não é indicação formal quando se trata de pessoas que desejam iniciar um programa regular de atividade física. Entretanto, como se verá a seguir, ele pode fornecer dados para uma prescrição muito mais criteriosa, similar à dosagem dos níveis de lactato, tão referenciadas no passado.

O teste cardiopulmonar é um teste de exercício convencional em que se determinam, a cada instante, a ventilação, o consumo de oxigênio e a produção de gás carbônico, captados durante a expiração, por meio de máscara ou bocal. A relação entre a ventilação por minuto e o consumo de oxigênio permite estabelecer o chamado limiar anaeróbico ventilatório que se correlaciona muito bem com o início do aumento do lactato sanguíneo nas medidas diretas por amostras de sangue coletadas ao longo de um teste incremental.

Admite-se que a intensidade do esforço do limiar é o mínimo que se deve prescrever para que os efeitos benéficos do exercício possam ocorrer. Existem dois métodos para que ele seja estabelecido: o método *V slope* e o método do equivalente ventilatório. Pelo V slope reconhece-se o limiar anaeróbico quando há perda da linearidade da reta representativa da relação entre o consumo de oxigênio e a produção de gás carbônico (Figura 7.1). O limiar anaeróbico pode ser estabelecido pelo método do

Figura 7.1 Cálculo do limiar anaeróbico pelo método V slope. A seta contínua indica o ponto de intersecção das retas representativas dos pontos iniciais e finais do gráfico. A seta pontilhada indica o valor do consumo de oxigênio (VO_2) correspondente ao momento do limiar, que pode também ser expresso em unidades metabólicas (MET) ou frequência cardíaca naquele momento.

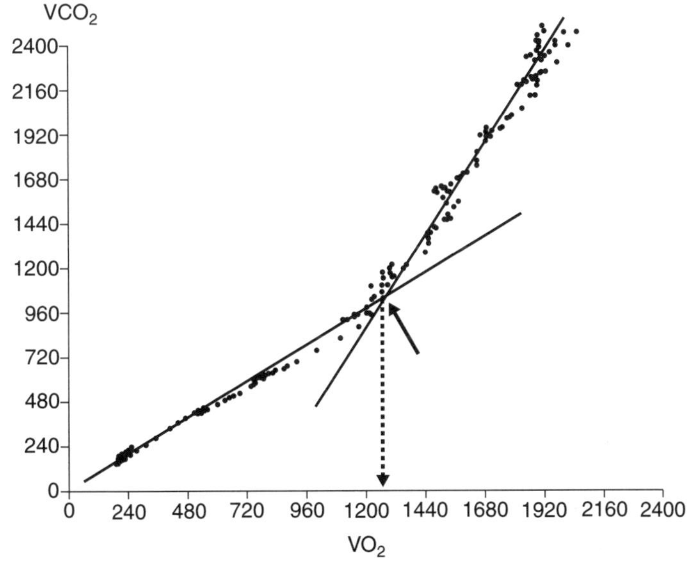

equivalente ventilatório com o reconhecimento do valor mais baixo da relação ventilação/consumo de oxigênio (ver Figura 7.2 adiante).

Comumente o método V slope determina limiares ligeiramente mais precoces do que o método do equivalente ventilatório. Em geral, a intensidade do exercício a ser prescrito pode ser expressa em valores de consumo de oxigênio, de unidades metabólicas ou MET, ou, de modo mais prático, com valores da frequência. Uma unidade metabólica ou MET corresponde ao consumo basal de oxigênio em repouso, que é igual a 3,5 mililitros por quilo, durante um minuto. Uma prescrição em múltiplos do MET significa aplicar uma atividade física cujo gasto energético corresponda às unidades metabólicas estabelecidas.

Outra variável importante para a prescrição é o chamado ponto de compensação respiratória. Na intensidade de esforço em que ele ocorre, o indivíduo está num intenso metabolismo anaeróbico e ele não deve ser ultrapassado num treinamento habitual, a não ser que se tenha objetivos específicos, em alguns tipos de competição, ou prazos exíguos para melhoria da performance de atletas.

Um momento de grande utilidade fornecido pelo teste de exercício cardiopulmonar é o momento em que a razão de trocas respiratórias, ou seja, a relação entre a produção de gás carbônico/consumo de oxigênio, é igual a 1. Pelo menos em ciclistas,[8] já ficou demonstrado que o treinamento nessa intensidade é o que mais se aproxima do chamado limiar de lactato, cuja determinação, colhendo-se amostras sanguíneas, é de muito difícil execução e se faz empiricamente, durando, geralmente, vários dias. Uma carga supostamente ideal é dada ao indivíduo, fazendo-se amostragens sucessivas de lactato sanguíneo. Se há um estado estável, por 30 minutos, ou seja, o valor do lactato não muda, uma carga maior de trabalho é fornecida até que se estabeleça o treinamento na carga imediatamente inferior àquela em que houve um aumento do limiar depois de 30 minutos.

Treinar no estado estável de lactato significa fornecer a maior sobrecarga possível para se obter a melhor performance possível com segurança; como se disse, o teste cardiopulmonar é capaz de fornecer esse ponto de modo muito mais simples (Figura 7.2).

Outro valor do teste cardiopulmonar é determinar a real capacidade funcional pela determinação mais exata do consumo de oxigênio, geralmente superestimada em 20% a 30% quando ele é inferido por equações derivadas de testes ergométricos convencionais. Uma estimativa da função ventricular esquerda pode ser dada também pelo teste cardiopulmonar por meio das variáveis com ele obtidas, pulso de oxigênio e relação consumo de oxigênio/carga. O pulso de oxigênio é obtido dividindo-se o consumo de oxigênio obtido a cada momento pela frequência cardíaca. Ele deve sempre aumentar frente a um exercício incremental, inicialmente de modo

Figura 7.2 As relações ventilação/consumo de oxigênio (VE/VO$_2$); linha mais densa e ventilação/ produção de gás carbônico (VE/VCO$_2$), linha menos densa, durante o exercício realizado. LA = limiar anaeróbico, correspondente ao menor valor da relação VE/VO$_2$. PCR = ponto de compensação respiratória, correspondente ao momento em que ocorre uma elevação dos valores da relação VE/VCO$_2$. R = 1 = momento em que foi atingido o valor 1 da relação produção de gás carbônico/consumo de oxigênio (VCO$_2$/VO$_2$=1). min. = tempo em minutos de exercício.

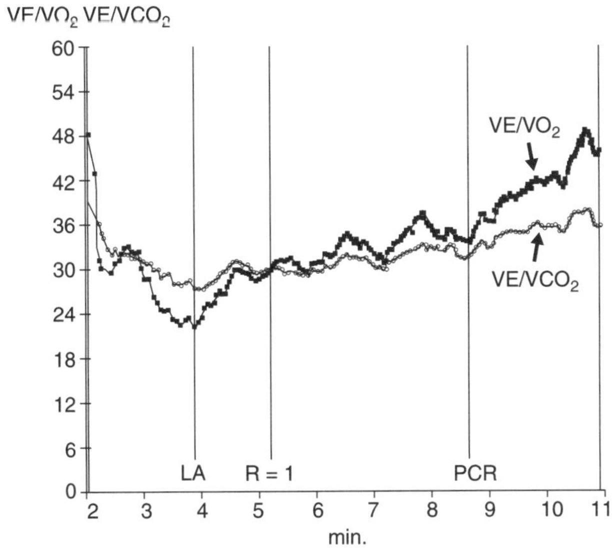

mais intenso e depois mais lentamente. Sua não elevação ou platô significa redução da performance ventricular esquerda. O mesmo deve ocorrer com a relação consumo de oxigênio/carga.

Estratificação de risco para indivíduos com doença cardíaca conhecida

O exercício físico adequadamente prescrito para pacientes cardiopatas difundiu-se em nosso meio a partir da década de 1970 e hoje é aceito pela quase totalidade dos cardiologistas. Além de propiciar auxílio fundamental no controle dos fatores de risco, a atividade física regular aumenta a sobrevida desses pacientes. Entretanto, pelas razões já expostas, esses indivíduos estão sob risco maior do que os indivíduos normais, e uma criteriosa estratificação de risco deve ser feita, preferencialmente pelo especialista em cardiologia ou por médico habilitado. Costumam-se também classificar os pacientes cardiopatas em baixo, intermediário e alto risco.

Baixo risco: pertencem a este grupo os pacientes que estejam estáveis, assintomáticos, com teste de esforço normal, com capacidade funcional de pelo menos 7METs, com função ventricular preservada e sem arritmias ao esforço. Muitos dos pacientes com doença arterial coronária, por vezes grave, sem infarto prévio e que foram submetidos a revascularização miocárdica, por cirurgia ou por angioplastia, com ou sem *stents*, são de baixo risco. Assim estratificados, eles podem ter a prescrição da sua atividade física regular nos mesmos moldes que as pessoas normais.

Risco intermediário: pertencem a esse grupo os pacientes que estejam clinicamente estáveis, mas que têm alterações isquêmicas não muito intensas ao teste de esforço, manifestadas por dor torácica e ou infradesnivelamento do segmento ST, podendo ter arritmias ventriculares não complexas e função ventricular não muito deteriorada, como aqueles com fração de ejeção não inferior a 50%. A liberação desses pacientes para atividade física regular só pode ser feita por especialista, que tem por obrigação determinar a intensidade do treinamento desse indivíduo. Essa não pode ser tarefa do educador físico ou de outro profissional de saúde. É o médico treinado que deve fazê-lo, estabelecendo-se o que se denomina capacidade funcional útil. Ela é a intensidade do esforço que pode ser realizada pelo paciente, imediatamente abaixo daquela que determina alterações compatíveis com isquemia, arritmias, queda de pressão arterial ou outras anormalidades. Esse é considerado um ato médico, pois para se estabelecer a capacidade funcional útil são necessários amplos conhecimentos especializados de cardiologia.

Risco alto: o risco alto é definido para pacientes estáveis, mas que se encontram com manifestações isquêmica com baixa carga, geralmente com capacidade funcional abaixo de 5METs, com eventuais arritmias complexas e função ventricular comprometida, como fração de ejeção abaixo de 50%. Esses pacientes, na maioria das vezes, podem ser encaminhados para um programa regular de atividade física, mas, obrigatoriamente, supervisionado, pelo menos nas suas fases iniciais. A melhoria da capacidade funcional poderá promovê-los para a categoria de risco intermediário, com possibilidade de o exercício ser liberado sem supervisão direta.

Recomendações para exercícios em pacientes com doença cardíaca conhecida

Uma vez estabelecida a capacidade funcional útil, conforme já foi explicado anteriormente, o profissional de educação física pode empregar todas as técnicas disponíveis e de seu conhecimento para otimizar o treinamento dos pacientes com doença cardíaca. Entretanto, algumas regras devem ser obedecidas para que se reduzam as possibilidades de eventos indesejáveis.

Uma das regras mais básicas é não realizar a atividade regular caso haja algum comemorativo que modifique a situação de segurança estabelecida. Infecções, diarreia, indisposição, alterações eventuais do sono, distúrbios hidroeletrolíticos, alterações metabólicas que possam ocorrer, por exemplo, em diabéticos, mudanças bruscas do clima, além de outras, determinam a não realização do exercício, até que a condição se normalize. Modificações da medicação em uso, especialmente aquelas que determinam mudanças na frequência cardíaca e na pressão arterial, como os betabloqueadores, indicam que nova avaliação deve ser feita para o estabelecimento da capacidade funcional útil.

As sessões de treinamento devem obedecer rigorosamente à sequência: aquecimento, estímulo e desaquecimento. O aquecimento e desaquecimento devem ser feitos, por vezes, com tempo superior a 5 minutos. O estímulo pode ser realizado alternando períodos curtos de maior intensidade com períodos de menor intensidade, não se ultrapassando os limites prescritos de sensação subjetiva de cansaço e ou de frequência cardíaca.

Considerações finais

A prática regular de atividade física tem efeitos positivos em todo o organismo e funciona como prevenção primária e secundária para inúmeras afecções, com destaque para a doença cardiovascular. É consenso que sua prática não causa eventos sérios em indivíduos normais, desde que alguns mínimos cuidados sejam seguidos.

Entretanto, naqueles com doença conhecida ou subclínica, exercícios vigorosos podem desencadear eventos de natureza grave, incluindo infarto do miocárdio, arritmias graves e até a morte súbita. Cabe ao indivíduo que pretende praticá-los ter a consciência de ter seu risco estratificado, responsabilidade que se estende aos profissionais de educação física, aos dirigentes de centros esportivos e clubes, aos profissionais de saúde envolvidos e ao médico especialista.

Questionários disponíveis visando aflorar doenças não aparentes e identificar os fatores de risco cardiovascular podem ser utilizados pelo interessado, pelo educador físico e demais envolvidos. Isso é mais imperativo ainda com o avançar da idade dos candidatos, uma vez que há o aumento da incidência de doença cardiovascular.

O médico habilitado será convocado para uma estratificação mais acurada, na eventualidade de ocorrer a suspeita de doença ou a presença de fatores de risco. Nos atletas profissionais ou amadores, há um consenso, em nosso meio, de que sempre deve haver uma consulta médica especializada que inclua anamnese, exame físico e eletrocardiograma.

Havendo disponibilidade estrutural e econômica, um teste de esforço, com ou sem análise de gases expirados, pode ser muito útil na estratificação de risco e também na prescrição mais acurada do exercício. Cabe ao educador físico a melhor prescrição possível para a atividade física regular em indivíduos estratificados como normais.

Também é responsabilidade dele a prescrição para os doentes considerados de baixo risco depois de uma avaliação com médico habilitado para tal. Nos indivíduos com riscos intermediário e alto, cabe ao médico habilitado estabelecer a intensidade do exercício, determinada pela capacidade funcional útil e a decisão quanto a ele ser realizado sem ou com supervisão direta, sempre sob a orientação do profissional de educação física ou de equipes multidisciplinares em programas especializados de reabilitação.

Referências

1. VAN CAMP, S.P., BLOOR, C.M., MUELLER, F.O. *et al.* "Nontraumatic Sports Death in High School and College Athletes." *Med. Sci. Sports Exerc.* 27:641-647, 1995.
2. MARON, B.J., ROBERTS, W.C., MCALLISTER, H.A. *et al.* "Sudden Death in Young Athletes." *Circulation.* 62:218-229, 1980.
3. BURKE, A.P., FARB, A., VIRMANI, R. *et al.* "Sports-related and Non-sports-related Sudden Cardiac Death in Young Adults." *Am. Heart J.* 121:568-575, 1991.
4. THIENE, G., NAVA, A., CONRRADO, D. *et al.* "Right Ventricular Cardiomyopathy and Sudden Death in Young People." *N. Engl. J. Med.* 318:129-133, 1988.
5. THOMPSON, P.D., STERN, M.P., WILLIAMS, P. *et al.* "Death During Jogging or Running. A Study of 18 Cases." *JAMA.* 242:1265-1267, 1979.
6. SISCOVICK, D.S., WEISS, N.S., FLETCHER, R.H. *et al.* "The Incidence of Primary Cardiac Arrest During Vigorous Exercise." *N. Engl. J. Med.* 311:874-877, 1984.
7. American College School of Medicine. *Diretrizes do ACSM para os testes de esforço e sua prescrição.* 7ª ed. Rio de Janeiro: Guanabara Koogan, 2007.
8. LAPLAUD, D., GUINOT, M., FAVRE-JUVIN, A., FLORE, P. "Maximal Lactate Steady State Determination with Single Incremental Test Exercise." *Eur. J. Appl. Physiol.* 96:446-52, 2006.

CAPÍTULO 8

Atividade física na prevenção cardiovascular e nas doenças crônicas

FÁBIO GAZELATO DE MELLO FRANCO E
LUCIANA DINIZ NAGEM JANOT DE MATOS

Introdução: prevenção cardiovascular

Desde a década de 1950, acumulam-se as evidências de que a falta de atividade física está relacionada diretamente com a mortalidade cardiovascular. Em 1953, o Prof. Jeremy Morris demonstrou que indivíduos sedentários possuíam desfechos cardiovasculares distintos daqueles mais ativos. Esse autor, comparando motoristas do transporte coletivo de Londres com cobradores e carteiros com telefonistas, demonstrou que os profissionais que exerciam mais esforços físicos (cobradores e carteiros) apresentavam menor mortalidade por doenças coronarianas. Além disso, foi observado que ocorria uma forma mais branda na apresentação inicial da doença arterial coronariana nos trabalhadores mais ativos, geralmente como angina *pectoris* ou como outros tipos clínicos mais benignos. Desde então, inúmeros estudos têm sido publicados, reforçando cada vez mais a importância da atividade física tanto na prevenção primária como na reabilitação das principais doenças cardiovasculares.

Apesar da evolução do conhecimento nessa área, nosso grande desafio em termos de saúde pública é transportar esse conhecimento científico para a prática diária, de forma que o indivíduo se mantenha suficientemente ativo e alcance os benefícios da atividade física para a saúde. Nesse contexto, este capítulo visa abranger as indicações e evidências atuais do efeito da atividade física para prevenção primária e portadores de doenças cardiovasculares.

Exercício para prevenção primária. Quanto é necessário realizar para que se alcancem os benefícios à saúde?

A atual recomendação do US Department of Health and Human Services (Departamento de Saúde do Governo dos Estados Unidos) é que todos os adultos necessitam se engajar em pelo menos duas horas e 30 minutos (150 minutos) de atividade física aeróbica moderada e ao menos duas sessões de exercícios resistidos (exercícios com peso) por semana. Esses últimos precisam mobilizar os principais grupos musculares, como pernas, dorso, abdômen, peitorais, ombros e braços.

Uma alternativa é que sejam realizados 75 minutos semanais de atividade física aeróbica intensa além do mesmo volume de exercícios resistidos descrito anteriormente. Também é colocada como opção a possibilidade de se intercalarem as atividades físicas aeróbicas moderadas e intensas mantendo a mesma orientação referente às atividades físicas com pesos.

O que é considerado atividade física aeróbica moderada e intensa?

Entendem-se como exercícios físicos aeróbicos de moderada intensidade atividades como caminhadas aceleradas, atividades aquáticas, passeios de bicicleta no plano ou em ligeiro aclive, partidas de tênis em duplas, enfim, toda atividade física que possa ser suficiente para aumentar a frequência cardíaca e gerar alguma quantidade de sudorese. Atividades físicas intensas são aquelas em que ocorre aumento significativo das frequências cardíaca e respiratória, como corridas, natação, voltas de bicicleta em ritmo acelerado ou em subidas, partidas de tênis simples e de basquetebol. Nessa intensidade, é difícil falar mais do que algumas palavras sem interrompê-las para um ciclo respiratório.

Fazendo mais os benefícios aumentam?

Sim. O próprio US Department of Health and Human Services sugere que, para mais benefícios, as atividades físicas moderadas poderão ser aumentadas de 150 minutos para 300 minutos semanais (5 horas), assim como as atividades intensas poderão ser realizadas em 150 minutos (2,5 horas) em vez de 75 minutos.

É importante ressaltar que vários estudos epidemiológicos têm sustentado as atuais recomendações quanto à prática de exercícios. Myers *et al.* (2002) avaliaram a tolerância ao esforço em 6.213 homens submetidos ao teste ergométrico e observaram essa população durante 6,2 anos em média. Durante esse acompanhamento, ocorreram 1.256 óbitos. Após analisar algumas variáveis, concluiu-se que o principal fator determinante para os

Figura 8.1 Capacidade aeróbica da população saudável comparada com a população com doença cardiovascular preexistente. A capacidade aeróbica foi o principal fator determinante para os casos de óbitos.

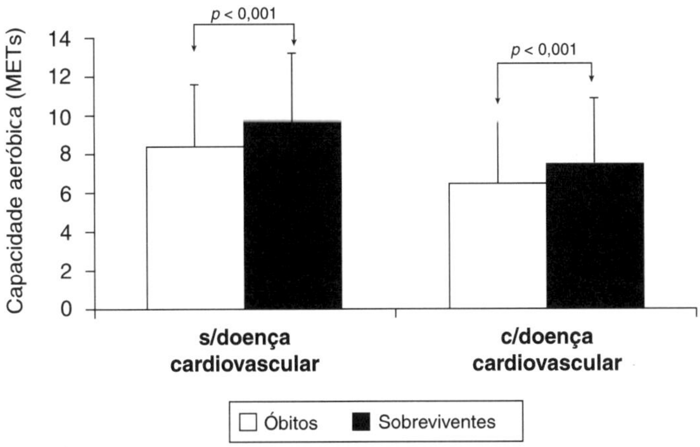

Fonte: Adaptado de Myers *et al*., 2002.

casos de óbitos foi a tolerância ao esforço (capacidade aeróbica no pico do exercício), tanto na população normal como naquela com doenças cardiovasculares preexistentes.

Achado mais impressionante foi que, para cada unidade em METs* de aumento na tolerância ao esforço, ocorria um aumento na sobrevida de 12%.

Tabela 8.1 Gasto energético em METs x atividade realizada

Intensidade	Atividades no lar	Atividade física
Muito leve 3METs	Tomar banho, fazer a barba, vestir. Trabalho de escritório. Conduzir um automóvel.	Alongamento. Caminhar (em terreno plano, a 3km/h). Bicicleta fixa, sem resistência.
Leve 3-5METs	Limpar janelas, juntar folhas no jardim.	Caminhar (5-6km/h). Bicicleta em terreno plano. Esteira muito ligeira.
Pesada 7-9METs	Serrar, subir escadas (velocidade moderada), carregar objetos.	Futebol, patinar (no gelo ou sobre rodas) cavalgar. Correr a 8-8,3km/h.
Muito pesada superior a 9METs	Carregar objetos por uma escadaria, carregar objetos de mais de 45kg, subir escadas rápido.	Correr a 9,7km/h ou mais, squash, esquiar, basquete vigoroso.

* MET ou equivalente metabólico é a unidade que utilizamos para quantificar a intensidade da atividade física realizada. Um MET equivale ao número de calorias que um corpo consome enquanto está em repouso. À medida que nos exercitamos, incrementamos os METs de acordo com o aumento da intensidade da atividade. Por exemplo, uma atividade leve a moderada representa de 4 a 6METs, ou seja, o corpo ao realizar esse tipo de atividade gasta de quatro a seis vezes mais energia que quando se permanece deitado, em repouso. Na Tabela 8.1 exemplificamos algumas atividades e o gasto em METs durante sua realização.

Em estudo com resultado semelhante, Sesso *et al.* (2000) demonstraram uma relação inversa entre gasto calórico e risco cardiovascular. Indivíduos com fatores de risco múltiplos que conseguiram caminhar mais de cinco quilômetros por semana tiveram risco 13% menor de desenvolver problemas cardiovasculares comparados aos que caminharam distâncias menores. A intensidade da prática desses exercícios também se demonstrou como fator protetor, uma vez que exercícios com alta intensidade (acima de 6METs) foram os que melhor se associaram à redução do risco cardiovascular.

Tanto o volume como a intensidade do exercício parecem influenciar os benefícios encontrados com a atividade física. No estudo de corte Health Professional's Follow-up (TANASESCU *et al.*, 2002), indivíduos que correram por pelo menos uma hora por semana tiveram 42% de redução no risco comparados aos que não correram. Tanto o volume semanal como a intensidade desses exercícios se relacionaram inversamente com o número de infartos não fatais e mortalidade por doença coronariana. Para cada aumento no volume de 50METs-h/semana ocorria uma redução de 26% no risco de doenças coronarianas. A intensidade da atividade física foi descrita como fator protetor independentemente do volume semanal gasto com atividades físicas. Na análise multivariada, atividades moderadas (4-6METs) e intensas (6-12METs) apresentaram risco relativo inferior para doenças coronarianas se comparadas com atividades leves (1-4METs). Para cada aumento de 1MET na intensidade ocorreu uma redução de risco de 4%, independentemente do volume total de exercício. Do mesmo modo, os indivíduos que intensificaram seu exercício de leve para intenso tiveram um risco relativo de 0,88 para os mesmos desfechos clínicos. Outra conclusão dos autores é que meia hora de caminhada acelerada por dia está associada a uma redução de 18% no risco, reforçando as diretrizes anteriormente apresentadas neste capítulo.

Resultados semelhantes referentes ao benefício da atividade física também foram encontrados na população feminina. Em recente meta-análise, Kodama *et al.* (2009) observaram que a capacidade aeróbica máxima, determinada em sua maioria pelo teste em esteira, também esteve associada a uma redução de eventos nessa população (mortalidade geral, mortalidade por doenças cardiovasculares, mortalidade por doenças coronarianas). A capacidade aeróbica encontrada como protetora para desfechos clínicos na população feminina foi de 7METs aos 40 anos, 6METs aos 50 anos e 5METs aos 60 anos. Esses mesmos valores foram respectivamente de 9, 8 e 7METs na população masculina.

Na população feminina faltam evidências que confirmem a superioridade de atividades de alta intensidade nos desfechos cardiovasculares quando comparados a atividades de moderada intensidade, o que pode ser decorrente da pequena parcela da população feminina envolvida com atividades de alta intensidade, minimizando a capacidade estatística dos estudos.

De acordo com Lee *et al.*(2001), entre pessoas completamente sedentárias ou pouco ativas, pode ocorrer um benefício em termos de saúde cardiovascular a partir do momento em que elas se envolvam com uma quantidade mínima de atividades físicas. Contudo, em pessoas já ativas e condicionadas, atividades de maior intensidade seriam necessárias para benefícios adicionais. Nos grandes estudos que envolveram a população feminina, assim como na população geral, a grande maioria dos indivíduos é sedentária e, para essa população, atividades moderadas já poderiam garantir algum tipo de proteção contra doenças cardiovasculares.

Com esse conhecimento, podemos nos considerar uma população ativa?

Infelizmente, não. Apesar das discretas diferenças entre as recomendações descritas, existe uma preocupação sobre o impacto do sedentarismo nas principais doenças crônicas, e, por isso, cada vez mais se nota o aconselhamento da atividade física como ferramenta indispensável no controle dessas doenças.

Mesmo assim, o número de indivíduos engajados nessa prática é relativamente pequeno. Dados da Secretaria de Vigilância em Saúde do Ministério da Saúde (VIGITEL, 2009) demonstram que, apesar de essa prevalência ter aumentado nos últimos anos, o número de indivíduos ativos fisicamente é relativamente pequeno, variando entre 12,1% da população (São Paulo) a 21,5% (Palmas).

Em todas as cidades, a população masculina esteve mais envolvida que a população feminina na prática de exercícios. O menor engajamento por parte do sexo feminino quanto às diretrizes citadas foi encontrado em São Luís (9,9%), Rio Branco (10,2%) e São Paulo (10,6%). Essa realidade também foi importante na população masculina principalmente nas seguintes cidades: São Paulo (13,8%), Curitiba (16,1%) e Aracajú (17,4%).

A curva de prevalência de indivíduos que praticam atividade física no lazer de acordo com a idade é completamente distinta entre os sexos. Na população masculina, os extremos de faixa de idades (jovens entre 18 a 24 anos e idosos) estão mais envolvidos quanto à prática de exercícios (31,3% e 20,5%, respectivamente). Comportamento divergente foi encontrado na população feminina, pois foram essas as faixas que tiveram menor mobilização para a prática de atividades físicas (10,8% entre 18 a 24 anos e 11,2% acima de 65 anos).

Figura 8.2 Percentual de indivíduos que praticam atividade física em seu tempo livre no conjunto da população adulta das capitais dos estados brasileiros e Distrito Federal, por sexo, modificado de Vigitel (2009).

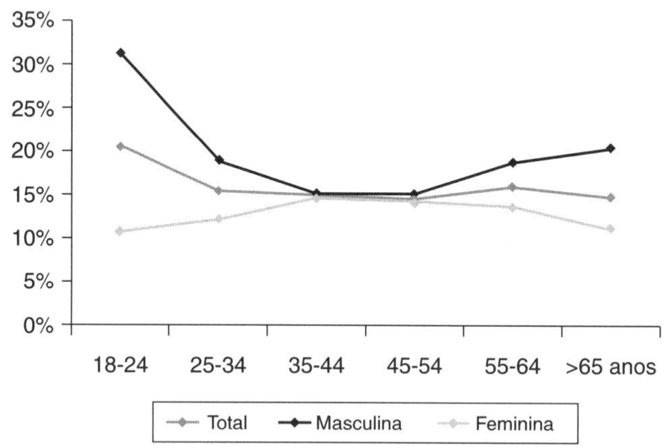

Exercício na hipertensão arterial sistêmica

Dentre os fatores de risco para o desenvolvimento de doenças coronarianas e cardiomiopatias, a hipertensão arterial aparece como uma das grandes vilãs, dada sua alta prevalência na população. Portanto, quando diagnosticada, precisa ser extremamente bem controlada e, sem dúvida, o exercício físico representa uma das principais ferramentas não farmacológicas com esse objetivo.

Indivíduos sedentários possuem um risco de 60% a 70% em desenvolver hipertensão ao longo da vida, comparado aos controles ativos (LESNIAK & DUBBERT, 2001). Os autores do *Harvard Alumni Health Study* demonstraram que a prevalência de hipertensão ocorre em menor proporção nos indivíduos mais ativos fisicamente (LEE *et al.*, 1995).

De acordo com a Sociedade Brasileira de Cardiologia, a prática regular de atividades físicas é recomendada para todos os hipertensos, inclusive aqueles que já utilizam algum tipo de intervenção farmacológica. Segundo a mesma entidade, o impacto nos valores sistólicos e distólicos são respectivamente de 6,9mmHg e 4,9mmHg quando se institui uma rotina de exercícios físicos nos indivíduos hipertensos (MION *et al.*, 2007).

De acordo com a Conferência de Bethesda, hipertensos com valores sistólicos ≥160mmHg ou diastólicos ≥100mmHg devem evitar exercícios de alto componente estático até que ocorra controle dos valores pressóricos (MARON & ZIPES, 2005).

Entre os inúmeros mecanismos envolvidos no benefício do treinamento físico em pacientes hipertensos destacamos a regulação da resistência vascular periférica, decorrente de um menor tônus do sistema nervoso simpático (NEGRÃO *et al.*, 1993). Além disso, indivíduos submetidos a uma rotina de atividade física regular melhoram a biodisponibilidade do óxido nítrico (HIGASHI, 1999). Essa molécula, formada no endotélio, difunde-se para camadas subjacentes do vaso sanguíneo, promovendo a vasodilatação e auxiliando no controle pressórico em pacientes hipertensos.

Exercício físico na prevenção secundária

Em pacientes com doença cardiovascular estabelecida, como a doença coronariana e insuficiência cardíaca, o exercício físico deve ser compreendido como forma de tratamento não medicamentoso, sendo sua prescrição indicadora de adequada prática médica.

Redução em 31% na mortalidade total e 35% na mortalidade cardíaca são alguns dos benefícios já demonstrados em estudos de meta-análise sobre o efeito do treinamento físico em pacientes com história prévia de infarto do miocárdio, revascularização do miocárdio, angioplastia percutânea e angina *pectoris* (JOLLIFFE *et al.*, 2003). Em portadores de insuficiência cardíaca, estudos menores já foram capazes de demonstrar redução nas hospitalizações e melhora na sobrevida em um ano (BELARDINELLI, 1999), mas recente estudo prospectivo não conseguiu comprovar melhora na mortalidade em longo prazo desses pacientes, apesar de vários fatores que podem ter interferido nos resultados apresentados (O'CONNOR *et al.*, 2009).

Habitualmente, programas de reabilitação cardiovascular representam a melhor opção para a orientação do treinamento físico a ser aplicado nesses pacientes, podendo ser utilizadas duas estratégias nesse processo: 1) a que tem o exercício como prioridade e é reconhecida internacionalmente com a sigla EXCR (*exercise only*); 2) aquela que pode ser entendida como reabilitação cardíaca com ênfase no exercício, reconhecida pela sigla CCR (comprehensive care rehabilitation), na qual o exercício é parte de um trabalho multidisciplinar e educativo visando à modificação de hábitos de vida, como interrupção do tabagismo, controle de estresse e mudança no hábito alimentar (CARVALHO *et al.*, 2006).

Apesar do conhecimento científico sobre a ausência de diferença estatística nos resultados de mortalidade total e cardiovascular entre essas duas estratégias, o papel de uma equipe multidisciplinar atuando para que o retorno do paciente à vida produtiva se dê da melhor forma possível não pode ser considerado secundário, tendo grande importância na aderência em longo prazo. Recente estudo prospectivo demonstrou que a atuação multidisciplinar em programa de reabilitação com pacientes após infarto agudo do miocárdio é capaz de melhorar os hábitos de vida, fatores de risco, aderência medicamentosa e reduzir o risco de infarto não fatal e acidente vascular cerebral, quando comparado ao tratamento habitual (GIANUZZI *et al.*, 2008).

Até pouco tempo, a reabilitação cardiovascular era praticamente sinônimo de exercício físico no paciente com doença coronariana. Hoje a indicação de reabilitação cardiovascular abrange, além de pacientes após infarto agudo do miocárdio, que tenham passado por cirurgia de revascularização ou não, após angioplastia ou com angina estável crônica, pacientes com insuficiência cardíaca, pré e pós-transplante cardíaco e portadores de outras cardiopatias, que sejam compreendidas como de risco moderado a alto para realização de exercícios não supervisionados, e que o papel do exercício seja importante como forma de tratamento.

Infelizmente, apesar de todos os benefícios já comprovados, a taxa de encaminhamento para programas de reabilitação ainda é muito baixa. Nos Estados Unidos, somente 10% a 20% de candidatos com indicação apropriada participam desses programas (WENGER *et al.*,1995; THOMAS *et al.*, 1996). As razões para essa baixa participação são diversas, desde a disponibilidade de programas, a má distribuição geográfica dos existentes até a falha no encaminhamento médico, o que acaba por representar o maior desafio na área da prevenção secundária.

Exercício na doença coronariana

Os benefícios clínicos desencadeados pelo treinamento físico em indivíduos com doença arterial coronariana estável são amplamente difundidos, dentre eles: a melhora do quadro anginoso em repouso, a elevação do limiar isquêmico ao esforço, permitindo que o indivíduo alcance maiores cargas de esforço com menor sintomatologia e melhorando sua qualidade de vida, a atenuação da gravidade da isquemia induzida pelo esforço, o melhor controle de fatores de risco associados, como dislipidemia, diabetes e hipertensão arterial, e a melhora na capacidade funcional com impacto final na mortalidade.

Os principais mecanismos propostos para que esses efeitos ocorram são: 1) a regressão da aterosclerose coronariana; 2) a formação de vasos colaterais, que ainda permanece controversa na literatura; 3) atualmente, a melhora na função endotelial, com melhor equilíbrio entre a oferta de óxido nítrico e sua degradação por radicais livres; 4) e o desenvolvimento de novos vasos.

Novos estudos têm demonstrado superioridade do treinamento físico às medidas intervencionistas como a angioplastia percutânea em portadores de doença coronariana estável, reforçando a importância na indicação do exercício físico e programas de reabilitação como tratamento para esses pacientes.

Hambrecht *et al.* – comparando o efeito de 20 minutos diários de treinamento físico em bicicleta por um ano com a realização de angioplastia em portadores de doença arterial coronariana estável – demonstraram maior efetividade do treinamento físico na sobrevida livre de eventos e aumento da capacidade de exercício, com redução da necessidade de re-hospitalizações e de novas revascularizações, com custos significativamente mais baixos ($3.429 *versus* $6.956) (HAMBRECHT *et al.*, 2004). Mais recentemente, o mesmo grupo evidenciou que dois anos de treinamento físico desencadeiam redução de marcadores inflamatórios, como a proteína C reativa e a interleucina 6, não verificados naqueles que realizaram angioplastia, explicando, em parte, a redução de eventos isquêmicos encontrados nessa população (WALTHER *et al.*, 2008).

Pelo exposto, atualmente não há mais espaço para dúvidas quanto aos benefícios do treinamento físico nos portadores de doença coronariana. Diversos mecanismos sobre a ação do exercício na doença e a segurança de sua realização nessa população já foram estudados e comprovados. O que persiste é a necessidade de maior aderência dos pacientes a essa forma de tratamento e da compreensão de que seus efeitos são dependentes da manutenção da realização contínua, ou seja, interrompendo o treinamento os efeitos são perdidos.

Exercício físico e insuficiência cardíaca

O histórico do treinamento físico para pacientes com disfunção ventricular pode ser dividido em três etapas distintas:

1. Até o começo da década de 1980 entendia-se que o exercício físico seria prejudicial para esse tipo de paciente, podendo comprometer ainda mais a evolução da doença e tornando-o, portanto, proscrito.
2. Com a evolução de estudos na área, a partir dos anos 1980, começa-se a aceitar a inclusão do exercício físico em pacientes portadores de cardiomiopatia dilatada, o que permitiu a execução de um maior número de estudos para que...
3. ... finalmente, a partir da segunda metade da década de 1990, o exercício físico passasse a fazer parte do tratamento não farmacológico desses pacientes, sendo entendido como fundamental para melhora da capacidade funcional, melhora na tolerância aos esforços, qualidade de vida e redução do número de internações.

Um dos grandes estudos responsáveis por essa transição de conduta foi o realizado por Sullivan *et al.* (1988) no qual os autores não apenas evidenciaram a melhora da capacidade funcional dos pacientes treinados, com 23% de aumento no consumo pico de oxigênio, como identificaram a importância de mecanismos periféricos, vasculares e metabólicos na intolerância aos esforços desses pacientes e o papel do exercício físico nesses mecanismos.

Na literatura atual, diversos desses mecanismos têm sido postulados e reconhecidos como responsáveis pelos benefícios do treinamento físico na insuficiência cardíaca. Destacam-se entre os mecanismos periféricos: a melhora da função endotelial (HAMBRECHT *et al.*, 1998), a redução da atividade nervosa simpática central e periférica (ROVEDA *et al.*, 2003) e o aumento na densidade total de mitocôndrias e volume de enzimas oxidativas na musculatura periférica (HAMBRECHT *et al.*, 1997). Todos esses efeitos, direta ou indiretamente, são responsáveis pela diminuição da resistência vascular periférica, aumento do fluxo sanguíneo muscular e consequente aumento na diferença arteriovenosa de oxigênio desencadeadas pelo treinamento físico em pacientes com disfunção ventricular.

Os estudos capazes de demonstrar efeitos benéficos do treinamento físico nos mecanismos centrais da insuficiência cardíaca apresentam-se em menor número na literatura. Entretanto, Wisloff *et al.* (2007) recentemente reportaram em idosos portadores de cardiomiopatia isquêmica estável melhora da função ventricular, com redução do diâmetro ventricular após treinamento físico de alta intensidade, realizado de forma intervalada, mas não com treinamento físico moderado. Apesar de esse estudo ter trazido à tona a possibilidade da intensidade do treinamento realizado de interferir nos achados até hoje encontrados, ainda é muito cedo para preconizá-lo como conduta para todos os pacientes e para as diferentes etiologias. Diante disso, exercícios aeróbicos moderados associados a exercícios resistidos são entendidos como eficazes, sendo amplamente preconizados nessa população.

Riscos da atividade física

Programas de reabilitação cardiovascular já se demonstraram extremamente seguros, com incidências muito baixas de parada cardiorrespiratória, infarto não fatal e morte, sendo respectivamente de 1 para cada 11,7 mil, 22 mil e 75 mil pacientes/hora de participação em estudo prévio de longa observação (FRANKLIN *et al.*, 1998). Sem dúvida, taxas tão baixas de complicações devem-se não apenas à disponibilidade de cuidados médicos imediatos nesses programas, mas também à intensidade e ao volume de exercícios executados, sempre prescritos de forma individualizada, considerando a doença de base.

Conclusão

O papel do exercício físico para prevenir a instalação de doenças cardiovasculares e como forma de tratamento em doenças já instaladas encontra-se bem estabelecido na literatura. O maior desafio no campo da prevenção tanto primária como secundária é a adesão dos pacientes a essa forma de tratamento. Uma ampla divulgação da mídia, associada ao esclarecimento do paciente, por parte de seu médico, da importância do exercício físico na vida diária, é de grande importância no combate ao sedentarismo.

Referências

BELARDINELLI, R., GEORGIOU, D., CIANCI, G., PURCARO, A. "Randomized, Controlled Trial of Long-Term Moderate Exercise Training in Chronic Heart Failure: Effects on Functional Capacity, Quality of Life, and Clinical Outcome." *Circulation.* 99(9):1173-82, março de 1999.

CARVALHO, T. *et al.* "Diretriz de reabilitação cardiopulmonar e metabólica: aspectos práticos e responsabilidades." *Arq. Bras. de Cardiol.* 86:74-82, 2006.

FRANKLIN, B.A., BONZHEIM, K., GORDON, S. *et al.* "Safety of Medically Supervised Outpatient Cardiac Rehabilitation Exercise Therapy: A 16-year Follow up." *Chest.* 114:902-906, 1998.

GIANNUZZI, P., TEMPORELLI, P.L., MARCHIOLI, R. *et al.* "GOSPEL Investigators. Global Secondary Prevention Strategies to Limit Event Recurrence after Myocardial Infarction: Results of the GOSPEL Study, a Multicenter, Randomized Controlled Trial from the Italian Cardiac Rehabilitation Network." *Arch. Intern. Med.* 168(20):2194-204, 10 de novembro de 2008.

HAMBRECHT, R., FIEHN, E., YU, J., NIEBAUER, J. *et al.* "Effects of Endurance Training on Mitochondrial Ultrastructure and Fiber Type Distribution in Skeletal Muscle of Patients with Stable Chronic Heart Failure." *J. Am. Coll. Cardiol.* 29:1067-73, 1997.

HAMBRECHT, R., FIEHN, E., WEIGL, C., GIELEN, S. *et al.* "Regular Physical Exercise Corrects Endothelial Dysfunction and Improves Exercise Capacity in Patients with Chronic Heart Failure." *Circulation.* 98:2709-15, 1998.

HAMBRECHT, R., WALTHER, C., MÖBIUS-WINKLER, S. *et al.* "Percutaneous Coronary Angioplasty Compared with Exercise Training in Patients with Stable Coronary Artery Disease: a Randomized Trial." *Circulation.* 109(11):1371-8, 23 de março de 2004.

HIGASHI, Y., SASAKI, S., KURISU, S., YOSHIMIZU, A. *et al.* "Regular Aerobic Exercise Augments Endothelium-Dependent Vascular Relaxation in Nomotensive as Well as Hypertensive Subjects: Role of Endothelium-Derived Nitric Oxide." *Circulation.* 100: 1194-1202, 1999.

JOLLIFFE, J.A., REES, K., TAYLOR, R.S. *et al.* "Exercise Based Rehabilitation for Coronary Heart Disease (Cochrane Review)". GIANNUZZI, P. *In*: *The Cochrane Library.* Issue 1, 2003. Oxford: Update Softaware.

KODAMA, S., SAITO, K., TANAKA, S., MAKI, M. *et al.* "Cardiorespiratory Fitness as a Quantitative Predictor of All-Cause Mortality and Cardiovascular Events in Health Men and Women: A Meta-Analysis." *JAMA.* 301(19):2024-35, maio de 2009.

LEE, L.M., HSICH, S., PAFFENBARGER, R.S. "Exercise Intensity and Longevity in Men: The Harvard Alumni Health Study." *JAMA*. 273:1179-84, 1995.

LEE, I.M., REXRODE, K.M., COOK, N.R. *et al.* "Physical Activity and Coronary Heart Disease in Women: Is 'No Pain, no Gain' Passé?" *JAMA*. 285(11): 1447-54, março de 2001.

LESNIAK, K.T., DUBBERT, P.M. "Exercise and Hypertension." *Curr. Opin. Cardiol.* 16:356-59, 2001.

MARON, B.J., ZIPES, D.P. "36th Bethesda Conference: Eligibility Recommendations for Competitive Athletes With Cardiovascular Abnormalities." *J. Am. Coll. Cardiol.* 45:2-64, 2005.

MION, D., KOHLMANN, O., MACHADO, C.A. *et al.* "V diretrizes brasileiras de hipertensão arterial." *Arq. Bras. Cardiol.* 89(3):e24-79, setembro de 2007.

MORRIS, J.N., HEADY, J.A., RAFFLE, P.A.B. *et al.* "Coronary Heart-Disease and Physical Activity of Work." *Lancet*. 262(6796): 1111-20, novembro de 1953.

MYERS, J., PRAKASH, M., FROELICHER, V. *et al.* "Exercise Capacity and Mortality Among Men Referred for Exercise Testing." *N. Engl. J. Med.* 346:793-801, março de 2002.

NEGRÃO, C.E., IRIGOYEN, M.C., MOREIRA, E.D. *et al.* "Effect of Exercise Training on RSNA, Barorreflex Control, and Blood Pressure Responsiveness." *Am. J. Physiol: Reg Comp Physiol.* 265:365-70, 1993.

O'CONNOR, C.M., WHELLAN, D.J., LEE, K.L. *et al.* "HF-ACTION Investigators. Efficacy and Safety of Exercise Training in Patients with Chronic Heart Failure: HF-ACTION Randomized Controlled Trial." *JAMA*. 301(14):1439-50, 8 de abril de 2009.

ROVEDA, F., MIDDLEKAUFF, H.R., RONDON, M.U. *et al.* "The Effects of Exercise Training on Sympathetic Neural Activation in Advanced Heart Failure: a Randomized Controlled Trial." *J. Am. Coll. Cardiol.* 42(5):869-72, 2003.

SESSO, H.D., PAFFENBARGER, R.S., LEE, I.M. "Physical Activity and Coronary Heart Disease in Men: The Harvard Alumni Health Study." *Circulation*. 102:975-80, 2000.

SULLIVAN, M.J., HIGGINBOTHA, M.B., COBB, F.R. "Exercise Training in Patients with Severe Left Ventricular Dysfunction: Hemodynamic and Metabolic Effects." *Circulation*. 78:506-514, 1988.

TANASESCU, M., LEITZMANN, M.F., RIMM, E.B. *et al.* "Exercise Type and Intensity in Relation to Coronary Heart Disease in Men." *JAMA*. 288: 1994-2000, outubro de 2002.

THOMAS, R.J., MILLER, N.H., LAMENDOLA, C. *et al.* "National Survey on Gender Differences in Cardiac Rehabilitation Programs: Patient Characteristics and Enrollement Patterns." *J. Cardiopulm Rehabil.* 16:402-12, 1996.

Vigitel Brasil 2008: vigilância de fatores de risco e proteção para doenças crônicas por inquérito telefônico/Ministério da Saúde, Secretaria de Vigilância em Saúde, Secretaria de Gestão Estratégica e Participativa. – Brasília: Ministério da Saúde, 2009.112 p.

WALTHER, C., MÖBIUS-WINKLER, S., LINKE, A. *et al.* "Regular Exercise Training Compared with Percutaneous Intervention Leads to a Reduction of Inflammatory Markers and Cardiovascular Events in Patients with Coronary Artery Disease." *Eur. J. Cardiovasc. Prev. Rehabil.* 15(1):107-12, fevereiro de 2008.

WENGER, N.K., FROEHLICHER, E.S., SMITH, L.K. *et al.* "Cardiac Rehabilitation: Clinical Practice Guidelines." Rockville, Md. Agency for Health Care Policy and Research and the National Heart, Lung, and Blood Institute, 1995 (AHCPR publication 96-0672).

WISLOFF, U., STOYLEN, A., LOENNECHEN, J.P. *et al.* "Superior Cardiovascular Effect of Aerobic Interval Training *versus* Moderate Continuous Training in Heart Failure Patients: a Randomized Study." *Circulation*. 115:3086-3094, 2007.

CAPÍTULO 9

Atividade física para o idoso

SANDRA MARCELA MAHECHA MATSUDO

Nível de atividade física e envelhecimento

As mudanças demográficas do último século, que têm atingido tanto os países desenvolvidos como os em desenvolvimento, têm alterado de forma importante as formas de promoção de saúde e as políticas públicas para atender a uma população que cada vez vive mais. O ganho de quase 30 anos na expectativa de vida em alguns continentes é, sem dúvida, um dos mais marcantes fenômenos na população nos últimos tempos. De acordo com essas expectativas, estima-se que, em alguns países da Europa, três quartos dos bebês consigam sobreviver até os 75 anos e que muitos dos nascidos no ano 2000 nesses países celebrarão seu 100º aniversário. Um dos efeitos do processo do envelhecimento no ser humano é a diminuição do nível de atividade física (AF). A partir dos estudos feitos em animais, parece existir um componente biológico importante na diminuição do nível de AF com a idade que atinge até 50% de declínio. Nos seres humanos já começa a ser verificada uma diminuição no nível de AF desde os 13 e 18 anos, especialmente pela diminuição dos esportes não organizados e da prática da atividade física vigorosa. A hipótese biológica formulada para explicar o declínio do nível de atividade física com a idade cronológica seria atribuída à dopamina, que age sobre algumas áreas específicas do cérebro e está relacionada com a motivação para a locomoção. Mas, além do fator biológico, outros componentes, como variáveis psicológicas, sociais e do ambiente físico, estão relacionados ao nível de atividade física.

Com a idade, existe também um declínio no gasto energético total resultante de diminuição na taxa metabólica de repouso, em decorrência da AF e do efeito térmico dos alimentos. Alguns trabalhos têm verificado os efeitos da composição corporal e do nível da AF na limitação funcional de idosos, encontrando que uma unidade de ganho na relação massa magra/massa gorda reduziu a limitação funcional relatada por mulheres em 65,5%. A análise dos dados americanos realizada por Caspersen *et al.* (2000) evidenciou que, da adolescência à idade adulta jovem, a atividade vigorosa regular e os exercícios resistidos diminuem de forma consistente dos 12 até os 21 anos nos dois sexos. Na meia-idade (de 30 a 64 anos), há uma relativa estabilidade dos valores. Após os 65 anos, foi observada uma estabilização do padrão de atividade física ou mesmo uma melhora nos níveis, em geral seguida por uma queda no período final da vida. O resultado mais preocupante é o declínio das atividades de fortalecimento muscular e de flexibilidade com a idade. Análise similar com dados de moradores na Arábia Saudita reportou um aumento na prevalência de indivíduos sedentários com a idade e um declínio na porcentagem de adultos suficientemente ativos no grupo de 15 a 44 anos para o de 60 a 78 anos.

Dados do estado de São Paulo evidenciaram que o nível de sedentarismo se manteve constante (5,4% a 9,6%) nos grupos de 15 a 29, 30 a 49, 50 a 69 e mais de 70 anos. Já na porcentagem de indivíduos muito ativos, o grupo mais jovem (15 a 29 anos) teve uma porcentagem maior nessa classificação do que o grupo dos maiores de 50 a 69 anos, como também do grupo com mais 70 anos, em que nenhum indivíduo foi classificado nesse nível, o que permitiu concluir que o envolvimento com a prática regular de AF vigorosa diminui de forma significativa com o passar da idade.

Nos dados do Projeto Longitudinal de Envelhecimento e Aptidão Física de São Caetano do Sul coordenado pelo CELAFISCS (MATSUDO *et al.*, 2002), ao comparar a evolução do perfil antropométrico de mulheres ativas no período de um ano de acordo com a idade cronológica, não foram encontradas diferenças estatisticamente significantes nessas variáveis no período de um ano em nenhum dos três grupos de idade cronológica, sugerindo que mulheres envolvidas regularmente em atividade física mantêm o perfil antropométrico estável durante o processo de envelhecimento independentemente da idade cronológica.

Ao verificarem a evolução de nível de atividade física das pessoas com mais de 50 anos, Matsudo *et al.* (2006) observaram que a prevalência de pessoas ativas aumentou 61% aproximadamente, enquanto a de irregularmente ativas diminuiu 60,0%. Os dados sugeriram que a intervenção de um programa de atividade física como o Agita São Paulo pode contribuir para aumentar o nível de AF da população acima de 50 anos.

Efeitos benéficos da atividade física no envelhecimento

Alguns dos efeitos benéficos da atividade física no processo de envelhecimento têm sido amplamente estudados nas últimas duas décadas, incluindo a relação entre o nível de AF e a capacidade funcional e outros parâmetros de saúde, conforme mostra a tabela a seguir:

Tabela 9.1 Efeitos benéficos da atividade física na saúde durante o processo de envelhecimento

Antropométricos	1. Controle ou diminuição da gordura corporal. 2. Manutenção ou incremento da massa muscular, força muscular e da densidade mineral óssea. 3. Fortalecimento do tecido conetivo. 4. Melhora da flexibilidade.
Fisiológicos	1. Aumento do volume de sangue circulante, da resistência física entre 10% e 30% e da ventilação pulmonar. 2. Diminuição da frequência cardíaca em repouso e no trabalho submáxima e da pressão arterial. 3. Melhora nos níveis de HDL e diminuição dos níveis de triglicérides, colesterol total e LDL, dos níveis de glicose sanguínea contribuindo na prevenção e controle do diabetes; nos parâmetros do sistema imunológico sendo associado a menor risco de alguns tipos de câncer (colo, mama e útero). 4. Diminuição de marcadores anti-inflamatórios associados às doenças crônicas não transmissíveis. 5. Diminuição do risco de doença cardiovascular, acidente vascular cerebral tromboembólico, hipertensão, diabetes tipo 2, osteoporose, obesidade, câncer de colo e câncer de útero.
Cognitivos e psicossociais	1. Melhora do autoconceito, autoestima, imagem corporal, estado de humor, tensão muscular e insônia. 2. Prevenção ou retardo do declínio das funções cognitivas (memória, atenção). 3. Diminuição do risco de depressão. 4. Diminuição do estresse, ansiedade e depressão, consumo de medicamentos e incremento na socialização e na qualidade de vida.
Quedas	1. Redução de risco de quedas e lesão pela queda. 2. Aumento da força muscular dos membros inferiores e coluna vertebral. 3. Melhora do tempo de reação, sinergia motora das reações posturais, velocidade de andar, mobilidade e flexibilidade.
Terapêuticos	1. Efetivos no tratamento de doença coronariana, hipertensão, enfermidade vascular periférica, diabetes tipo 2, obesidade, colesterol elevado, osteoartrite, claudicação e doença pulmonar obstrutiva crônica. 2. Efetivos no manejo de distúrbios de ansiedade e depressão, demência, dor, insuficiência cardíaca congestiva crônica, síncope, acidente vascular cerebral, profilaxia de tromboembolismo venoso, dor lombar e constipação.

Atividade física e mortalidade

Várias pesquisas vêm analisando nos últimos anos a relação entre a inatividade física, o exercício e a longevidade. Na análise longitudinal de 12 anos com 3.206 homens e mulheres maiores de 65 anos, os indivíduos que eram fisicamente ativos ocasionalmente tiveram um risco de mortalidade para todas as causas 28% menor do que os fisicamente inativos. O risco de quem fazia atividade física uma ou mais vezes por semana foi 40% menor em relação aos sedentários, ressaltando que mesmo a atividade física irregular está associada à diminuição do risco de morte em idosos. Com medidas mais objetivas do nível de atividade física, Manini *et al.* (2006), medindo o gasto energético com água duplamente marcada em 302 idosos, acompanhados por seis anos, encontraram uma mortalidade de 67% menor nos indivíduos mais fisicamente ativos.

Seguindo essa linha de pesquisa, Inoue *et al.* (2006), analisando em indivíduos acima de 65 anos o nível de atividade física e o risco de mortalidade em cinco anos, encontraram uma associação significante entre essas variáveis, verificando que os sujeitos que não relataram atividade física em casa tiveram risco de mortalidade quase duas vezes maior (1,7-2,1) do que os envolvidos nesse tipo de atividade mesmo quando corrigido por outras variáveis, como idade, sexo e incapacidade funcional.

Da mesma forma, foi encontrado que o nível de condicionamento físico em idosos é um fator preditor de mortalidade independentemente da adiposidade abdominal ou total.

Em estudo similar com mais de mil idosos, foi observado que o risco de morte diminuiu 11% e o risco de incapacidade na realização de atividades da vida diária diminuiu 7% para cada hora adicional de AF por semana. Pesquisa com sujeitos acima de 65 anos mostrou que os idosos engajados em altos níveis de AF na idade adulta tiveram melhor desempenho nos testes físicos e funcionais do que os menos ativos. Da mesma forma, a falha para completar o teste de caminhada de 400m foi significativamente menor entre os mais ativos no passado, mostrando que o nível de AF no adulto de maior idade pode predizer melhor mobilidade no idoso. Em levantamento feito nos Estados Unidos, foi verificado que os adultos maiores de 65 anos com algum tipo de incapacidade física tinham menos envolvimento com o nível de AF recomendada semanalmente (15%) do que aqueles que não tinham incapacidade (26%).

O risco de doença de Parkinson, que afeta de forma importante a capacidade funcional, também tem sido associado à AF. Estudo com mais de 125 mil pessoas mostrou que a AF na idade adulta jovem foi inversamente relacionada com o risco de Parkinson (60% menos risco nos homens que realizavam atividade física vigorosa mais de 10 meses por ano).

Um dos dados mais intrigantes da relação da AF e longevidade veio recentemente da evidência de que o estilo de vida sedentário tem um efeito no comprimento dos telômeros dos leucócitos e, portanto, pode acelerar o processo de envelhecimento.

Com base em todos os dados expostos anteriormente podemos inferir que as evidências epidemiológicas disponíveis sugerem fortemente uma associação inversa entre AF e mortalidade. Dessa forma, os dados apoiam a necessidade do estímulo da AF regular especialmente após os 50 anos, visto que é a manutenção da AF regular ou a mudança para um estilo de vida ativo que tem um impacto real na saúde e na longevidade.

Atividade física na saúde mental e cognitiva

As evidências mais recentes destacam o impacto positivo da AF regular em aspectos cognitivos, na saúde mental e no bem-estar geral do indivíduo durante o processo de envelhecimento. Alguns destacam o efeito da AF, mais especificamente da caminhada, na diminuição do risco de demência vascular, entre outros, assim como a existência de menor declínio cognitivo naqueles com hábitos saudáveis.

Desde o início da década de 2000, pesquisadores vêm analisando a relação entre exercício e função cognitiva em modelos animais e em humanos, destacando que o exercício pode elevar o fator neutrófico derivado do cérebro (BDNT – *brain-derived neurothrophic factor*) e outros fatores de crescimento, estimular a neurogênese, mobilizar a expressão de genes que beneficiam o processo de plasticidade cerebral, aumentar a resistência do cérebro ao dano, melhorar a aprendizagem e o desempenho mental. Alguns estudos experimentais demostraram o efeito do exercício na regeneração axonal de neurônios e na indução de neurogênese.

O efeito de treinamento de força muscular na cognição de idosos também tem sido analisado por alguns autores. Os achados destacam a relação entre a perda de força muscular e o risco de demência e, por outro lado, o impacto positivo do aumento de força muscular na memória e nas funções cognitivas (memória de curto e longo prazos, inteligência, concentração, atenção). Alguns autores analisaram o efeito do exercício nos níveis de BDNF, encontrando aumento nos níveis com o exercício agudo, mas sem efeito algum com o treinamento de resistência. Outros destacam o efeito benéfico de um programa de AF na capacidade funcional de indivíduos com doença de Alzheimer.

Os efeitos agudos do exercício nos aspectos cognitivos também têm sido analisados mostrando que o processo cognitivo é afetado de forma diferente pelo exercício agudo. O tempo de reação e os ajustes do controle cognitivo mostraram ser mais rápidos quando a tarefa cognitiva foi realizada simultaneamente com o exercício. Da mesma forma, o exercício parece ter um efeito benéfico nas funções executivas de idosos com diagnóstico de doença de Parkinson.

De acordo com as revisões realizadas por Liu-Ambrose *et al.* (2009 e 2010) e Erickson & Kramer (2009) sobre os efeitos do exercício aeróbico e de resistência na cognição de idosos adultos, vários mecanismos estão envolvidos na melhora dos aspectos cognitivos e da saúde mental do indivíduo, resumidos na Tabela 9.2.

Tabela 9.2 Mecanismos fisiológicos associados às mudanças cognitivas com atividade física aeróbicas e exercícios resistência

Atividades físicas aeróbicas	
Cascadas molecular e celular	Suportam e mantêm a plasticidade cerebral Fortalecem estrutura neuronal Facilitam transmissão sináptica Preparam o cérebro para codificar informação do ambiente Proteção cerebral ao dano
Induz expressão de genes	Promovem vascularização cerebral e neurogênese Mudanças funcionais na estrutura neuronal Resistência a lesão
Efeitos no hipocampo	Melhora da memória e aprendizagem
Aumento de fatores de crescimento	***VEGF*** – fator crescimento endotelial vascular – associado a neurogênese na região subventricular e gyrus dentado ***bFCF*** – fator crescimento básico do fibroblasto ***BDNF*** – fator neurotrófico derivado do cérebro
Aumento de serotonina	
Aumento de células precursoras de neurônios do hipocampo	
Exercícios com peso/resistência	
Diminuição da homeocisteína	Alteração do desempenho cognitivo Menor risco de doença de Alzheimer Menor número de lesões da massa branca cerebral
Aumento de IGF-1 (fator insulínico de crescimento do tipo 1)	Crescimento neuronal Diferenciação e sobrevivência de neurônios Melhor desempenho cognitivo

Para alguns autores, a neurogênese do hipocampo é mais um evento qualitativo do que quantitativo e é um claro exemplo da plasticidade celular. A atividade física, especialmente a realizada em longos períodos de tempo, pode indicar para o cérebro um aumento na chance de experiências ricas em complexidade, que provavelmente beneficiem mais novos neurônios. Dessa forma, os autores consideram que a atividade física não é isoladamente benéfica para o cérebro, mas sim no contexto dos desafios cognitivos que ela impõe.

O envelhecimento do músculo esquelético

Na idade avançada, a obesidade e a menor força muscular, termo conhecido como *obesidade sarcopênica,* estão associadas não unicamente à limitação funcional, mas também ao aumento da mortalidade. Dentre os vários mecanismos associados à perda da força muscular com o envelhecimento, mais recentemente tem sido destacado o papel das alterações da mitocôndria da fibra muscular nesse processo. De acordo com a proposta de alguns autores, o desuso crônico leva a um aumento na suscetibilidade da mitocôndria à apoptose, o que resultaria numa elevada taxa de atrofia muscular. Com esse mecanismo é possivel sugerir que o exercício pode reduzir a morte celular mediada pela mitocôndria. O envelhecimento está associado à diminuição na capacidade oxidativa do músculo, e a inatividade física contribui também para esse efeito negativo. Há um efeito deletério importante na diminuição da síntese de proteínas mitocondriais, alteração da remoção de proteínas mitocondriais com dano oxidativo e redução da autofagia mitocondrial.

A atividade contrátil ou o exercício podem servir como intervenção terapêutica para combater o início dos eventos apoptóticos que acontecem durante a sarcopenia induzida pela idade, doenças musculares ou desuso crônico muscular. Efeitos mediados pelas adaptações acontecem dentro da mitocôndria, levando à redução na liberação de proteínas proapoptóticas e atenuação na produção das susbstâncias reativas ao oxigênio (ROS) dentro da mitocôndria. Também têm sido evidenciados efeitos benéficos da atividade física na função da mitocôndria medida pelo aumento de atividade das enzimas mitocondriais e da taxa de síntese de ATP.

Outro aspecto interessante em relação ao músculo durante o processo de envelhecimento está relacionado com a fadiga muscular. De acordo com as últimas evidências, a combinação de diminuição na taxa de descarga de unidades motoras, propriedades de contração muscular mais lentas e uma maior dependência do metabolismo oxidativo sugere que o músculo idoso estaria mais adaptado a resistir à fadiga do que o músculo mais jovem.

Recomendação de atividade física

A recomendação de atividade física para a saúde durante o processo de envelhecimento ou para o idoso segue as mesmas linhas de recomendação para a população geral, como a proposta de 1995 dos Centers for Disease Control (CDC) e do American College of Sports Medicine (ACSM), além da American Heart Association (AHA). De acordo com o posicionamento oficial do ACSM de AF para o idoso e da American Heart Association sobre a recomendação de AF e saúde pública no idoso, são enfatizados aspectos-chave para a promoção de um envelhecimento saudável que atendem às necessidades, resumidos a seguir.

1. Atividades aeróbicas: para a promoção e manutenção da saúde o idoso deve realizar atividades aeróbicas de intensidade moderada (5 a 6 em uma escala de percepção de esforço de 0 a 10) por pelo menos 30 minutos diários em cinco ou sete dias da semana ou atividade vigorosa (7 a 8 na escala de 10 pontos) por pelo menos 20 minutos ao dia em três dias da semana. Dependendo do nível de atividade física inicial e do condicionamento, o sujeito pode realizar atividades de alto ou baixo impacto. São sugeridas atividades que não representem excessivo estresse nas articulações, sendo recomendadas atividades na água ou pedalar para aqueles com intolerância a atividades que sustentem o próprio peso corporal.

A última recomendação do ACSM enfatiza que as atividades de intensidade moderada devem ser acumuladas por pelo menos 30 minutos ou até 60 minutos ao dia (para um benefício maior), em sessões de pelo menos 10 minutos cada totalizando de 150 a 300 minutos/semana. Para as atividades vigorosas, a recomendação é de pelo menos 20 a 30 minutos/dia, com total de 75 a 150 minutos/semana.

2. Exercícios resistidos: ou exercícios com pesos. Os exercícios devem ser progressivos e realizados em uma a três séries de 8 a 12 repetições, de 8 a 10 exercícios que trabalhem os grandes grupos musculares, pelo menos dois dias na semana. Na escala de esforço de 0 a 10, a intensidade deve ser entre moderada (5 a 6) e vigorosa (7 a 8).

3. Flexibilidade: atividades de pelo menos 10 minutos com o maior número de grupos de músculos e tendões, por 10 a 30 segundos; em três a quatro repetições de cada movimento estático, todos os dias de atividades aeróbicas e de fortalecimento. Devem ser realizados pelo menos dois dias na semana em uma intensidade de 5 a 6 (na escala de 0 a 10).

4. Equilíbrio: exercícios de equilíbrio três vezes por semana com alterações no centro de gravidade e do sistema audiovisual. Os exercícios de equilíbrio estão especialmente indicados para aqueles que caem com frequência ou que possuem problemas de mobilidade. Apesar de não existirem evidências tão claras sobre a frequência e a duração específicas desse tipo de atividade, as guias do ACSM recomendam atividades que sigam estes critérios:

a) Posturas que dificultem progressivamente e que aos poucos reduzam a base de apoio (por exemplo, ficar em pé com os dois pés afastados, juntos até ficar em pé numa perna só).
b) Movimentos dinâmicos que alterem o centro de gravidade (por exemplo, caminhar em círculos ou com um pé na frente do outro).
c) Estresse nos grupos musculares da postura (por exemplo, ficar na ponta dos pés ou apoiado nos calcanhares).
d) Reduzir os impulsos sensórios (por exemplo, ficar em pé com os olhos fechados).

5. Mobilidade geral e postura: exercícios com bola, cadeiras, escadas, prateleiras, objetos e outros que permitam trabalhar as atividades da vida diária duas a três vezes por semana.

6. Massa óssea: a recomendação inclui atividades aeróbicas, de impacto e força muscular, realizadas pelo menos cinco dias da semana, de alta intensidade, com estímulo das áreas específicas, com movimentos rápidos, frequentes, em várias direções e com aumento periódico da carga por um tempo mínimo de seis meses. Alguns autores recomendam a pacientes que não têm problemas articulares a realização de 50 saltos por dia para adquirir mobilidade.

7. Cuidados e atenção: de acordo com o posicionamento oficial do ACSM (2009), a intensidade e a duração da atividade física devem ser baixas para adultos sem nenhum condicionamento físico, com limitações funcionais ou com condições crônicas que afetem sua habilidade para realizar tarefas físicas. A progressão da atividade deve ser individual e acertada de acordo com a tolerância e a preferência. As atividades com peso e/ou de equilíbrio podem ser necessárias antes das aeróbicas em pessoas frágeis. As atividades devem ser realizadas de acordo com a tolerância de cada indivíduo, mas sempre evitando o sedentarismo!

8. Promoção do estilo de vida ativo: A "chave do envelhecimento bem-sucedido" parece estar em garantir um estilo de vida ativo. Para tanto, os programas de promoção da atividade física na comunidade para indivíduos acima de 50 anos têm crescido em popularidade nos últimos anos. Considerando as novas propostas internacionais de atividade física como forma de promover saúde na população, surgiu o programa Agita São Paulo, que tem como objetivos: i) aumentar o nível de conhecimento da população sobre os benefícios da atividade física; e ii) aumentar o nível de atividade física da população do estado de São Paulo. Um dos focos principais do programa é a população da terceira idade, e a proposta de prescrição de atividade para essa população é realizar atividades físicas de intensidade moderada, por pelo menos 30 minutos por dia, na maior parte dos dias da semana, se possível todos, de forma contínua ou acumulada.

O mais importante desse novo conceito é que qualquer atividade da vida cotidiana é válida e que se enfatizam as atividades físicas moderadas que podem ser realizadas de forma contínua ou intervalada, ou seja, o importante é acumular durante o dia pelo menos 30 minutos de atividade em três sessões de 10 minutos ou duas sessões de 15 minutos. Nesse novo conceito de vida ativa as atividades físicas realizadas no lar (varrer, rastelar, limpar vidros, lavar o carro), no trabalho (a caminhada como meio de transporte para ir ou voltar do trabalho, estacionar o carro mais longe, incluir 10 minutos de caminhada no horário de almoço, subir escadas) e no tempo livre (caminhar, nadar, jogar bola, praticar esportes ou simplesmente dançar) são as que garantem uma vida ativa e saudável quando o objetivo é a promoção de saúde com a prática regular da atividade física

Como aumentar a atividade física sem gastar tempo do dia de trabalho:

1. Prefira usar as escadas em vez do elevador.
2. Evite ficar muito tempo sentado: atenda o telefone mais longe ou fale ao telefone andando.
3. Aproveite seu horário de almoço para dar uma caminhada ou escolha um local para comer um pouco mais longe.
4. Se tiver carro, estacione-o um pouco mais longe do seu destino.
5. Desça do trem, ônibus ou metrô, *se possível*, uma ou duas estações antes ou depois.
6. Deixe uma roupa no local de trabalho para fazer alguma atividade no horário do almoço ou após a jornada de trabalho antes de ir para casa.
7. Ande ou pedale para ir ao trabalho.
8. Caminhe em vez de usar o carro para ir ao banco, à padaria, ao correio, ao shopping.
9. Faça exercícios de alongamento, compensação e não se esqueça de manter a postura.

Em casa:

1. Mesmo quando voltar do trabalho e se sentir cansado, tente caminhar ou pedalar, você ficará surpreso com como sendo *mais ativo* você terá *mais energia e disposição.*

2. Levante-se da cadeira e mude manualmente os canais de TV.
3. Se você tem carro, lave-o você mesmo.
4. Dance com alguém ou mesmo sozinho.

Como se tornar mais ativo em uma idade mais avançada:

1. Prefira usar as escadas em vez do elevador.
2. Estacione o carro um pouco mais longe do destino.
3. Desça do trem, ônibus ou metrô uma ou duas estações antes.
4. Caminhe em vez de usar o carro para ir ao banco, à padaria, ao correio, ao shopping.
5. Cuide você mesmo da sua casa e do jardim.
6. Se você tem carro, lave-o você mesmo.
7. Saia para dançar, ou dance em casa, mesmo sozinho.
8. Levante-se da cadeira e mude manualmente os canais de TV.
9. Faça você mesmo as compras do supermercado ou da feira.
10. Aproveite as filas nos bancos ou no correio para fortalecer os músculos do abdômen e das pernas.
11. Procure realizar atividades em conjunto com amigos, familiares ou centros de encontro; assim você terá mais prazer em ser ativo.
12. Não se esqueça de dançar – uma boa noite de dança gasta tanta energia quanto uma sessão de exercício.
13. Não se esqueça de que atividades como natação, hidroginástica, exercícios em cadeiras, ioga, tai chi chuan, assim como exercícios de fortalecimento muscular, são atividades que também podem ser realizadas.

É importante ressaltar, no entanto, que mesmo a mensagem de "pelo menos 30 minutos de atividade física por dia" precisa ser flexível considerando as doenças crônicas e o comprometimento da função física presentes em muitos dos indivíduos maiores de 50 anos. A melhor estratégia de adoção de um estilo de vida ativo nessa etapa da vida é encorajar os adultos a integrarem a atividade física na vida diária e, dessa forma, se sentirem pessoas ativas e independentes, pois acreditamos que não há nada mais importante nesse processo de envelhecimento do que manter a autonomia e independência funcional.

Conclusão

A atividade física regular e a adoção de um estilo de vida fisicamente ativo são necessários para a promoção da saúde e qualidade de vida durante toda a vida e, em especial, durante o processo de envelhecimento. A atividade física deve ser estimulada em qualquer etapa da vida, mesmo iniciando após os 50 anos, como forma de prevenir e controlar as doenças crônicas não transmissíveis que aparecem mais frequentemente durante a terceira idade e como forma de manter a independência funcional. As atividades que devem ser mais estimuladas são as aeróbicas de baixo impacto junto com os exercícios com pesos, para estimular a manutenção da força muscular dos membros superiores e inferiores, devendo ter prioridade no idoso.

Da mesma forma, o equilíbrio e os movimentos corporais totais devem fazer parte dos programas de atividade física na terceira idade. A atividade física regular e o estilo de vida ativo têm um papel fundamental na prevenção e controle das doenças crônicas não transmissíveis, especialmente aquelas que se constituem na principal causa de mortalidade: as doenças cardiovasculares, diabetes, obesidade e câncer. Além disso, a atividade física está associada também a uma melhor mobilidade, capacidade funcional e qualidade de vida durante o envelhecimento.

É importante enfatizar, no entanto, que, tão importantes quanto estimular a prática regular da atividade física aeróbica ou de fortalecimento muscular, as mudanças para a adoção de um estilo de vida ativo no dia a dia do indivíduo são parte fundamental de um envelhecer com saúde e qualidade. Vale lembrar que, em termos de atividade física e envelhecimento bem-sucedido, ***alguma coisa é melhor do que nada*** – assim não temos mais desculpas para não agitar!

Referências

ADHIHETTY, P.J., O'LEARY, M.F., HOOD, D.A. "Mitocondria in Skeletal Muscle: Adaptable Rheostats of Apoptotic Susceptibility". *Exerc.Sport Sci.Rev.* 36(3):116-121, 2008.

AL-HAZZAA, H.M. "Health-Enhancing Physical Activity among Saudi Adults Using the International Physical Activity Questionnaire (IPAQ)". *Public Health Nutr.* 10(1):59-64, 2007.

American College of Sports Medicine. "ACSM Position Stand on Exercise and Physical Activity for Older Adults". *Med. Sci. Sports Exerc.* 30(6):992-1008, 1998.

American College of Sports Medicine. "ACSM Position Stand on Exercise and Physical Activity for Older Adults". *Med. Sic. Sports Exerc.* 41(7):1510-1530, 2009.

BAKER, L.D., FRANK, L., FOSTER-SCHUBERT, K. *et al.* "Effects of Aerobic Exercise on Mild Cognitive Impairment". *Arch. Neurol.* 2010;67(1):71-79.

BARNES, D.E., CAULEY, J.A., LUI, L.Y. *et al.* "Women Who Maintain Optimal Cognitive Function into Old Age". *J. Am. Geriatr. Soc.* 55(2):259-64, 2007.

BOYLE, P.A., BUCHMAN, A.S., WILSON, R.S. *et al.* "Physical Activity is Associated with Incident Disability in Community-Based Older Persons". *J. Am. Geriatr. Soc.* 55(2):195-201, 2007.

CASPERSEN, C.J., PEREIRA, M.A., CURRAN, K.M. "Changes in Physical Activity Patterns in the United States, by Sex and Cross-Sectional Age". *Med. Sci. Sports Exerc.* 32(9):1601-9, 2000.

CASSILHAS, R.C., VIANA, V.A., GRASSMANN, V. *et al.* "The Impact of Resistance Exercise on the Cognitive Function of the Elderly". *Med.Sci.Sports Exerc.* 39(8):1401-7, 2007.

CAWTHON, P.M., FINK, H.A., BARRRETT-CONNOR, E. *et al.* "Alcohol Use, Physical Performance, and Functional Limitations in Older Men". *J. Am. Geriatr. Soc.* 55(2):212-20, 2007.

CHEN, H., ZHANG, S.M., SCHWARZSCHILD, M.A. *et al.* "Physical Activity and the Risk of Parkinson Disease". *Neurology.* 64(4):664-9, 2005.

CHENG, S., TSAI, T., LII, Y., YU, S. *et al.* "The Effects of a 12-Week Walking Program on Community-Dwelling Older Adults". *Research Quarterly for Exercise and Sport.* 80(3):524-532, 2009.

CHERKAS, L.F., HUNKIN, J.L., KATO, B.S. *et al.* "The Association Between Physical Activity in Leisure Time and Leukocyte Telomere Length". *Arch. Intern. Med.* 168(2):154-8, 2008.

CHODZKO-ZAJKO, W.J., PROCTOR, D.P., FIATARONE SINGH, M. *et al.* "ACSM Position Stand on Exercise and Physical Activity for Older Adults". *Med. Sie. Sports Exerc.*

CHRISTENSEN, K., DOBLHAMMER, G., RAU, R., VAUPEl, J. "Ageing Populations: The Challenges Ahead". *Lancet.* 374:1196-208, 2009.

WERNER, C., FÜRSTER, T., WIDMANN, T., PÖSS, J. *et al.* "Circulating Leukocytes and in the Vessel Wall". *Circulation.* 120:2438-2447. 2009.

COTMAN, C.W. BERCHTOLD, N.C. "Exercise: A Behavioral Intervention to Enhance Brain Health and Plasticity". *Trends Neurosc.* 25(6):295-301, 2002.

DAVRANCHE, K., MCMORRIS, T. "Specific Effects of Acute Moderate Exercise on Cognitive Control". *Brain and Cognition.* 69:565-570, 2009.

DECHAMPS, A., DIOLEZ, P., THIAUDIÉRE, E., TULON, A. *et al.* "Effects of Exercise Programs to Prevent Decline in Health-Related Quality of Life in Highly Reconditioned Institutionalized Elderly Persons". *Arch. Intern. Med.* 170(2):162-169, 2010.

DESLANDES, A., MORAES, H., FERREIRA, C., VEIGA, H. *et al.*. "Exercise and Mental Healh: Many Reasons to Move". *Neuropsychobiology.* 59:191-198, 2009.

DUMURGIER, J., ELBAZ, A., DUCIMETIERE, P., TAVERNIER, B. *et al.* "Slow Walking Speed and Cardiovascular Death in Well Functioning Older Adults: Prospective Cohort Study". *BMJ.* 339:1-7, 2009.

DUNSTAN, D.W., BARR, E.L., HEALY, G.N., SALMON, J. *et al.* "Television Viewing Time and Mortality". *Circulation.* 121:384-391, 2010.

ERICKSON, K.I., KRAMER, A.F. "Aerobic Exercise Effects on Cognitive and Neural Plasticity in Older Adults". *Br. J. Sports Med.* 43:25-27, 2009.

ETGEN, T., SANDER, D., HUNGTGEBURTH, U., POPPERT, H. *et al.* "Physical Activity and Incident Cognitive Impairment in Elderly Persons". *Arch. Intern. Med.* 170(2):186-193, 2010.

FABEL, K., & KEMPERMANN, G. "Physical Activity and the Regulation of Neurogenesis in the Adult and Aging Brain". *Neuromol. Med.* 10:59-66, 2008.

FERRIS, L.T., WILLIAMS, J.S., SHEN, C.L. "The Effect to Acute Exercise on Serum Brain-Derived Neurotrophic Factor Levels and Cognitive Function". *Med. Sci. Sports Exerc.* 39 (4):728-34, 2007.

GALPER, D.I., TRIVEDI, M.H., BARLOW, C.E. *et al.* "Inverse Association between Physical Inactivity and Mental Health in Men and Women". *Med. Sci. Sports Exerc.* 38(1):173-8, 2006.

GEDA, Y., ROBERTS, R., CHRISTIANSON, T.J. *et al.* "Physical Exercise, Aging, and Mild Cognitive Impairment". *Arch. Neurol.* 67(1): 80-86, 2010.

HAIGHT, T., TGAER, I., STERNFELD, B. *et al.* "Effects of Body Composition and Leisure-Time Physical Activity on Transitions in Physical Functioning in the Elderly". *Am. J. Epidemiol.* 162(7):607-17, 2005.

HASKELL, W.L., LEE, I-M., PATE, R.R. *et al.* "Physical Activity and Public Health". Updated Recommendation for Adults From the American College of Sports Medicine and the American Heart Association Circulation. 2007; doi:10.1161/CIRCULATIONAHA.107.185649.

HEPPLE, R.T. "Why Eating Less Kept Mitochrondria Working in Aged Skeletal Muscle". *Exerc. Sport Sci. Rev.* 37(1):23-28, 2009.

HWANG, R. & MARWICK, T. "Efficacy of Home-Based Exercise Programmes for People with Chronic Heart Failure: A Meta-Analysis". *Eur. J. Cardiovasc. Prev. Rehabil.* 2009.

INGRAM, D.K. "Age-Related Decline in Physical Activity: Generalization to Nonhumans". *Med. Sci. Sports Exerc.* 32(9):1623-9, 2000.

INOUE, K., SHONO, T., MATSUMOTO, M. "Absence of Outdoor Activity and Mortality Risk in Older Adults Living at Home". *JAPA.* 14(2):203-11, 2006.

IWAMOTO, J., SUZUKI, H., TANAKA, K., KUMAKUBO, T. *et al.* "Preventative Effect of Exercise Against Falls in the Elderly: A Randomized Controlled Trial". *Osteoporos Int.* 20:1233-1240, 2009.

KARINKANTA, S., HEINONEN, A., SIEVÄNEN, H., UUSI-RASI, K. *et al.* "A Multi-Component Exercise Regimen to Prevent Functional Decline and Bone Fragility in Home-Dwelling Elderly Women: Randomized, Controlled Trial". *Osteoporos Int.* 18:453-462, 2007.

KEMMLER, W., STENGEL, S., ENGELKE, K. *et al.* "Exercise Effects on Bone Mineral Density, Falls, Coronary Risk Factors, and Health Care Costs in Older Women". *Arch. Intern. Med.* 170(2):179-185, 2010.

KENT-BRAUN, J.A. "Skeletal Muscle Fatigue in Old Age: Whose Advantage?" *Exerc.Sport Sci. Rev.* 37(1):3-9, 2009.

LACHMAN, M.E., NEUPERT, S.D., BERTRAND, R., JETTE, A.M. "The Effects of Strength Training on Memory in Older Adults". *J. Aging and Phy. Act.* 14(1):59-73, 2006.

LANZA, I.R., NAIR, K.S. "Muscle Mitochondrial Changes". *Am. J. Clin. Nutr.* 89:467S-71S, 2009.

LEMMER, J.T., IVEY, F.M., RYAN, A.S. *et al.* "Effect of Strength Training on Resting Metabolic Rate and Physical Activity: Age and Gender Comparisons". *Med. Sci. Sports Exerc.* 33(4):532-41, 2001.

LEVINGER, I., GOODMAN, C., MATTHEWS, V. *et al.* "BNDF, Metabolic Risk Factors, and Resistance Training in Middle-Aged Individuals". *Med. Sci. Sports Exerc.* 40(3):535-41, 2008.

LIU-AMBROSE, T., DONALDSON, M.G. "Exercise and Cognition in Older Adults: Is There a Role for Resistance Training Programmes?" *Br. J. Sports Med.* 43:25-27, 2009.

LIU-AMBROSE, T., NAGAMATSU, L., GRAF, P. *et al.* "Resistance Training and Executive Functions". *Arch. Intern. Med.* 170(2):170-178, 2010.

MALMBERG, J.J., MIILUNPALO, S.I., PASANEN, M.E. *et al.* "Associations of Leisure-Time Physical Activity with Mobility Difficulties Among Middle-Aged and Older Adults". *Journal of Aging and Physical Activity.* 14(2):133-53, 2006.

MANINI, T.M., EVERHART, J.E., PATEL, K.V. *et al.* "Daily Activity Energy Expenditure and Mortality Among Older Adults". *JAMA.* 296(2):171-9, 2006.

MARTYN, S.T., JAMES, M., CARROLL, S. "High-Intensity Resistance Training and Postmenopausal Bone Loss: A Meta-Analysis". *Osteoporos Int.* 2006; 17:1225-1240.

MATSUDO, S.M., BARROS NETO, T.L., MATSUDO, V.K.R. "Perfil antropométrico de mulheres maiores de 50 anos fisicamente ativas de acordo com a idade cronológica – evolução de 1 ano". *Rev. Bras. Cienc. e Mov.* 10(2):15-26, 2002.

MATSUDO, S.M., MATSUDO, V.K.R., ANDRADE, E.L. *et al.* "Evolution of Physical Activity Level of People Over 50-Years Old Involved in a Community Physical Activity Promotion Program". *Med. Sci. Sports Exer.* 38(5 Suppl):S305, 2006.

MATSUDO, S.M., MATSUDO, V.K.R., BARROS NETO, T.L. *et al.* "Efeitos benéficos da atividade física na aptidão física e saúde mental durante o processo de envelhecimento". *Rev. Bras. Ativ. Fis. Saude.* 5(2):60-76, 2000.

MATSUDO, S.M., MATSUDO, V.R., ARAÚJO, T. *et al.* "Nível de atividade física da população do estado de São Paulo: análise de acordo com gênero, idade, nível socioeconômico, distribuição geográfica e de conhecimento". *Rev. Bras. Cienc. e Mov.* 10(4):41-50, 2002.

MOLTENI, R., ZHENG, J.Q., GÓMEZ-PINILLA, F., TWISS, J.L. "Voluntary Exercise Increases Axonal Regeneration from Sensory Neurons". *Proc. Natl. Acad. Sci. USA.* 101(22):8473-8, 2004.

NELSON, M.E., REJESKI, W.J., BLAIR, S.N. *et al.* "Physical Activity and Public Health in Older Sdults: Recommendation from the American College of Sports Medicine and the American Heart Association". *Circulation.* 166(9):1094-105, 2007.

NICKLAS, B.J. & BRINKLEY, T. "Exercise Training as a Treatment for Chronic Inflammation in the Elderly". *Exerc. Sport Sci. Rev.* 37(4):165-170, 2009.

PATE, R.R., PRATT, M., BLAIR, S.N. *et al.* "Physical Activity and Public Health. A Recommendation from the Center for Disease Control and Prevention and the American College of Sports Medicine". *JAMA.* 273(5):402-7, 1995.

PATEL, K.V., COPPIN, A.K., MANINI, T.M. *et al.* "Midlife Physical Activity and Mobility in Older Age: The InCHIANTI Study". *Am. J. Prev. Med.* 31(3):217-24, 2006.

PEREIRA, A.C., HUDDLESTON, D.E., BRICKMAN, A.M. *et al.* "An in Vivo Correlate of Exercise-Induced Neurogenesis in the Adult Dentate Gyrus". *Proc. Natl. Acad. Sci. USA.* 104(13):5638-43, 2007.

RAVAGLIA, G., FORTI, P., LUCICESARE, A. *et al.* "Physical Activity and Dementia Risk in the Elderly. Findings from a Prospective Italian Study". *Neurology.* 2007, doi: 10.1212/01.wnl.0000296276.50595.86.

REJESKI, W.J. & BRAWLEY, L.R. "Functional Health: Innovations in Research on Physical Activity with Older Adults". *Med. Sci. Sports Exerc.* 38(1):93-9, 2006.

ROGERS, S.D. & JARROTT, S.E. "Cognitive Impairment and Effects on Upper Body Strength of Adults with Dementia". *JAPA.* 16(1):61-8, 2008.

ROLLAND, Y., PILLARD, F., KLAPOUSZCZAK, A. *et al.* "Exercise Program for Nursing Home Residents with Alzheimer's Disease: A 1-Year Randomized, Controlled Trial". *J. Am. Geriatric Soc.* 55(2):158-65, 2007.

SALLIS, J.F. "Age-Related Decline in Physical Activity: A Synthesis of Human and Animal Studies". *Med. Sci. Sports Exerc.* 32(9):1598-600, 2000.

SHUMWAY-COOK, A., GURALNIK, J.M., PHILLIPS, C.L. *et al.* "Age-Associated Declines in Complex Walking Task Performance: The Walking InCHIANTI Toolkit". *J. Am. Geriatr. Soc.* 55(1):58-65, 2007.

STENHOLM, S., HARRIS, T.B., RANTANEN, T. *et al.* "Sarcopenic Obesity: Definition, Cause and Consequences". *Curr. Opin. Clin. Nutr. Metab. Care.* 11:693-700, 2008.

STESSMAN, J., HAMMERMAN-ROZENBERG, R., COHEN, A. *et al.* "Physical Activity, Function, and Longevity Among the Very Old". *Arch. Intern. Med.* 169(16):1476-1483, 2010.

SUI, X., LAMONTE, M.J., LADIKA, J.N. *et al.* "Cardiorespiratory Fitness and Adiposity as Mortality Predictors in Older Adults". *JAMA.* 298(21):2507-16, 2007.

SUN, Q., TOWNSEND, M., OKEREKE, O. *et al.* "Physical Activity at Midlife in Relation to Successful Survival in Women at Age 70 Years or Older". *Arch. Intern. Med.* 170(2):194-201, 2010.

SUNDQUIST, K., QVIST, J., SUNDQUIST, J., JOHANSSON, S.E. "Frequent and Occasional Physical Activity in the Elderly: A 12-Year Follow-up Study of Mortality". *Am. J. Prev. Med.* 27(1):22-7, 2004.

TANAKA, K., QUADROS, J.R., A.C., SANTOS, R.F. *et al.* "Benefits of Physical Exercise on Executive Functions in Older People with Parkinson's Disease". *Brain and Cognition.* 69:435-441, 2009.

WERNER, C., FÜRSTER, D., WIDMANN, T. PÖSS, J. *et al.* "Physical Exercise Prevents Cellular Senescence in Circulating Leukocytes and in the Vessel Wall". *Circulation.* 15;120(24):2438-47, 2009.

WILLIAMS, M.A., HASKELL, W.L., ADES, P.A., AMSTERDAM, E.A. *et al.* "Resistance Exercise in Individuals with and Without Cardiovascular Disease: 2007 Update: a Scientific Statement from the American Heart Association Council on Clinical Cardiology and Council on Nutrition, Physical Activity, and Metabolism". *Circulation.* 116(5):572-84, 2007.

www.agitasp.org.br

www.seniorfit.com.br

CAPÍTULO 10

Atividade física na infância e adolescência

MARKUS V. NAHAS, KELLY SAMARA DA SILVA E LEANDRO MARTIN T. GARCIA

Introdução

A prática de atividades físicas representa uma das características do estilo de vida de maior impacto na saúde de indivíduos e comunidades, em todas as faixas etárias. Isso fica evidente nos inúmeros documentos divulgados por instituições científicas internacionais (como a Organização Mundial da Saúde – OMS) e Ministérios da Saúde de muitos países, inclusive do Brasil, que destacam o papel de um estilo de vida ativo e da alimentação saudável na promoção da saúde e na prevenção das DCNT (doenças crônicas não transmissíveis).[1 a 3]

Os investimentos na promoção de estilos de vida mais ativos ocorrem, também, em função da crescente prevalência de excesso de peso corporal na população mundial, independentemente do grau de desenvolvimento das nações. No Brasil, dados do Ministério da Saúde indicam que praticamente um em cada dois adultos tem excesso de peso e que as pessoas obesas já chegam a 13% da população.[4] O mais preocupante é que as gerações mais novas apresentam indicadores de ganho de peso que podem comprometer seriamente a saúde da população nas próximas décadas.[5]

Ao mesmo tempo em que se acumulam evidências de associação da atividade física com a saúde, observa-se uma diminuição das oportunidades na vida das pessoas para que iniciem e mantenham uma prática regular de exercícios ou esportes. Isso é particularmente preocupante na infância e na adolescência, com a vertiginosa redução das práticas espontâneas de jogos e esportes no tempo livre, por motivos como a falta de espaços e instalações, a insegurança fora dos lares e a concorrência muito forte das opções de lazer virtuais, geralmente sedentárias (jogos eletrônicos, internet e televisão).[6,7]

Para efeitos didáticos e de estudos sobre o desenvolvimento humano, pode-se classificar o período de vida de uma pessoa em fases mais ou menos definidas, intercaladas por transições nem sempre fáceis de caracterizar. A infância e a adolescência representam as faixas iniciais dessa estratificação, seguidas pela idade adulta e pela fase de envelhecimento mais definido, a partir da sexta década de vida (terceira idade).

Segundo a OMS, a adolescência compreende a faixa etária dos 10 aos 19 anos, sendo a infância o período da primeira década de vida.[8] Naturalmente, o desenvolvimento não se dá de forma padrão, e os processos de crescimento e maturação variam, às vezes de forma muito significativa, de um indivíduo para outro. Isso é particularmente observável na primeira fase da adolescência (10 a 14 anos), quando o tamanho corporal e o grau de maturidade dos jovens podem diferir enormemente em função de características genéticas, ambientais ou da interação desses fatores.[9]

O expressivo aumento na expectativa média de vida das populações, aliado às marcantes transformações sociais nas décadas mais recentes, modificaram significativamente a estratificação etária tradicional ao longo do desenvolvimento humano. Em particular, observa-se uma chegada antecipada (e uma partida tardia) à adolescência. Não faz muito tempo, a expectativa média de vida do brasileiro ficava próxima dos 50 anos, e a necessidade fazia com que a transição da adolescência para a idade adulta fosse antecipada. A infância, no entanto, era bem caracterizada e representava um período em que a natural necessidade de movimentação corporal era adequadamente atendida pelos jogos e brincadeiras ao ar livre, e pelo deslocamento ativo, sem a concorrência dos jogos eletrônicos nem os riscos da violência que permeiam a maioria dos ambientes urbanos atuais.

A adolescência, mais que uma mera transição entre a infância e a vida adulta, apresenta características biológicas, psicológicas e sociais próprias do período. Alguns autores consideram essa fase da vida como um período com riscos específicos e grandes desafios no tocante ao tratamento de doenças e promoção da saúde.[9]

Com essas questões em mente, este capítulo tem por objetivo mostrar evidências do papel da atividade física no desenvolvimento de crianças e adolescentes e destacar as recomendações sobre a prática de atividades físicas nessa fase da vida, concentrando-se no período escolar formal, ou seja, os ensinos fundamental e médio (6 a 19 anos). Estimativas do Instituto Brasileiro de Geografia e Estatística (IBGE) indicam que, em 2007, o número de crianças e adolescentes de 6 a 19 anos no Brasil superava 29,5 milhões (16,1% da população total).[10]

Atividade física e saúde na infância e adolescência

Uma em cada cinco pessoas no mundo é adolescente e 85% deles vivem em países em desenvolvimento. Quase dois terços das mortes prematuras e um terço de todas as doenças na idade adulta estão associados às condições ou comportamentos que começam na adolescência, incluindo o tabagismo, **a falta de atividades físicas**, sexo sem proteção ou exposição à violência. Promover práticas saudáveis na adolescência e reduzir riscos nesta faixa etária asseguram uma vida mais longa, mais produtiva para muitos.[11]

Por atividade física entende-se qualquer movimentação corporal que provoque gastos energéticos acima dos níveis de repouso. Inclui manifestações nos contextos do deslocamento, do trabalho, das atividades domésticas e do lazer.[12] Apesar de se saber que muitas crianças e adolescentes ainda estão indevidamente envolvidos com atividades físicas intensas no próprio lar, é no lazer e no deslocamento diário que esses jovens podem derivar benefícios à saúde. Em particular, atividades de *lazer ativo* (brincadeiras, jogos e esportes ao ar livre) devem ser o foco dos programas de promoção da atividade física nessa faixa etária.

Inúmeros estudos epidemiológicos apontam para as DCNT como as principais causas de morte em todo o planeta (responsáveis por 60% de todas as mortes no mundo), com as doenças cardiovasculares liderando esse *ranking*.[3] São doenças que, tipicamente, manifestam-se na idade adulta, mas sabe-se que diversos fatores de risco dessas doenças podem aparecer já na infância e na adolescência. Isso reforça a hipótese de que uma infância ativa pode levar a uma vida mais saudável na infância e mesmo na idade adulta.

Há fortes evidências de que atividades físicas regulares e adequadas ao grau de desenvolvimento e habilidades individuais promovem a saúde e desenvolvem os diversos componentes da aptidão física, como aptidão cardiorrespiratória, flexibilidade e força muscular. Além disso, comparados com indivíduos inativos ou pouco ativos, jovens fisicamente ativos geralmente apresentam menor acúmulo de gordura corporal e ossos mais fortes (é importante lembrar que o pico de densidade óssea é alcançado no final da adolescência).[13]

Um estudo envolvendo 1.170 jovens americanos de 8 a 17 anos foi desenvolvido para examinar a relação (dose-resposta) entre atividade física e pressão arterial. Observou-se uma relação inversa entre estes fatores, ou seja, quanto menor o nível de atividade física, maiores eram os níveis pressóricos. Os autores da pesquisa indicaram ainda que, para aqueles que faziam 60 minutos de atividade física moderada a vigorosa (AFMV) diária, a prevalência de hipertensão era significativamente menor do que nos jovens menos ativos.[14]

Além disso, há forte relação da atividade física com autoestima mais elevada[15] e com menos sintomas de ansiedade e depressão.[13] A prática de atividades físicas pode também afetar positivamente o desempenho acadêmico dos jovens.[16] Tais benefícios da atividade física são acentuados para jovens que apresentam alguma deficiência ou agravo à saúde, como excesso de peso, hipertensão arterial ou alterações no perfil glicêmico.[17]

Apesar de se saber da multiplicidade de fatores determinantes da saúde na vida adulta, há evidências de que indivíduos regularmente ativos na infância e na adolescência têm maiores chances de se tornarem adultos saudáveis.[18] Uma revisão sistemática, com o objetivo de avaliar os benefícios da atividade física na adolescência em curto e longo prazos, sugeriu que esse é um importante fator que contribui para o nível de atividade física na fase adulta, indicando um consistente efeito protetor em longo prazo sobre a saúde óssea, autoestima e, em muitos casos, para o câncer de mama; porém, resultados poucos consistentes foram observados para os fatores de risco cardiovascular.[19]

Atividade física habitual e comportamentos sedentários em crianças e adolescentes

Apesar dos conhecidos benefícios da prática regular de atividades físicas, é preocupante o número de adolescentes insuficientemente ativos. No Brasil, dados da Pesquisa Nacional de Saúde do Escolar – PeNSE, realizada com 60.973 adolescentes do 9º ano (89% com idade entre 13 e 15 anos) de escolas de privadas e públicas das capitais, indicaram que: (a) apenas 43% desses jovens acumularam 300 minutos ou mais de AFMV nos últimos sete dias; (b) somente 4,8% relataram não ter realizado qualquer AFMV nos últimos sete dias; e (c) quase 80% relataram assistir duas ou mais horas de televisão num dia de semana comum.[20]

Há também muitos levantamentos regionais que apontam resultados diversificados, dependendo das características da população-alvo, idade, nível socioeconômico e região do país. As comparações também ficam complicadas pelas características do instrumento aplicado e das definições operacionais utilizadas para conceitos como "inatividade física" ou "sedentarismo".[21] Apesar disso, em geral estima-se que entre 40% e 70% das crianças e adolescentes brasileiros não realizam AFMV em quantidade suficiente para promover a saúde.

Esses são valores muito próximos ao que se encontra nos estudos em outros países. Uma grande pesquisa internacional,[22] que avaliou quase 140 mil adolescentes de 30 países europeus, Canadá, Estados Unidos, Israel e Groelândia, encontrou os seguintes resultados:

a. Entre 19% (França) e 49% (Estados Unidos) dos jovens praticavam 60 minutos ou mais de AFMV em pelo menos cinco dias da semana.
b. De 24% (Suíça) a 66% (Israel) assistiam três ou mais horas de televisão por dia numa semana normal.
c. De 15% (Suíça) a 48% (Israel) utilizavam o computador em seu tempo livre por pelo menos duas horas diárias numa semana normal.

Há também evidências de que a atividade física entre adolescentes tende a diminuir com o passar dos anos e que os meninos tendem a ser mais ativos que as meninas.[23] Essa redução é visível tanto no lazer quanto na participação nas aulas de educação física e esportes na escola. Pais e professores devem estar atentos a isso e, sempre que possível, oferecer oportunidades para a prática de atividades físicas promotoras da saúde, agradáveis e que possam ser levadas por toda a vida.[23]

Dada a importância da prática de atividades físicas e dos comportamentos sedentários para a saúde dos jovens (e, no futuro, dos adultos), é importante que haja no Brasil um bom sistema de vigilância epidemiológica que, com amostra representativa de todas as regiões do país e das diversas faixas etárias, traga informações confiáveis sobre esses comportamentos, identificando também os fatores facilitadores e as barreiras para esses comportamentos. Dessa forma será possível monitorar o cenário nacional, identificar tendências e oferecer subsídios para políticas e programas de promoção de estilos de vida ativos entre jovens.

Faz-se necessário também comentar sobre a utilização de bons instrumentos e protocolos de avaliação. Ainda não há um método que seja o "ideal" a todos os casos, pois cada um possibilita ter acesso a características específicas da atividade física e pode ser direcionado a populações específicas, além de alguns não serem muitas vezes práticos ou viáveis economicamente em determinadas situações.[24]

Ainda com relação aos instrumentos, vale ressaltar que o tempo em AFMV e o tempo em atividades sedentárias devem ser medidos de forma independente, pois não são comportamentos necessariamente relacionados. Em síntese: *pouco tempo em movimento e muito tempo sentado prejudicam a saúde separadamente.*

Recomendações sobre atividades físicas para crianças e adolescentes

Diversos pesquisadores e entidades têm buscado evidências que sustentem as propostas de dose "ótima" ou "mínima" de atividades físicas necessárias para promover a saúde, com recomendações para grupos específicos. Na Tabela 10.1 procurou-se resumir os principais documentos publicados com recomendações de atividades físicas para crianças e adolescentes.

Apesar das limitações nas evidências científicas sobre a dose ideal ou mínima de atividade física necessária para promover benefícios à saúde de jovens, com o mínimo de riscos, parece haver consenso em torno da recomendação de que crianças e adolescentes devem participar em pelo menos 60 minutos de atividades físicas moderadas ou vigorosas diariamente. Essas atividades devem ser diversificadas, prazerosas e adequadas ao estágio de desenvolvimento. Duas ou três vezes por semana, devem realizar atividades que envolvam força muscular e, na maioria dos dias da semana, realizar atividades que ajudem a manter ou melhorar os níveis de flexibilidade.

Além disso, é necessário que se estimule um estilo de vida ativo, aumentando as atividades menos intensas do cotidiano, o deslocamento ativo e a redução do tempo sentado usando televisão, computadores e videogames para duas horas diárias.

Tabela 10.1 Recomendações de prática de atividades físicas para crianças e adolescentes

Autor/ organização e ano	Documento	Recomendações
Sallis & Patrick (1994)[25]	Physical activity guidelines for adolescents: consensus statement	▪ Adolescentes devem ser fisicamente ativos diariamente, ou na maioria dos dias, como parte de seu estilo de vida. ▪ Adolescentes devem se envolver em três ou mais sessões por semana em AFMV, de pelo menos 20 minutos de duração. ▪ Atividades prazerosas, que envolvam uma variedade de grupos musculares e incluam exercícios de força muscular. Prática de jogos, brincadeiras e esportes.
Williams *et al.* (2002)[26]	Cardiovascular health in childhood: a statement for health professionals from the Committee on Atherosclerosis, Hypertension, and Obesity in the Young (AHOY) of the Council on Cardiovascular Disease in the Young, American Heart Association	▪ Crianças maiores que 2 anos poderiam participar de pelo menos 30 minutos de atividade física moderada na maioria dos dias da semana ou, preferencialmente, todos os dias. ▪ Encorajar a introdução de mais atividades físicas no seu estilo de vida, como caminhada e ciclismo à escola, usar escadas ou ajudar nas tarefas domésticas. ▪ Os pais devem ajudar seus filhos a reduzirem o tempo gasto com atividades sedentárias (assistindo televisão, usando o computador e videogames etc.). ▪ Recomendação de acordo com a faixa etária: *0 a 2 anos*: desencorajar o uso de televisão e vídeo. *2 a 10 anos*: encorajar jogos e lazer ativos entre crianças e pais; limitar as atividades sedentárias. *> 10 anos*: adotar um estilo de vida ativo, realizar atividades em família; limitar as atividades sedentárias e incluir AFMV diariamente.

Autor/ organização e ano	Documento	Recomendações
Public Health Agency (2002)[27]	Canada's physical activity guides for children and youth	▪ Participar de atividades físicas por pelo menos 30 minutos diários (em períodos de pelo menos 5 a 10 minutos), progredindo para 90 minutos diários de atividade física.
Kavey *et al.* (2003)[28]	American Heart Association guidelines for primary prevention of atherosclerotic cardiovascular disease beginning in childhood	▪ Pelo menos 60 minutos de AFMV por dia. ▪ Reduzir tempo em atividades sedentárias para até duas horas por dia. ▪ Para adolescentes, o treinamento com pesos (10 a 15 repetições com intensidade moderada) pode ser combinado com a atividade aeróbica em um programa de atividade geral.
National Association for Sport and Physical Education (2004)[29]	Physical activity for children: a statement of guidelines	▪ Crianças devem acumular pelo menos 60 minutos de AFMV, apropriadas à idade e ao estágio de desenvolvimento, em todos ou na maioria dos dias da semana. ▪ Um acúmulo de mais que 60 minutos e acima de algumas horas por dia pode ser encorajado, respeitando a idade e o desenvolvimento da criança. ▪ As atividades podem ser realizadas em diversos períodos de 15 minutos ou mais.
Department of Health (2004)[30]	At least five a week: evidence on the impact of physical activity and its relationship to health	▪ Crianças e adolescentes devem acumular pelo menos 60 minutos de atividade física por dia, com intensidade moderada. Pelo menos duas vezes por semana, incluir atividades para fortalecer os ossos, força muscular e flexibilidade.
Strong *et al.* (2005)[17]	Evidence based physical activity for school-aged youth	▪ Participação diária em 60 minutos ou mais de AFMV, prazerosa e variada; pode ser acumulada. ▪ Reduzir para menos que duas horas/dia o tempo de televisão, computador, videogames e conversas ao telefone. ▪ Durante a pré-escola e em escolares mais novos, priorizar as atividades com movimentos gerais para desenvolver padrões e habilidades de movimentos.
Council on Sports Medicine & Fitness and Council on School Health (2006)[5]	Active healthy living: prevention of childhood obesity through increased physical activity	▪ Diretrizes consistentes com o nível de desenvolvimento das crianças, conforme a Associação Americana de Pediatria, de acordo com a faixa etária. Ênfase na redução de comportamentos sedentários e inclusão de atividades diversas apropriadas ao grau de desenvolvimento. *Idade escolar inicial (6 a 9 anos)* ▪ Melhorar habilidades motoras e de equilíbrio. Incluir jogos envolvendo padrões de movimento mais sofisticados com ênfase na aquisição de habilidades motoras fundamentais. ▪ Encorajar a dança, caminhadas, pular e também a prática de alguns esportes organizados, com regras flexíveis e tempo de instrução curto, com foco na diversão.

Autor/ organização e ano	Documento	Recomendações
		Idade escolar intermediária (10 a 12 anos) ▪ Explorar as atividades físicas preferidas na companhia de familiares e amigos. ▪ Ênfase no desenvolvimento das habilidades. Trabalhar táticas e estratégias, incluir instruções verbais e a participação em esportes com regras e movimentos mais complexos. ▪ Poderá ser iniciado o treinamento de força muscular, com programa supervisionado, com a utilização de pouco peso, com elevadas repetições (15 a 20) e poucas séries. Evitar séries curtas com cargas altas.
Physical Activity Guidelines Advisory Committee (2008)[13]	Physical Activity Guidelines Advisory Committee Report	▪ Participação diária em 60 ou mais minutos de AFMV. ▪ Incluir a participação em três ou mais dias por semana de exercícios de força muscular aplicada aos grandes grupos musculares, que promovam a saúde óssea; e exercícios aeróbicos vigorosos para melhorar a aptidão cardiorrespiratória e reduzir os fatores de risco para doenças metabólicas e cardiovasculares.
European Union Working Group Sport & Health (2008)[31]	EU physical activity guidelines: recommended policy actions in support of health-enhancing physical activity	▪ Jovens em idade escolar deveriam participar em 60 minutos ou mais de AFMV diariamente, de maneira que sejam apropriadas para a sua fase de desenvolvimento, prazerosas e envolvam diversas atividades. ▪ O tempo total pode ser acumulado em blocos de pelo menos 10 minutos. ▪ Em idades mais precoces, enfatizar o desenvolvimento das habilidades motoras. ▪ Os tipos específicos de atividades, como atividades aeróbicas, força muscular, equilíbrio, flexibilidade e desenvolvimento motor, podem ser trabalhados de acordo com a faixa etária.

Boas práticas: o que funciona na promoção de estilos de vida mais ativos

Houve época (talvez apenas algumas décadas atrás) em que a prática de atividades físicas era uma constante na vida da grande maioria das crianças. O jogo, a brincadeira, o passatempo ou a recreação eram essencialmente ao ar livre, em pequenos grupos e muito ativos. As cidades ofereciam, naturalmente, mais espaços para o jogo de bola ou outras brincadeiras infantojuvenis; a violência e a superpopulação, além do tráfego intenso, eram questões muito menos preocupantes do que nos dias atuais. De fato, a prática regular de atividades físicas passa pelo incentivo e pela criação de oportunidades para que se possa *escolher* um estilo de vida mais ativo.

Há três contextos que devem ser enfatizados quando se fala em promover atividade física para crianças e adolescentes: a educação física escolar, o lazer (principalmente jogos e esportes) e o deslocamento diário. Esses contextos, de forma combinada ou independentemente, podem proporcionar oportunidades para atender às recomendações de prática de atividades físicas na infância e adolescência.

Educação física escolar

A educação física escolar é um dos componentes curriculares obrigatórios da educação básica brasileira, sendo responsável pelo desenvolvimento de capacidades motoras, cognitivas, afetivas e sociais. Visa a preparar o aluno para incorporar e aproveitar da melhor forma possível os componentes da cultura do movimento em sua vida, possibilitando também a aquisição do hábito da prática de atividades físicas e a educação para uma vida saudável. Dados do IBGE apontam que, em 2009, 20% dos alunos do 9º ano não tiveram aula de educação física na semana anterior à pesquisa; 30,8% tiveram apenas uma aula; 36,1% tiveram duas; e apenas 13% tiveram de três a cinco aulas.[20]

Apesar de muitas vezes ser relegada ao segundo plano por gestores e pais, diversos pesquisadores e entidades internacionais vêm trazendo à tona a importância de haver boas e suficientes aulas de educação física para os jovens nas escolas. Sobretudo porque, muitas vezes, é o único momento em que se tem a oportunidade de promover a prática regular de atividades físicas.

Uma força-tarefa dos Centers for Disease Control and Prevention (CDC) tem estudado o assunto e encontrado fortes evidências de que duas pequenas modificações nas aulas de educação física já são suficientes para aumentar os níveis de atividade física dos alunos, assim como melhorar sua aptidão física: aumentar o tempo em que os alunos estão ativos durante as aulas e o tempo em que realizam tarefas de intensidade moderada a vigorosa. São estratégias fáceis de aplicar (modificando as regras de jogos e atividades para que os alunos estejam mais tempo em movimento, por exemplo) e que não necessitam alterar a duração ou a quantidade das aulas. Mesmo assim, o grupo reforça que um tempo semanal maior de aulas de educação física incrementa significativamente os ganhos e também deve ser buscado.[32] Nesse sentido, um estudo com mais de 17 mil adolescentes dos Estados Unidos demonstrou que a participação diária em aulas de educação física aumentava a chance de os jovens estarem engajados em AFMV fora das aulas.[33]

Além de ser um momento propício para a realização de atividades físicas mais intensas, outros aspectos da educação física escolar podem ter papel fundamental na transformação dessa prática em hábito, como:

a. Possibilidade de aprendizado e aperfeiçoamento de habilidades motoras.
b. Adequação do nível de complexidade e dificuldade das tarefas pelo professor.

c. Realização de tarefas prazerosas, que despertem sentimentos agradáveis.
d. Aumento do conhecimento sobre a prática de atividades físicas e seus benefícios.
e. Integração em grupos de colegas com gostos semelhantes quanto às atividades físicas.

Esses aspectos contribuem para que os jovens tenham uma atitude mais positiva em relação à prática de atividades físicas fora das aulas e se sintam mais confiantes e capazes de realizá-las. Além disso, diminuem o sentimento de frustração e fracasso ao mesmo tempo em que associam o prazer físico, social e psicológico à prática desse tipo de atividade, principalmente quando se conta com o apoio e a participação de outras pessoas. Todos esses ganhos (muitas vezes negligenciados) são determinantes na adoção ou não da prática da atividade física como um hábito.[34] Fica clara, então, a importância de o professor de educação física planejar e aplicar tarefas que ampliem e desenvolvam adequadamente o repertório motor dos alunos, atentando às necessidades individuais, ao mesmo tempo em que sejam agradáveis e ofereçam desafios realizáveis a eles.

Assim, considera-se que a educação física escolar precisa ser valorizada, pois pode representar o programa de promoção de hábitos saudáveis entre jovens com maior abrangência e melhor relação custo-benefício. Para tanto, fica claro que, além de uma escola de tempo integral, precisa-se de educação física diária (e de qualidade).

Prática esportiva na infância e na adolescência

Ao mesmo tempo em que se discute a redução observada nos níveis de atividade física habitual dos jovens, observa-se um sempre crescente interesse nos esportes, um fenômeno de abrangência mundial, fortalecido pela mídia globalizada e em tempo real. Alguns autores argumentam que o envolvimento cada vez maior em programas esportivos estruturados é uma decorrência da redução de espaços e oportunidades para as atividades espontâneas de caráter lúdico e ao ar livre, como acontecia nos bairros residenciais.[35]

Seja em clubes e associações comunitárias ou como atividades extracurriculares nas escolas, os programas esportivos estruturados oferecem uma oportunidade de prática supervisionada, em ambiente relativamente seguro.[36] Nos países desenvolvidos essa prática é uma realidade, reforçada por questões culturais e recursos financeiros adequados. Há também nesses países dados confiáveis do número e tipo de envolvimento de crianças e adolescentes na prática esportiva. Infelizmente, no Brasil, essas questões ainda estão longe de serem resolvidas.

Há inúmeros benefícios derivados da prática esportiva na juventude, como: oportunidade de uma prática regular de atividades físicas, estímulo saudável ao crescimento e desenvolvimento, desenvolvimento da aptidão física geral, melhorias dos níveis de coordenação e desenvolvimento de habilidades motoras, estímulo ao controle de peso corporal, aprendizado do convívio social e observação das regras da competição. Entretanto, há também alguns riscos potenciais, entre os quais estão lesões e outros problemas de ordem física ou psicológica decorrentes de treinamento excessivo ou inadequado, ansiedade e estresse derivados da pressão exagerada por resultados e frustração por não atingir expectativas pouco realistas (dos pais e treinadores, muitas vezes).

Para que a prática esportiva de crianças e adolescentes produza muito mais benefícios que riscos à saúde, muito mais diversão e realização pessoal que frustrações, muito mais formação para a vida que desvios, alguns pontos importantes devem ser destacados:

a. A criança não é um adulto em miniatura e deve ser respeitada como um *indivíduo*, em processo de crescimento e desenvolvimento, influenciado pela genética, pelo ambiente e pela interação desses fatores.
b. Deve-se incentivar a prática em diversas modalidades, apropriadas ao grau de desenvolvimento, nível de habilidade motora e interesse da criança.
c. Ênfase deve ser dada ao divertimento, à percepção de sucesso e ao reforço da autoestima.
d. A progressão deve ser gradual, sem "queimar etapas", respeitando as características individuais e valorizando nas etapas iniciais o *processo* (atividade, treino) muito mais do que o *produto* (aptidão física, resultado da competição).
e. O estímulo e o incentivo dos pais (e treinadores) devem ser controlados para não gerar expectativas pouco realistas e pressão exagerada por resultados precoces.
f. A especialização e a competição formal devem ser evitadas até que a criança atinja níveis de desenvolvimento adequados (físico, emocional e psicológico), lembrando que a oportunidade certa é mais importante que a precocidade na iniciação aos esportes de competição.
g. A orientação na prática esportiva deve ser realizada por profissionais de educação física, com a supervisão dos pais e o acompanhamento periódico de profissionais da área de medicina.
h. Instalações, equipamentos e materiais utilizados devem estar em boas condições e sob permanente manutenção, evitando-se "acidentes" absolutamente evitáveis na prática esportiva. O uso de equipamentos de segurança em certas modalidades esportivas não deve ser negligenciado jamais.

Em geral, conforme afirma Candeias, os principais problemas na prática esportiva de crianças e adolescentes estão ligados ao ambiente e às pessoas envolvidas (pais e treinadores) do que propriamente à atividade praticada.[37] A observação e as evidências mostram que, com cuidados muito simples, os benefícios da prática esportiva podem ser muito maiores que os possíveis riscos a ela associados.

Sobre competição e especialização precoce, vale a pena destacar a necessidade de se analisar separadamente cada modalidade esportiva e considerar cautelosamente o grau de maturação de cada praticante. A maturidade (física, emocional e psicológica) não acontece subitamente e deve ser avaliada por todos os envolvidos nos programas esportivos estruturados.

Deslocamento ativo

Caminhar e pedalar como meio de deslocamento cotidiano contribuem de forma significativa para o nível de atividade física geral em todas as idades.[38 e 39] Pessoas que caminham ou pedalam regularmente para ir à escola ou ao trabalho têm como benefícios principais a contribuição para o controle do peso corporal, da pressão arterial, do perfil lipídico e níveis de glicose sanguínea, reduzindo os riscos de diversas doenças crônicas (cardiovasculares, câncer, diabetes) e mortalidade por essas causas.[40 e 41]

São poucos os estudos sobre deslocamento ativo de escolares no Brasil. Em geral, os dados disponíveis indicam que entre 30% e 45% dos estudantes *não* caminham nem pedalam (pelo menos 10 minutos) para ir à escola.[42 e 43] Dados de outros países indicam que, nas últimas décadas, há uma clara tendência de redução na proporção de crianças e adolescentes que caminham ou pedalam para ir à escola.[44]

Sempre que possível (e seguro) os jovens devem ser estimulados a caminhar ou pedalar de casa para a escola, seja em todo o percurso ou em parte dele.

Atividade física e saúde: prática segura

Não há dúvidas de que a prática de atividades físicas traz benefícios para pessoas de todas as idades. Entretanto, também são conhecidos os riscos de lesões e acidentes associados a essa prática, particularmente quando as atividades envolvem riscos naturais (esportes de contato e esportes de aventura, como skate, *bicicross*, entre outras) e quando cuidados básicos não são observados.

Os problemas mais comuns envolvem lesões musculoesqueléticas, decorrentes de esforços inadequados, quedas, pancadas, choques ou acidentes decorrentes de equipamentos inadequados (ou da falta deles) e instalações com manutenção deficiente.

Os riscos, felizmente, podem ser bastante reduzidos se houver adequada orientação e supervisão das atividades físicas – em especial a prática de esportes –, observando-se princípios simples e processos pedagógicos que os profissionais de educação física tão bem conhecem e deveriam pôr em prática.

Para obter os melhores benefícios com o mínimo de riscos, as atividades físicas de crianças e adolescentes devem observar:[1]

a. O nível de maturidade e habilidade motora dos jovens praticantes.
b. Proporcionar orientação e supervisão adequadas ao tipo de atividade.
c. Utilizar corretamente o equipamento adequado para cada tipo de atividade, do tamanho correto para cada indivíduo e submetê-lo à manutenção permanente.
d. As instalações devem estar em boas condições de manutenção e construídas de forma a prevenir acidentes.
e. A temperatura e a umidade do ambiente, assim com a hidratação adequada dos jovens.

Conclusão

Não há mais dúvidas sobre o papel relevante da atividade física habitual no desenvolvimento saudável dos jovens, na prevenção de doenças que se manifestam na idade adulta e na redução de incapacidades motoras e dependência na terceira idade. Também não há dúvidas de que a grande maioria das pessoas se diz convencida da importância de hábitos saudáveis (e da prática de atividades físicas) para o bem-estar e a saúde. Entretanto, observa-se com clareza uma dissonância entre crença e prática, quando se constata que uma parcela significativa de pessoas não é minimamente ativa para derivar benefícios à saúde.

Ainda que as escolhas pessoais sejam importantes para um estilo de vida ativo, deve-se destacar que a sociedade como um todo é responsável por criar condições para uma vida mais ativa e saudável, reduzindo barreiras e criando oportunidades de acesso a todas as pessoas. Mais do que uma questão de diversão e opção de lazer, promover a atividade física entre jovens representa, nos dias de hoje, uma questão de saúde pública; uma necessidade, e não apenas uma alternativa para ocupação do tempo ocioso. Ações nesse sentido devem:

a. Focar a atividade física em seu sentido mais amplo, priorizando a educação física escolar, os deslocamentos ativos e a prática de exercícios, jogos e esportes no tempo livre.

b. Ser multissetorial, envolvendo as organizações governamentais e não governamentais, as famílias, o sistema escolar e o sistema esportivo em geral. Os setores de saúde, educação, lazer e esportes precisam estar articulados nas ações de promoção de estilos de vida ativos.
c. Acompanhar, com levantamentos periódicos, os níveis de atividades físicas de crianças e adolescentes, assim como os fatores facilitadores e as barreiras.
d. Incentivar intervenções que investiguem a efetividade de programas de promoção da atividade física, disseminando aquelas práticas que tenham evidências de sucesso.
e. Facilitar o acesso a locais para a prática espontânea e a programas esportivos supervisionados.
f. No âmbito educacional, promover o ensino em tempo integral e a oferta diária de aulas de educação física de qualidade, particularmente no Ensino Fundamental.

Entre os jovens, é preciso resgatar o prazer em ser ativo fisicamente e fazê-los compreender que a promoção da saúde pode ser feita "numa boa" e que o que é saudável não é necessariamente antagônico ao que é divertido e excitante. Ampliar horizontes, não apenas enxergar a prática de atividades físicas na vertente do exercício de academia para um corpo "malhado" ou a prática esportiva formal visando medalhas, recordes ou dinheiro, valorizando o processo, o fazer, o jogar por jogar.

Crianças e adolescentes deveriam ser ativos em cinco ou mais dias da semana, por 60 minutos ou mais, incluindo atividades diversas, na forma e intensidade, para derivar benefícios cardiovasculares, metabólicos, estruturais (ósseos e musculares), controle do peso corporal, além do desenvolvimento de habilidades e coordenação geral, da socialização, da possibilidade de melhoria da autoestima e percepção de bem-estar geral. Duas ou três vezes por semana devem ter a oportunidade de realizar atividades mais vigorosas, que envolvam força muscular (em níveis apropriados à idade), e, na maioria dos dias da semana, realizar atividades que ajudem a manter ou melhorar os níveis de flexibilidade corporal.

Para que isso aconteça, é preciso ter a oportunidade de experimentar, estar motivado para tais práticas e ter condições de manter essas experiências ao longo da vida. Daí a importância da escola, por permitir universalização de oportunidades, pelas condições já instaladas no ambiente escolar e pela facilidade de acesso. A educação física escolar e os programas esportivos extracurriculares podem representar as ações mais efetivas na promoção da atividade física na infância e na adolescência. É preciso valorizar a escola (em tempo integral!) e a educação física (diária!), dando-lhes melhores condições de atuação e cobrando qualidade de serviços para a sociedade. A participação dos pais nesse processo é fundamental, pois são eles que podem exigir ações positivas dos governantes, podem eleger quem apoia tais causas e acompanhar diariamente o que é feito nas escolas e na comunidade onde moram em prol da saúde de crianças e adolescentes.

Finalmente, enfatiza-se a necessidade de atenção às crianças e adolescentes com deficiências, pois são mais propensas à inatividade física. Esses jovens devem receber um incentivo especial e ter oportunidades para um envolvimento *integrado* em atividades físicas de cunho recreativo, jogos, esportes, atividades rítmicas ou exercícios físicos tradicionais. Os esportes adaptados e as atividades aquáticas, em particular, podem ser opções para um estilo de vida ativo em jovens com deficiências. As recomendações para atividade física não diferem daquelas apresentadas anteriormente, mas os profissionais de saúde e os pais devem conhecer as possíveis limitações individuais e os possíveis riscos das diferentes formas e intensidades de atividades físicas (como deve acontecer com qualquer indivíduo).

Notas

1. Department of Health and Human Services (US). "2008 Physical Activity Guidelines for Americans". Atlanta, EUA: U.S. DHHS, Centers for Disease Control and Prevention, National Center for Chronic Disease Prevention and Health Promotion, 2008. 61p.
2. Ministério da Saúde (BR). "Agita Brasil: programa nacional de promoção da atividade física." Brasília: Ministério da Saúde, 2002. 27p.
3. World Health Organization. *2008-2013 Action Plan for the Global Strategy for the Prevention and Control of Noncommunicable Diseases*. Genebra: WHO Press, 2008. 33p.
4. Ministério da Saúde (BR). "Vigitel Brasil 2008: vigilância de fatores de risco e proteção para doenças crônicas por inquérito telefônico." Brasília: Ministério da Saúde, 2009. 112p.
5. Council on Sports Medicine and Fitness; Council on School Health. "Active Healthy Living: Prevention of Childhood Obesity Through Increased Physical Activity". *Pediatrics*. 117(5):1834-42, 2006.
6. NELSON, M.C., NEUMARK-STZAINER, D., HANNAN, P.J. *et al.* "Longitudinal and Secular Trends in Physical Activity and Sedentary Behavior During Adolescence". *Pediatrics*. 118(6):e1627-34, 2006.
7. SALMON, J. & TIMPERIO, A. "Prevalence, Trends and Environmental Influences on Child and Youth Physical Activity". *Med. Sport. Sci.* 50:183-99, 2007.
8. World Health Organization. "Adolescent Health" [Internet]. Genebra: World Health Organization. [acesso em 25 de fevereiro de 2010]. Disponível em: http://www.who.int/topics/adolescent_health/en/.
9. CHRISTIE, D. & VINER, R. "Adolescent development". *BMJ*. 330(7486):301-4, 2005.
10. Instituto Brasileiro de Geografia e Estatística. Contagem da População 2007. Rio de Janeiro: Instituto Brasileiro de Geografia e Estatística, 2007. 304p.
11. World Health Organization. "10 Facts on Adolescent Health" [Internet]. Genebra. World Health Organization. [acesso em 23 de fevereiro de 2010]. Disponível em: http://www.who.int/features/factfiles/adolescent_health/facts/en/index.html.

12. NAHAS, M.V. *Atividade física, saúde e qualidade de vida*. 4.ed. Londrina: Midiograf, 2006. 282p.
13. Physical Activity Guidelines Advisory Committee. "Physical Activity Guidelines Advisory Committee Report, 2008". Washington: DHHS, 2008. 665p.
14. MARK, A.E. & JANSSEN, I. "Dose-Response Relation Between Physical Activity and Blood Pressure in Youth". *Med. Sci. Sports Exerc.* 40(6):1007-12, 2008.
15. TWISK, J.W. "Physical Activity Guidelines for Children and Adolescents: A Critical Review". *Sports Med.* 31(8):617-27, 2001.
16. KRISTJÁNSSON, A.L., SIGFÚSDÓTTIR, I.D., ALLEGRANTE, J.P. "Health Behavior and Academic Achievement among Adolescents: The Relative Contribution of Dietary Habits, Physical activity, Body Mass Index, and Self-Esteem". *Health Educ. Behav.* 37(1):51-64, fevereiro de 2010.
17. STRONG, W.B., MALINA, R.M., BLIMKIE, J.R. *et al.* "Evidence Based Physical Activity for School-Age Youth". *J. Pediatr.* 146(6):732-7, 2005.
18. TROST, S., LOPRINZI, P. "Exercise-Promoting Healthy Lifestyles in Children and Adolescents". *J. Clin. Lipidol.* 2(3):162-68, 2008.
19. HALLAL, P.C., VICTORA, C.G. AZEVEDO, M.R., WELLS, J.C. "Adolescent Physical Activity and Health: A Systematic Review". *Sports Med.* 36(12):1019-30, 2006.
20. Instituto Brasileiro de Geografia e Estatística. "Pesquisa Nacional de Saúde do Escolar 2009" [Internet]. Rio de Janeiro: Instituto Brasileiro de Geografia e Estatística [acesso em 25 de fevereiro de 2010]. Disponível em: http://www.ibge.gov.br/home/estatistica/populacao/pense/defaulttab.shtm.
21. DUMITH, S.C. "Physical Activity in Brazil: a Systematic Review". *Cad. Saúde Pública.* 25(Suppl 3):S415-26, 2009.
22. JANSSEN, I., KATZMARZYK, P.T., BOYCE, W.F. *et al.* "Comparison of Overweight and Obesity Prevalence in School-Aged Youth from 34 Countries and their Relationships with Physical Activity and Dietary Patterns". *Obes. Rev.* 6(2):123-32, 2005.
23. SEABRA, A.F., MENDONÇA, D.M., THOMIS, M.A. *et al.* "Determinantes biológicos e socioculturais associados à prática de atividade física de adolescentes." *Cad. Saúde Pública.* 24(4):721-36, 2008.
24. NAHAS, M.V. "Revisão de métodos para determinação dos níveis de atividade física habitual em diversos grupos populacionais". *Rev. Bras. Ativ. Física Saúde.* 1(4):27-37, 1996.
25. SALLIS, J.F., PATRICK, K. "Physical Activity Guidelines for Adolescents: Consensus Statement". *Pediatr. Exerc. Sci.* 6:302-14, 1994.
26. WILLIAMS, C.L., HAYMAN, L.L., DANIELS, S.R. *et al.* "Cardiovascular Health in Childhood: A Statement for Health Professionals from the Committee on Atherosclerosis, Hypertension, and Obesity in the Young (AHOY) of the Council on Cardiovascular Disease in the Young, American Heart Association". *Circulation.* 106(1):143-60, 2002.
27. Public Health Agency (CA). "Canada's Physical Activity Guides for Children and Youth". Ottawa: Public Health Agency, 2002.
28. KAVEY, R.E., DANIELS, S.R., LAUER, R.M. *et al.* "American Heart Association Guidelines for Primary Prevention of Atherosclerotic Cardiovascular Disease Beginning in Childhood". *Circulation.* 107(11):1562-6, 2003.
29. National Association for Sport and Physical Education. "Physical Activity for Children: A Statement of Guidelines". Reston, VA: National Association for Sport and Physical Education, 2004. 28p.
30. Department of Health (UK). "At Least Five a Week: Evidence on the Impact of Physical Activity and its Relationship to Health". Londres: Department of Health, 2004. 128p.

31. European Union Working Group Sport & Health. "EU Physical Activity Guidelines: Recommended Policy Actions in Support of Health-Enhancing Physical Activity". Bruxelas: European Commission, 2008. 38p.
32. Guide to Community Preventive Services. Behavioral and Social Approaches to Increase Physical Activity: Enhanced School-Based Physical Education [Internet]. Atlanta: Centers for Disease Control and Prevention. [acesso em 26 de fevereiro de 2010]. Disponível em: www.thecommunityguide.org/pa/behavioral-social/schoolbased-pe.html.
33. GORDON-LARSEN, P., MCMURRAY, R.G., POPKIN, B.M. "Determinants of Adolescent Physical Activity and Inactivity Patterns". *Pediatrics*. 105(6):E83, 2000.
34. VAN DER HORST, K., PAW, M.J., TWISK, J.W., VAN MECHELEN, W. "A Brief Review on Correlates of Physical Activity and Sedentariness in Youth". *Med. Sci. Sports Exerc.* 39(8):1241-50, 2007.
35. BEETS M.W., BEIGHLE, A., ERWIN, H.E. HUBERTY, J.L. "After-School Program Impact on Physical Activity and Fitness: a Meta-Analysis". *Am. J. Prev. Med.* 36(6):527-37, 2009.
36. Department of Health and Human Services (US); Department of Education (US). "Promoting Better Health for Young People Through Physical Activity and Sports". Atlanta: Centers for Disease Control and Prevention, 2000. 38p.
37. CANDEIAS, J.G. "Crianças e formação desportiva. Treino desportivo." 1(ed. especial): 3-10, 1998.
38. BERRIGAN, D., TROIANO, R.P., MCNEEL, T. *et al.* "Active Transportation Increases Adherence to Activity Recommendations". *Am. J. Prev. Med.* 31(3):210-6, 2006.
39. TIMPERIO, A., SALMON, J., CHU, B., ANDRIANOPOULOS, N. "Is Dog Ownership or Dog Walking Associated with Weight Status in Children and their Parents?" *Health Promot. J. Austr.* 19(1):60-3, 2008.
40. GORDON-LARSEN, P., BOONE-HEINONEN, J., SIDNEY, S. *et al.* "Active Commuting and Cardiovascular Disease risk: the CARDIA Study". *Arch. Intern. Med.* 169(13):1216-23, 2009.
41. TUDOR-LOCKE, C., AINSWORTH, B.E., WHITT, M.C. *et al.* "The Relationship Between Pedometer-Determined Ambulatory Activity and Body Composition Variables". *Int. J. Obes. Relat. Metab. Disord.* 25(11):1571-8, 2001.
42. HALLAL, P.C., BERTOLDI, A.D., GONÇALVES, H. *et al.* "Prevalência de sedentarismo e fatores associados em adolescentes de 10-12 anos de idade." *Cad. Saúde Pública.* 22(6):1277-87, 2006.
43. SILVA, K.S. & LOPES, A.S. "Excesso de peso, pressão arterial e atividade física no deslocamento à escola." *Arq. Bras. Cardiol.* 91(2):93-101, 2008.
44. HAM, S.A., MACERA, C.A. LINDLEY, C. "Trends in Walking for Transportation in the United States, 1995 and 2001". *Prev. Chronic. Dis.* 2(4):A14, 2005.

CAPÍTULO 11

A importância da atividade física na gravidez

EDUARDO ZLOTNIK E MARCIO MAREGA

Introdução

A prática da atividade física (AF) durante a gestação vem sendo objeto de estudos, pois tem se mostrado fator importante no resultado perinatal. Neste texto descreve-se como AF qualquer movimento corporal produzido pelos músculos esqueléticos que resulte em um gasto energético maior que os níveis de repouso. Nessas atividades podemos incluir o exercício físico como atividade física planejada e realizada de forma sistemática, assim como as atividades cotidianas realizadas no dia a dia, no trabalho ou no lazer.

Todas as pessoas devem ser estimuladas a praticar atividade física e aproveitar seus benefícios. Sair da situação de sedentarismo para um nível de atividade moderado já produz importante redução no risco cardiovascular.[1]

Para a mulher, a atividade física regular é a garantia da manutenção da saúde como um todo, do peso ideal, da disposição e do sistema cardiovascular, entre outros benefícios importantes para quem trabalha, cuida da casa e é a base e referência da família e dos amigos.

A gravidez constitui-se em um período de inúmeras mudanças na vida da mulher, em que a prática de atividades e exercícios físicos poderá auxiliá-la para uma melhor adaptação biopsicossocial, de forma mais tranquila e com mais qualidade de vida.[2]

A mulher que deseja engravidar deve estar preparada, pois vários fatores influenciam não só a fertilidade, como também o resultado perinatal. O peso ideal é um deles, ou seja, as mulheres com índice de massa corpórea entre 18,5 kg/m^2 e 24,9kg/m^2 têm menores chances de complicação no parto, maiores benefícios para a saúde do recém-nascido e para o retorno ao peso anterior à gestação.[3 e 4] A melhor maneira de manter-se nessa faixa de índice de massa corpórea é a prática de AF, além de uma nutrição balanceada. Esse mesmo conceito vale para a fertilidade, ou seja, a facilidade de engravidar. O ginecologista, na consulta de rotina da mulher em idade fértil, deve lembrar e estimular a atividade física, independentemente do planejamento de uma gravidez no curto prazo, já que estudos indicam que a mudança de hábitos de vida e o planejamento de uma gestação são difíceis para a maioria das mulheres.[5]

Gravidez e atividade física

Para promover uma prática de atividade física com segurança no período de gestação, deve-se pensar em uma atividade agradável e segura, que respeite a individualidade. É importante ter consciência de todas as alterações metabólicas e hormonais que estão acontecendo no corpo da mulher, entendendo que as respostas às atividades físicas também poderão sofrer alterações.

Modificações significativas ocorrem no aparelho locomotor e, em consequência, aparecem as alterações posturais e musculoligamentares. Há o crescimento do útero e com isso ocorre a transformação progressiva da posição e, por vezes, da forma e função dos órgãos da cavidade abdominopélvica.[6] As articulações tornam-se mais móveis com ligamentos mais flexíveis. O centro de gravidade do corpo muda para suportar o aumento do peso, levando ao deslocamento da pelve e da coluna. O coração passa a ter trabalho extra, com o aumento do volume de sangue.

Na gravidez, a mulher deve continuar com sua atividade física, porém os preconceitos e as crenças populares, além da desinformação, podem atrapalhar a gestante que busca esse benefício.

Os benefícios da prática de AF em gestantes incluem:[7]

1. A manutenção da aptidão física e da saúde.
2. O menor ganho de peso e da adiposidade materna.
3. Melhor controle muscular e maior flexibilidade no parto.
4. Auxílio no retorno venoso prevenindo o aparecimento de varizes de membros inferiores.
5. Recuperação mais rápida no pós-parto.

6. Prevenção e redução de lombalgias.
7. Fortalecimento da musculatura pélvica.
8. Maior tolerância à dor.
9. Diminuição do risco de recém-nascido com peso acima do normal.
10. Elevação da autoestima da gestante.
11. Diminuição do risco de diabetes.
12. Menor risco de parto prematuro.
13. Diminuição de complicações obstétricas.
14. Menor duração da fase ativa do parto.
15. Menor tempo de hospitalização (diminuição da incidência de cesariana).
16. Melhora na competência física.
17. Diminuição da sensação de isolamento social.
18. Diminuição da ansiedade e do estresse, aumentando a competência física da mulher para o parto e fortalecendo-a para que a recuperação seja mais rápida na volta para casa.
19. Melhora da sensação de bem-estar.
20. Diminuição do risco de depressão.
21. Redução do risco de sofrer inchaço nas pernas.
22. Prevenção de constipação.
23. Melhora na elasticidade da pele.
24. Melhora na resistência muscular e cardiorrespiratória.

Em geral, a manutenção da atividade física regular durante a gestação auxilia a manter a futura mãe treinada e saudável, não causando danos ao feto em desenvolvimento e podendo facilitar o parto.

Algumas mudanças que acontecem no corpo da gestante devem ser levadas em consideração ao pensar em qual atividade física colocar em prática.

Devemos considerar que:[8]

- Os exercícios podem ser continuados até o parto, embora seja necessário reduzir a intensidade aos poucos.
- Após o parto normal, as atividades podem ser retomadas, uma vez que proporcionam bem-estar físico e mental.
- Uma questão importante para a mulher interessada em continuar um programa de exercício após a concepção é quanto tempo deve esperar para iniciá-lo. Devido ao grande estresse fisiológico e psicológico do parto e às mudanças hormonais que a ele se seguem, geralmente recomenda-se que exercícios intensos não sejam realizados uma a duas semanas após o parto. Existem grandes

diferenças individuais, e as regras mais consistentes a serem seguidas são o desejo da mãe em exercitar-se e sua percepção das respostas fisiológicas quando da retomada dos exercícios.[9 e 10]

- A grávida possui limitações, as quais devem ser respeitadas durante as atividades.
- A prescrição de exercícios deverá ser feita de forma individualizada, de acordo com idade, forma física e estado de saúde da mulher, objetivando o bem-estar da gestante, bem como sua segurança e a do feto, ou seja, não é o momento de atingir performance ou competir.
- Algumas gestantes são aptas a tolerar exercícios mais intensos, enquanto outras devem se restringir somente a caminhadas.
- A gestante não tem possibilidades de alcançar a mesma condição de uma mulher não grávida.

Exercícios moderados não parecem colocar em perigo o feto de mulheres saudáveis; uma mulher grávida pode continuar a correr, andar de bicicleta ergométrica (para evitar riscos de quedas), nadar e assim por diante.

Antes de iniciar qualquer atividade física, a mulher deve ser examinada por um médico obstreta, para saber quais os exercícios que deve evitar e quais são as atividades contraindicadas para o seu caso. Algumas doenças podem determinar a prática ou não da atividade física. As contraindicações podem ser:[11]

- Absolutas (alterações nas quais é terminantemente proibida a prática de atividade física): doença miocárdica, insuficiência cardíaca, tromboflebite, embolia pulmonar, risco de prematuridade.
- Relativas (dependem do estado de saúde): anemia e doença cardíaca conhecida.

Alguns sinais que indicam a paralisação das sessões são: dor de qualquer tipo, contrações uterinas, hemorragia vaginal, dificuldades respiratórias, vômitos, edema generalizado, perda de líquido amniótico, desmaios, tonturas, palpitações, taquicardia, distúrbios visuais, diminuição da atividade fetal.[12] Nesses casos, a prática de atividades físicas deve ser interrompida imediatamente, bem como a procura de um médico deve ser realizada com brevidade.

A gestante deve continuar as atividades com as quais está acostumada após a liberação do obstetra. Para as que estão iniciando, as atividades e os exercícios mais indicados são:[11]

- Alongamentos: ajudam a manter a musculatura relaxada e o controle da respiração.

- Andar de bicicleta: devido à preocupação com quedas recomenda-se a bicicleta ergométrica.
- Caminhada: costuma ser o mais indicado, já que é muito boa na preparação para o parto, melhora da capacidade cardiorrespiratória e favorece o encaixe do bebê na bacia da mãe no final da gestação. Caminhar, como parte da rotina diária, se as atividades mais vigorosas não puderem ser realizadas, é recomendado para a maioria das mulheres.[13]
- Ginástica: a gestante pode fazer ginástica durante o decorrer da gestação.
- Hidroginástica: é indicada para as gestantes, pois favorece o relaxamento corporal, reduz as dores nas pernas e o inchaço dos pés e mãos. Deve-se ter cuidado com a temperatura da água, a qual deve estar entre 28°C e 30°C.
- Natação: trabalha bastante a musculatura, porém somente algumas modalidades são liberadas durante a gestação. O inchaço comum em gestantes dificilmente ocorre quando a natação é praticada com regularidade.[14]

A escolha de um programa de exercícios dependerá das preferências da mulher e dos recursos disponíveis. Mas, para a mulher grávida, existe uma série de atividades físicas convenientes e benéficas, que podem ser classificadas em:[15]

- Atividades de baixo risco: este tipo de atividade pode ser recomendado para a mulher grávida, previamente sedentária, que deseja iniciar algum tipo de atividade física durante a gravidez, sendo as atividades mais indicadas o caminhar, a natação, a hidroginástica, pedalar na bicicleta ergométrica, a corrida (para as mulheres já habituadas), a ioga e o tai chi chuan.
- Atividades de médio risco: neste grupo estão incluídas atividades como a ginástica aeróbica, a musculação, os esportes de raquete, esquiar ou patinar. Um programa de ginástica aeróbica de baixo impacto pode ser realizado com as devidas precauções, evitando exercícios de muita extensão e atividades em posição dorsal. Nos esportes de raquete, a intensidade deve diminuir à medida que o tempo de gestação aumenta. O esquiar ou patinar não é recomendado para iniciantes.
- Atividades desfavoráveis: são consideradas desfavoráveis por apresentarem grandes possibilidades de trauma. Esportes como voleibol, basquetebol, esqui aquático, hipismo, mergulho e ginástica de alto impacto devem ser evitados durante toda gestação.

Recomenda-se que a gestante realize exercícios leves, regularmente de três a cinco vezes por semana, evitando movimentos de balanço, fazendo sempre exercícios sobre uma superfície macia que não ofereça impacto ou choque aos pés e articulações. Deve-se realizar um aquecimento de pelo menos 10 minutos antes de iniciar as atividades.[12]

A gestante também precisa ter cuidados na realização de exercícios nos quais o quadril e pernas fiquem acima do nível do peito, evitando com isso que o fluxo do sangue seja conduzido muito bruscamente para a cabeça. É importante controlar a frequência cardíaca durante o tempo de execução dos exercícios, a qual deve estar entre 50% e 70% da frequência cardíaca máxima. E, ao levantar do chão, fazê-lo suavemente para evitar a hipotensão (queda brusca da tensão arterial).

Durante a gestação, um regime de exercícios constantes pode ser continuado, mas deve-se diminuir a intensidade e a duração. As mulheres sedentárias devem obter liberação médica para iniciar os exercícios durante a gestação e começar pelas atividades de baixa intensidade e baixo impacto.[13]

Alguns estudos associam a AF à melhora da saúde da grávida, como a prevenção e o tratamento de dores pélvicas e lombares. Nesses casos, a associação com fisioterapia e acupuntura potencializa os resultados.[16] Estudos realizados em São Paulo e recém-publicados [17 a 19] correlacionam as AF leves, como caminhadas ou atividades domésticas, durante o segundo trimestre de gestação com efeito protetor, independente, e o baixo peso ao nascer, a prematuridade e a restrição de crescimento intrauterino. Os resultados apoiam a hipótese de que tanto o excesso quanto o déficit de atividade física exercem influência negativa sobre os desfechos da gestação, o que evidencia a necessidade do apoio de profissionais como o obstetra, o fisioterapeuta, o educador físico e o nutricionista.

Conclusão

É reconhecida a contribuição da AF na gestação, seja uma atividade da vida diária ou uma prática esportiva acompanhada por especialista. É importante ressaltar a importância de uma prescrição individualizada, para que se leve em consideração a característica da gestante e da gestação, procurando aperfeiçoar todos os benefícios descritos com um momento de bem-estar.

Notas

1. CASPERSEN, C.J., KRISKA, A.M., DEARWATER, S.R. "Physical Activity Epidemiology as Applied to Elderly Populations". *Baillieres Clin. Rheumatol.* 8: 7-27, 1994.

2. REINNHR, J., SIQUEIRA, P. "Atividade e exercício físico para gestantes." *Revista Digital Exercício Físico e Esportes*. Buenos Aires. 13 (128), 2009.
3. AMORIM, A.R., LINNE, Y.M., LOURENCO, P.M.C. "Diet or Exercise, or Both, for Weight Reduction in Women after Childbirth". Cochrane Database of Systematic Reviews, 2007, Issue 3.
4. BORODULI, K., EVERSON, K.R., HERRING, A.H. "Physical Activity Patterns During Pregnancy Through Postpartum. *BMC Women's Health*. 19;9:32, 2009.
5. INSKIP, H.M., CROZIER, S.R., GODFREY, K.M. *et al.* "Southampton Women's Survey Study Group. Women's Compliance with Nutrition and Lifestyle Recommendations before Pregnancy: General Population Cohort Study". *BMJ*. 12;338:481, 2009.
6. NOVAES, J.S. & VIANNA, J.M. *Personal training & condicionamento físico em academia*. Rio de Janeiro: Shape, 1998.
7. http://www.acog.org/publications/patient_education/bp119.cfm (acessado em 03-01-2010).
8. NIEMAN, D. *Exercício e saúde: como se prevenir de doenças usando o exercício como seu medicamento*. São Paulo: Manole, 1999.
9. SKINNER, J.S. *Prova de esforço. A prescrição de exercícios para casos específicos*. Rio de Janeiro: Revinter. 191-204, 1991.
10. CHRISTÓFALO, C., MARTINS, A., TUMELERO, S. "A prática de exercício físico durante a gestação." Publicado em abril de 2003. http://www.efdeportes.com/efd59/gestac.htm
11. RAMOS, A. *Atividade física: diabéticos, gestantes, terceira idade, crianças, obesos*. 3ª. ed. Rio de Janeiro: Sprint, 2002.
12. GORGATTI, M.C. *Atividade física adaptada: qualidade de vida para pessoas com necessidades especiais*. São Paulo: Manole, 2005.
13. BOBAK, I., LOWDERMILK, D., PERRY, S. *O cuidado em enfermagem materna*. 5ª. ed. Porto Alegre: Artmed, 2002.
14. ABRANTES, F. & MIRANDA, S. *Ginástica para gestantes*. 4ª. ed. Rio de Janeiro: Sprint, 2003.
15. MATSUDO, S. & MATSUDO, V. "Atividade física e esportiva na gravidez." Publicado em 11/04/2004. http://br.geocities.com/fisioge2/afgra.PDF
16. PENNICK, V., YOUNG, G. "Interventions for Preventing and Treating Pelvic and Back Pain in Pregnancy". *Cochrane Database of Systematic Reviews*. 2007, Issue 2.
17. Exercise in pregnancy. RCOG Statement Nº. 4 [http://www.rcog.org.uk/files/rcog-corp/uploaded-files/RCOGStatement4ExercisePregnancy2006 .pdf]. Acessado em 22-01-2010.
18. TAKITO, M.Y. & BENICIO, M.H. "Physical Activity during Pregnancy and Fetal Outcomes: A Case-Control Study". *Rev. Saúde Pública*, 44:1, 2010.
19. TAKITO, M.Y., BENICIO, M.H., NERI, L.C. "Atividade física de gestantes e desfechos ao recém-nascido: revisão sistemática." *Rev. Saúde Pública*. São Paulo, 43(6), 2009.

CAPÍTULO 12

O papel da nutrição na atividade física

FLÁVIA MALANDRINI MEDEIROS E ROSANA RAELE

Introdução

Na tentativa de reforçar os sistemas de saúde no âmbito da medicina preventiva, sobretudo com base nas ações de atenção primária destinadas a evitar os agravos à saúde e consequente cronicidade das doenças, emergem, como verdadeiros pilares desse processo, a prática da atividade física e o cuidado nutricional.

Segundo Mendonça & Anjos (2004), o fornecimento excessivo de energia pela dieta associado à redução da prática de atividade física apontam como os principais desencadeantes socioambientais da obesidade e, num segundo momento, das diversas doenças a ela associadas: cardiovasculares, diabetes, certos tipos de câncer, hipertensão arterial, dificuldades respiratórias, distúrbios do aparelho locomotor e dislipidemias, justificando então a expressão comum "a doença das doenças".

De acordo com Rogero (2010), o futuro aponta para um aprofundamento do conhecimento sobre a interação gene-nutriente e um significativo impacto no campo das recomendações nutricionais personalizadas com base no genótipo, mas por enquanto, considerando os obstáculos à sua aplicação prática, partiremos de um conceito bastante elucidado: o balanço energético, não com o objetivo de tratar a obesidade e doenças crônicas não transmissíveis de maneira simplista, mas sim recrutando ferramentas já disponíveis e bastante utilizadas para um plano de intervenção mais imediato e tão precoce quanto possível, pois, afinal, trata-se de um dos mais graves problemas de saúde pública no mundo, que avança de forma rápida e progressiva, sem diferenciar raça, sexo, idade ou nível social, como ressalta Repetto *et al.*(2003).

Sem dúvida, a alimentação é um dos prazeres da nossa vida. Em contrapartida, os cuidados com a saúde entram na lista das obrigações não tão prazerosas, pois aceitar uma doença ou a possibilidade de alguma futura alteração na saúde implica mudança do estilo de vida vigente. As pessoas sabem o que devem ingerir, sabem que devem se exercitar, mas simplesmente não o fazem, conforme mostra Borrelli (2006) e outros estudos que avaliam a estatística da adesão ao tratamento.

O início de todo tratamento ou programa de prevenção deve ter como base o processo motivacional, com o engajamento dos pacientes no papel de colaboradores ativos em suas próprias mudanças de comportamento ligados à saúde e, sobretudo, ao estado nutricional. Passada a fase de "resistência", existe a diferenciação entre o alimento apenas como combustível para o organismo e o alimento como conjunto de nutrientes capazes de auxiliar na obtenção/manutenção da saúde e no melhor desempenho em treino.

Uma variedade de situações aparece quando avaliamos os estudos que verificaram se indivíduos fisicamente ativos possuíam uma dieta mais saudável: alguns encontraram uma relação positiva, enquanto outros, nenhuma relação. Em um estudo específico realizado por Ferreira (2005) com mulheres fisicamente ativas, o grupo que recebeu orientações sobre alimentação saudável teve aumento espontâneo significativo na frequência de atividades moderadas.

Cada tipo de esporte implica recomendações nutricionais diferentes e não é nosso objetivo, neste capítulo, discorrer sobre essa condição, uma vez que o tornaria por demasiado extenso. Apenas por curiosidade, interferem nessas recomendações específicas: o tipo de esporte, a intensidade do treinamento, a idade, o sexo, dentre outros, o que justifica a abordagem mais generalista da relação exercício *versus* alimentação, com ênfase na melhora da qualidade de vida e prevenção das doenças crônicas.

Nutrição, atividade física e qualidade de vida

Atividade física sem cuidado alimentar; cuidado alimentar sem atividade física... Será possível dissociar esses dois fatores na busca contínua pelos melhores resultados? Com base nessa questão, e sendo o excesso de gordura corporal um dos principais responsáveis pela má qualidade de vida, o Ministério da Saúde produziu os 10 passos para o peso saudável dentro do Plano Nacional para a Promoção da Alimentação Adequada e do Peso Saudável, cujos objetivos são: (1) aumentar o nível de conhecimento da população sobre a importância da promoção à saúde e de se manter peso saudável e de se levar uma vida ativa; (2) modificar atitudes e práticas sobre alimentação e atividade física; (3) prevenir o excesso de peso (MENDONÇA, 2004, p.705).

As diretrizes dietéticas para os americanos dão conselhos baseados em escolhas alimentares e atividade física e mostram que ambos devem trabalhar juntos para a promoção da saúde na população. Ser ativo aumenta a quantidade de calorias queimadas diárias, e, como com o passar dos anos o metabolismo diminui, movimentar-se mais e comer menos são pré-requisitos para um metabolismo mais equilibrado.

O que é uma dieta "saudável" afinal? Para o Dietary Guidelines for Americans (2010), uma dieta saudável é aquela que enfatiza o consumo de frutas, legumes, grãos integrais, leite e derivados com baixo teor ou sem gordura, carnes magras, aves, peixes, feijões, ovos e nozes. É pobre em gorduras saturadas, gorduras trans, colesterol, sal (sódio) e açúcares adicionados.

Partindo dos passos para "tornar-se saudável" encontrados no guia alimentar "My Pyramid", cinco conselhos são importantes para iniciar um plano de mudança comportamental:

- **Seja realista** – comece por pequenos passos, tanto nas escolhas alimentares quanto na prática de atividade física, pois eles prometem funcionar melhor do que passos gigantes.
- **Seja aventureiro** – expanda seus gostos para apreciar uma variedade de alimentos e atividades físicas diferentes.
- **Seja flexível** – vá em frente e encontre o equilíbrio entre o que você come e o que faz ao longo de vários dias. Não se preocupe com isso em apenas uma refeição ou um único dia.
- **Seja sensível** – aproveite, saboreie os alimentos que você consome, só não exagere.
- **Seja ativo** – conquiste os benefícios promovidos pela prática moderada e regular de atividade física: qualquer aumento do gasto energético em suas atividades rotineiras é bem-vindo!

Equilíbrio entre consumo e gasto energético

Segundo as leis da termodinâmica, quando a ingestão de calorias na dieta é maior que o gasto energético teremos o armazenamento de energia e consequente acúmulo de gordura. Inversamente, ou seja, na ingestão menor que o gasto energético, teremos a perda dos estoques corporais de energia e redução do peso.

Melby & Hickey (2006) referem que o balanço energético é mais bem explicado pelo uso de uma equação dinâmica na qual as mudanças em um dos fatores da equação "energia consumida/energia gasta" resulta em mudanças metabólicas e/ou comportamentais de compensação no lado oposto. Por exemplo, quando uma pessoa começa a seguir uma dieta com restrição calórica, a taxa do metabolismo costuma diminuir, de maneira que a perda de peso é menor que a esperada. Existem evidências que mostram que o nosso organismo se adapta melhor para lidar com as consequências negativas da baixa ingestão calórica, o que é potencializado quando a ingestão calórica habitual é excessiva e somada ao sedentarismo ou baixa prática de atividade física. É por isso que a prática regular de exercícios ainda é o principal fator de manutenção da perda de peso a longo prazo. Além desta, o fracionamento da dieta é outro ponto para estímulo metabólico, pois o gasto energético também é resultado da ação dinâmica específica dos alimentos, que corresponde ao gasto energético necessário para a digestão, absorção e utilização dos alimentos, conforme relatam Mendonça & Anjos (2004).

Suplementação esportiva

Goston & Toulson (2009) ressaltam que o consenso geral das pesquisas estabelece que as pessoas fisicamente ativas não necessitam de nutrientes adicionais além dos existentes em uma dieta balanceada. É claro que atenção maior deve estar voltada para possíveis perdas de nutrientes decorrentes dessa prática e do aumento de certas necessidades nutricionais específicas. Inúmeras condições podem influenciar essas necessidades nutricionais, seja o período fisiológico em que os indivíduos se encontram ou até mesmo o estilo de vida.

Basicamente, podem-se dividir os praticantes de atividade física em dois grandes grupos: os que objetivam principalmente perder gordura corporal e os que almejam o ganho de massa magra. Não que esses processos ocorram isolada e exclusivamente, mas têm como base a prioridade ou meta principal do indivíduo, que também pode ser uma busca por qualidade de vida apenas, independentemente de mudanças em composição corporal. Em qualquer um dos casos, é tarefa difícil estimar as prováveis necessidades energéticas do praticante de atividade física para prosseguir na elaboração do planejamento dietético. Ainda assim, a avaliação do consumo alimentar habitual, da rotina de atividades, das horas de sono e das alterações na composição corporal é de grande valia para qualquer tipo de intervenção nutricional capaz de propiciar melhor rendimento e menor desgaste ao indivíduo praticante regular de exercício físico.

O requerimento energético aumentado é o principal diferencial da alimentação do praticante de exercícios físicos, razão pela qual muitos recorrem ao uso de suplementos alimentares desenvolvidos para alcançar suas necessidades especiais de energia e nutrientes. A prescrição desses chamados recursos ergogênicos ou otimizadores de performance deve ocorrer de forma individualizada e em conjunto com a prescrição dietética ideal; só assim os benefícios são reais, diferentemente do vivenciado no ambiente esportivo, em que a adoção de dietas milagrosas associadas ao uso de suplementos nutricionais de forma abusiva e não segura acontece de forma expansiva.

Conforme descrito em Goston (2009), a American Dietetic Association (ADA), a Canadian Dietetic Association (CDA) e o American College of Sports Medicine (ACMS) presumiram que a segurança dos recursos ergogênicos relacionados com a nutrição permanece em questão e destacaram a classificação desses produtos em quatro categorias:

- Aqueles que podem funcionar conforme alegado. Por exemplo: creatina, cafeína, isotônicos, barras e géis esportivos, suplementos à base de aminoácidos e proteínas e bicarbonato de sódio.
- Aqueles que podem funcionar conforme alegado, porém com evidências insuficientes no momento da sua eficácia, no que tange ao aumento do desempenho esportivo e melhora da saúde geral. São eles: glutamina, HMB (b-hidróxi b-metilbutilrato), colostro, ribose.
- Aqueles que não desempenham funções como alegam, e aqui está incluída a maioria dos suplementos comercializados atualmente. Por exemplo: aminoácidos de cadeia ramificada (BCAA), carnitina, picolinato de cromo, coenzima Q10, ácido linoleico conjugado (CLA), triglicerídeo de cadeia média (TCM), entre outros.
- Aqueles que são perigosos, banidos pelo COI ou ilegais e, portanto, não devem ser usados. Por exemplo: esteroides anabólicos, *tribulus terrestris*, efedrina, hormônio do crescimento (GH).

Conforme relatam Vancini *et al.* (2005), a produção de radicais livres está aumentada como resultado do exercício intenso; em contrapartida, o exercício moderado pode proteger o organismo dos efeitos deletérios dos radicais livres por aumentar a capacidade antioxidante celular.

Segundo Coelho Junior & Previde (2005), quando o organismo não consegue mais combater os radicais livres com antioxidantes endógenos, torna-se necessária a ingestão de vitaminas, que são as principais varredoras de radicais livres. O consumo de antioxidantes, como as vitaminas C, E, A e betacaroteno, pode diminuir a lesão oxidativa gerada pelo exercício, neutralizando os radicais livres. Contudo, a ingestão tanto dietética quanto através de suplementos alimentares deve ser cuidadosamente monitorada, uma vez que megadoses desses compostos podem ter um efeito mais pró do que antioxidante, promovendo, algumas vezes, efeitos tóxicos.

Necessidades nutricionais no exercício

Existem modificações dietéticas especiais para aperfeiçoar o desempenho físico do praticante de atividade física que vão muito além de uma nutrição balanceada. Vejamos alguns conceitos:

Ponto de destaque, segundo Clark (1998), é uma hidratação adequada, em que se sugere uma ingestão diária mínima de oito copos de água e/ou bebidas reidratantes, pois o corpo perde água continuamente durante o exercício por causa da sudorese. Durante o exercício intenso, os músculos podem gerar 20 vezes mais calor do que quando se está em repouso. Esse calor é dissipado pelo suor. Ficar atento ao aspecto da urina pode ser um bom avaliador, pois, quanto mais escura e concentrada, maior a necessidade de se tomar água. Para sermos mais precisos quanto à ingestão de líquidos diária, pode-se adotar um litro de água para cada mil calorias gastas/dia. A água é um excelente repositor de líquidos para a maioria dos indivíduos que se exercitam entre 60 a 90 minutos de forma moderada; se o exercício durar mais do que isso ou for de alta intensidade, é interessante beber durante a prática algo que contenha uma pequena quantidade de açúcar (40 a 80 calorias por 225g ou uma solução de 4% a 8%) combinada com um pouco de sódio.

Existem outras boas opções para uma boa hidratação e reposição de eletrólitos, como sódio e potássio, seja antes, durante e/ou após o treinamento, tais como: sucos diluídos em água (maracujá, abacaxi, caju etc.), picolés de frutas, café ou chás descafeinados, isotônicos, limonada, sopas, chás de ervas, água de coco, frutas e hortaliças aquosas.

Além dos fatores fisiológicos que podem afetar as escolhas alimentares antes do exercício, temos também os fatores psicológicos, pois o melhor desempenho em treino também se associa à sensibilidade de cada um quanto a possíveis desconfortos abdominais nesse momento.

Em linhas gerais, com base no que Clark (1998) descreve, podemos adotar algumas diretrizes para nossas escolhas alimentares, considerando alguns focos principais: ajudar a prevenir a hipoglicemia e todos os seus sintomas adversos e fornecer combustível para os músculos, pela síntese de glicogênio atuando como reserva energética ou como energia mais imediata, por meio de alimentos consumidos dentro de aproximadamente uma hora antes do início do exercício.

Para manter sempre em dia nossas reservas energéticas devemos nos preocupar com a ingestão diária total de carboidratos, que pode ser de pelo menos 60% em relação ao valor energético total da dieta, conforme descrito em Biesek *et al.* (2005), e não apenas com a refeição que antecede o treino. Por outro lado, segundo Kanno (2009), o excesso de consumo de certos tipos de carboidratos, como massas e doces, pode causar hipertrigliceridemia, propensão ao diabetes tipo 2 e doenças coronarianas, de forma que tanto a qualidade quanto a quantidade de carboidratos precisam ser avaliadas.

Recomendam-se para o período pré-treino alimentos de moderado a baixo índice glicêmico, ou seja, aqueles que promovem a liberação mais gradativa de açúcar na corrente sanguínea e consequentemente energia contínua no transcorrer do treinamento (por exemplo, iogurte, banana, mingau de aveia, maçã, laranja, pão de centeio, cereal). Se o exercício for durar menos de uma hora, qualquer tipo de alimento que seja leve pode ser consumido. É válido evitar alguns alimentos, independentemente da duração do exercício: proteínas ricas em gorduras e demais alimentos gordurosos, pois demoram muito mais tempo para serem absorvidos por conta do retardamento do esvaziamento gástrico; doces e alimentos de alto índice glicêmico, pois pode existir uma queda no açúcar sanguíneo proveniente do aumento da secreção de insulina e diminuição do desempenho em treino para alguns indivíduos.

Para Cocate *et al.* (2011), segundo publicação na revista *Nutrition Journal*, dependendo do índice glicêmico dos alimentos durante o exercício de alta intensidade, a glicemia não difere.

Considerar o tempo adequado para a digestão também é essencial, lembrando que refeições volumosas e mais calóricas têm processo digestivo bem mais demorado do que um lanche leve, feito de acordo com a tolerância individual de cada um. Os líquidos também constituem boa opção de lanche quando o intervalo até o treinamento é mais curto.

Clark (1998) relata que a intenção das escolhas corretas para o período que sucede o exercício é recuperar da melhor forma o organismo para o próximo treinamento. Os praticantes recreativos, que treinam poucas vezes na semana, têm tempo suficiente para repor os nutrientes gastos na atividade física, mas os que treinam com mais intensidade podem apresentar fadiga crônica, que pode ser atribuída ao treinamento excessivo, ao repouso inadequado e também à nutrição inapropriada, quanto ao valor calórico total, carboidratos, proteínas e micronutrientes.

Consumir bebidas e alimentos ricos em carboidratos dentro de 15 minutos depois do treino ajuda a repor as reservas energéticas depletadas durante o exercício, sobretudo se essas escolhas forem de alimentos de moderado para alto índice glicêmico (por exemplo, flocos de milho, melancia, mel, uvas-passas, batata assada).

Na dieta de recuperação, não podemos nos esquecer das proteínas, ou melhor, de combinar proteínas aos carboidratos, a fim de potencializar a resposta da insulina e o transporte de glicose do sangue para os músculos.

Quanto ao total proteico necessário na dieta, sabe-se que o excesso de ingestão proteica não aumenta a massa magra e, além disso, torna-se prejudicial à saúde. Práticas dietéticas errôneas, tais como a aplicação de uma dieta cetogênica ou restrita em carboidratos, associadas à prática de atividade física com a falsa promessa de redução de peso "sem sofrimento", podem gerar um estresse metabólico significativo, sendo, portanto, totalmente contraindicadas. As pesquisas revelam que os atletas e praticantes de atividade física valorizam o alto consumo proteico, mas desconsideram o aporte de vitaminas, minerais, disposição genética, equilíbrio no balanço energético, dentre outros. Outro aspecto são as consequências de uma dieta hiperproteica, a qual pode ocasionar aumento do risco de doença cardíaca; acidose metabólica, que leva à fadiga mais rapidamente; osteoporose, por diminuir a absorção de cálcio; disfunções renais, por diminuírem a excreção de citrato na urina e favorecer a formação de cálculos renais, como mostra Kanno (2009).

De maneira geral, segundo Biesek *et al.* (2005), alguém que pratica atividades físicas de maneira recreativa (quatro a cinco vezes na semana, cerca de 30 minutos, atividade de baixa intensidade) deve ingerir a mesma quantidade proteica recomendada para sedentários (0,8g/kg/dia). Pesquisas indicam que, quando o exercício é moderado e regular (cinco a seis vezes na semana, durante uma hora), a ingestão proteica de 1,2 a 1,4g/kg/dia associada à adequada ingestão energética é suficiente. Para treinos de força vigorosos, pode-se ingerir cerca de 1,7 a 1,8g/kg/dia.

A quantidade de lipídios da dieta é o último passo a ser determinado, pois é complementação do valor energético total. A ingestão de gorduras é essencial para atingir os requerimentos de ácidos graxos essenciais, fornecer energia, tornar os alimentos e refeições mais palatáveis e possibilitar a absorção das vitaminas lipossolúveis, A, D, E e K, dentre outras funções. A proporção de lipídio a ser consumida na dieta deve fornecer um perfil ideal dos diferentes tipos de lipídios, de forma a torná-la saudável e principalmente preventiva contra as doenças crônico-degenerativas.

A associação entre atividade física e dieta hiperglicídica e hipolipídica parece ter melhores efeitos sobre a composição e peso corporais, quando comparada com a associação exercício-dieta hiperlipídica (POLACOW, 2007, p. 397).

Conclusão

No tocante às recomendações nutricionais para o exercício, não há receitas prontas. A dieta mais eficiente é aquela que se adapta às características do praticante de exercício físico como um todo, sendo o plano alimentar individualizado a melhor forma de atingir os resultados desejados. De qualquer maneira, as dicas apresentadas neste capítulo constituem importante sugestão para o despertar de uma "consciência alimentar".

Fala-se sobre o conceito do autocuidado, em que os indivíduos tornam-se capazes de controlar os fatores determinantes de sua saúde. Para tanto, é de suma importância a capacitação em saúde, por meio da divulgação de informações e oportunidades de acesso a escolhas de vida mais saudáveis, que valorizem um conjunto de ações e não somente aspectos parciais da promoção da saúde.

No entendimento de que a nutrição apropriada constitui o alicerce para o melhor desempenho físico e que ambos são pré-requisitos para a promoção da qualidade de vida, torna-se fundamental a implantação de programas educativos, em que a associação entre prática regular de atividade física e alimentação equilibrada e direcionada a essa prática possa atuar não só nos fatores estéticos que nos levam a essa vantajosa combinação, mas, sobretudo, na prevenção das doenças crônicas e todos os seus efeitos indesejáveis, capazes de comprometer nosso bem-estar físico e capacidade funcional no longo prazo.

Referências

BIESEK, S., ALVES, L.A., GUERRA, I. "As proteínas no exercício." *In*: *Estratégias de nutrição e suplementação no esporte*. São Paulo: Manole, Cap. 2, p.43-45, 2005.

BORRELLI, B. "Using Motivational Interviewing to Promote Patient Behavior Change and Enhance Health". Nova York: *Medscape CME*, 2006.

CLARK, N. "Tempo para uma bebida. Nutrição antes e durante o exercício." *In*: *Guia de nutrição desportiva*. Tradução de Álvaro Reischak. Porto Alegre: Artmed, Cap. 9 e 10, p.121-161, 1998.

COELHO JUNIOR, G.G., PREVIDE, T.G. *Overtraining e estresse oxidativo*. Monografia apresentada ao Centro Universitário Claretiano. Batatais, p.10, 2005.

Dietary Guidelines. United States Departament of Agriculture. My Pyramid. Gov. USA, 2010. Disponível em: http://www.mypyramid.gov/downloads/resource/MyPyramidBrochureby-IFIC.pdf/> Acesso em 15 abril de 2010.

COCATE, P.G. *et al.* "Metabolic Responses to High Glycemic Index and Low Glycemic Index Meals; a Controlled Crossover Clinical Trial". *Nutr. J.* Viçosa, 5;10:1, janeiro de 2011.

FERREIRA, M. *et al.* "Efeitos de um programa de orientação de atividade física e nutricional sobre o nível de atividade física de mulheres fisicamente ativas de 50 a 72 anos de idade". *Rev. Bras. Med. Esporte*. Niterói, v. 11, n. 3, junho de 2005.

GOSTON, J.L. & TOULSON, M.I. "Suplementos nutricionais: histórico, classificação, legislação e ambiente esportivo". *Nutrição em Pauta: Nutrição e Esporte*. São Paulo: set/out de 2009.

KANNO, P. *et al.* "Dieta ideal *versus* desempenho esportivo: um estudo sobre estereótipos nutricionais aplicados por triatletas". *Rev. Bras. Cineantropom Desempenho Hum*. Brasília, v. 11, n. 4, p. 444-448, agosto de 2009.

MELBY, C. & HICKEY, M. "Balanço energético e regulação do peso corporal." *Sports Science Exchange*. Gatorade Sports Science Institute, v. 18, n. 4, out/nov/dez. 2006. Disponível em: <http://www.gssi.com.br/>. Acesso em 15 de abril de 2010.

MENDONCA, C.P. & DOS ANJOS, L.A. "Aspectos das práticas alimentares e da atividade física como determinantes do crescimento do sobrepeso/obesidade no Brasil." *Cad. Saúde Pública*, Rio de Janeiro, v. 20, n. 3, junho de 2004.

POLACOW, V.O. & LANCHA JUNIOR, A.H. "Dietas hiperglicídicas: efeitos da substituição isoenergética de gordura por carboidratos sobre o metabolismo de lipídios, adiposidade corporal e sua associação com atividade física e com o risco de doença cardiovascular". *Arq. Bras. Endocrinol. Metab.* São Paulo, v. 51, n. 3, p. 389-400, abril de 2007.

REPETTO, G., RIZZOLLI, J., BONATTO, C. "Prevalência, riscos e soluções na obesidade e sobrepeso: here, there, and everywhere." *Arq. Bras. Endocrinol. Metab.*, São Paulo, v. 47, n. 6, dezembro de 2003.

ROGERO, M.M., ONG, T.P. "Nutrigenômica e doenças crônicas não transmissíveis." *Nutrição em Pauta*. São Paulo, ano 18, nº 100, janeiro/fevereiro de 2010.

VANCINI, R.L. *et al.* "Radical livre, estresse oxidativo e exercício". Centro de Estudos de Fisiologia do Exercício da Universidade Federal de São Paulo. UNIFESP. São Paulo, 2005. Disponível em: <http://www.centrodeestudos.org.br/pdfs/oxidativo.pdf> Acesso em: 15 abril de 2010.

CAPÍTULO 13

O papel da atividade física na recuperação ortopédica

MARIO FERRETTI FILHO E SILVIA DE BARROS FERRAZ RIBEIRO

Introdução

A frase "a atividade física regular traz benefícios à saúde" é um consenso popular. Esse consenso faz com que a prática esportiva ganhe adeptos das mais diversas faixas etárias e modalidades esportivas. Porém, como atividade física é movimentação corporal promovida pelo sistema musculoesquelético, é necessário que este esteja preparado para a prática esportiva; caso contrário, pode haver o aparecimento de lesões do sistema musculoesquelético. As lesões do sistema musculoesquelético frequentes são tendinopatias, lesões articulares e lesões musculares.

A atividade física ocupa uma posição muito interessante em patologias ortopédicas. Geralmente, ela favorece o equilíbrio do sistema musculoesquelético evitando lesões, porém, quando não realizada de maneira correta ou com preparo musculoesquelético necessário, a atividade física pode ser a causadora de lesões. Ainda mais, ela deve ser usada na recuperação de patologias ortopédicas. Como podemos ver, o papel da atividade física para o sistema musculoesquelético pode ser fisiológico, patológico e até terapêutico.

Além dos benefícios da atividade física para o sistema musculoesquelético, ela também beneficia diferentes sistemas do corpo humano, sendo capaz de prevenir doenças coronarianas e acidentes vasculares cerebrais (AVC), popularmente conhecidos como "derrames", uma vez que fortalece os músculos do coração, diminui a pressão arterial, diminui o mau colesterol, LDL (low-density lipoprotein), e aumenta o bom colesterol, HDL (high-density lipoprotein), melhorando, assim, o fluxo sanguíneo e a capacidade de trabalho do coração.[1] Também é sabido que o exercício diminui a gordura corporal e a chance de aparecimento de doenças relacionadas com a obesidade,[1] além de ajudar no controle do diabetes melito, na prevenção do câncer e de doenças neurológicas demenciais.[1] Os benefícios da atividade física incluem ainda a diminuição da taxa de mortalidade em idosos.[1] Como vemos, a ação da atividade física é sistêmica e beneficia todos os sistemas do corpo humano.

Efeito anti-inflamatório sistêmico e local

É importante ressaltar que o exercício apresenta um efeito sistêmico que beneficia todos os órgãos do corpo humano. Isso ocorre por meio de alterações moleculares na musculatura esquelética e se dissipa para todos os sistemas do corpo humano através da circulação.

A musculatura esquelética corresponde a 55% da massa do corpo e tem um papel importante no metabolismo energético de todo o corpo humano, assim como na reciclagem de substratos (resíduos bioquímicos). Em indivíduos normais, a musculatura esquelética é responsável por 80% da captação de glicose insulino-dependente.[2] Durante o exercício, o sistema esquelético, principalmente a musculatura esquelética, trabalha e gera a produção de todo o benefício que o exercício físico traz ao corpo humano. Esse benefício é gerado em forma de moléculas que aumentam a capacidade respiratória das mitocôndrias, evitando, assim, a deposição de ácidos gordurosos e seus substratos na musculatura esquelética.[3] Além da melhora na biogênesis das mitocôndrias, o exercício está relacionado com a produção de moléculas anti-inflamatórias.[4] A citocina interleucina-6 (IL-6) é a primeira encontrada na articulação durante o exercício e chega a aumentar até 100 vezes sua concentração sanguínea no exercício. A IL-6 apresenta uma dualidade funcional podendo ser pró e anti-inflamatória, porém na resposta ao exercício a IL-6 apresenta uma função anti-inflamatória estimulando a produção de outras citocinas anti-inflamatórias, como a interleucina-1 receptor antagonista (IL-1 ra) e a interluecina-10 (IL-10), além de inibir a produção de citocinas pró-inflamatórias como a interleucina-1 (IL-1) e o fator de necrose tumoral-alfa (TNF-α).[4] Essas alterações iniciam-se na musculatura esquelética com o exercício e atingem todos os sistemas do corpo humano através da circulação, bloqueando, assim, todas as alterações inflamatórias crônicas.

Esses mecanismos descritos ajudam a entender os benefícios do exercício no combate às alterações cardiovasculares e diabetes, uma vez que tais patologias podem estar associadas às moléculas inflamatórias como TNF-α e às alterações mitocondriais. Além do efeito sistêmico, o sistema musculoesquelético beneficia-se também do efeito celular local.[5,6] Estudos em células articulares condrais mostram que o exercício celular com magnitude e frequência fisiológica também diminui a expressão de moléculas inflamatórias, reduzindo a inflamação local, e esse efeito anti-inflamatório não depende do efeito sistêmico, e sim do simples estímulo mecânico aplicado diretamente nas células condrais.[5,6]

Efeito mecânico-estabilidade

O efeito benéfico do exercício no tratamento de diferentes patologias ortopédicas pode ser decorrente das alterações moleculares descritas, como também alterações mecânicas a seguir.

É importante lembrar que todas as articulações do corpo humano apresentam sua estabilidade articular baseada primariamente na configuração da anatomia óssea e ligamentar. Porém, a musculatura ao redor da articulação sempre funciona como estabilizadora secundária dessa articulação, promovendo também um efeito mecânico de estabilidade articular e evitando, assim, patologias ortopédicas associadas à instabilidade articular. Iremos então explicar a anatomia de importantes articulações do sistema musculoesquelético para que possamos entender o conceito mecânico de estabilidade da atividade física para as patologias ortopédicas.

Anatomia

Coluna vertebral

A coluna vertebral é formada por ossos chamados vértebras. Ao total são 33 vértebras, sendo 7 cervicais, 12 torácicas e 5 lombares; o sacro é composto de 5 vértebras fundidas e pelo cóccix, formado de 4 vértebras rudimentares fundidas entre si. As vértebras se dispõem verticalmente com uma vértebra encaixando-se perfeitamente sob a outra. Esse encaixe faz com que as facetas inferiores de uma vértebra acima se articulem com as facetas superiores da vértebra abaixo, formado uma articulação chamada de articulação facetária. As vértebras são diferentes conforme a região, principalmente devido à conformação das facetas. As facetas cervicais são planas e orientadas obliquamente; na região torácica as vértebras são planas e orientadas quase no plano frontal. Na região lombar, as facetas superiores são ligeiramente côncavas e voltadas medialmente, enquanto as inferiores são ligeiramente convexas e voltadas lateralmente. As facetas que estão localizadas na parte posterior da coluna são responsáveis pela flexibilidade e movimentação da coluna vertebral. Posterior às vértebras, no centro da coluna espinhal, está um canal vertical conhecido como canal medular, que contém o cordão espinhal do sistema nervoso central. Este, por sua vez, forma as diversas raízes nervosas que irão compor os nervos periféricos. O formato da anatomia óssea das vértebras tem um arcabouço que cerca totalmente o cordão espinhal, protegendo-o de lesões (Figura 13.1).

Entre as vértebras existe o disco intervertebral de consistência mais gelatinosa e com resistência à compressão (Figura 13.1).

As vértebras e os discos são unidos não somente pela anatomia óssea, que encaixa uma vértebra com a outra, mas também por um grupo de ligamentos e tendões que estabilizam a coluna vertebral, permitindo movimentos coordenados e evitando movimentos excessivos em qualquer direção, o que acarretaria carga excessiva sobre as articulações facetárias e os discos intervertebrais (Figura 13.1).

Além dos tendões e ligamentos que são os estabilizadores primários, a musculatura funciona como estabilizadores secundários da coluna vertebral. A função primária desses músculos é produzir movimentos e secundariamente ajudar na estabilidade da coluna vertebral. A musculatura da coluna cervical consiste em músculos flexores motores primários, o esternocleidomastóideo direito e o esquerdo, além dos extensores primários, o trapézio (fibras superiores), esplênio da cabeça, esplênio do pescoço e semiespinhal da cabeça de ambos os lados. Os flexores motores secundários são os escalenos,

Figura 13.1 Modelo plástico da coluna vertebral lombar.

Vista anterior; Vista lateral; Vista posterior

1. Corpo vertebral; 2. Disco intervertebral (observe na Fig. 13.1B a região posterior do disco e sua proximidade com a raiz nervosa); 3. Raiz nervosa; 4. Cordão espinhal (observe a proteção óssea que envolve o cordão espinhal); 5. Articulação facetária (observe como uma vértebra se encaixa em outra formando a articulação facetária e oferecendo uma estabilidade pelo encaixe ósseo).

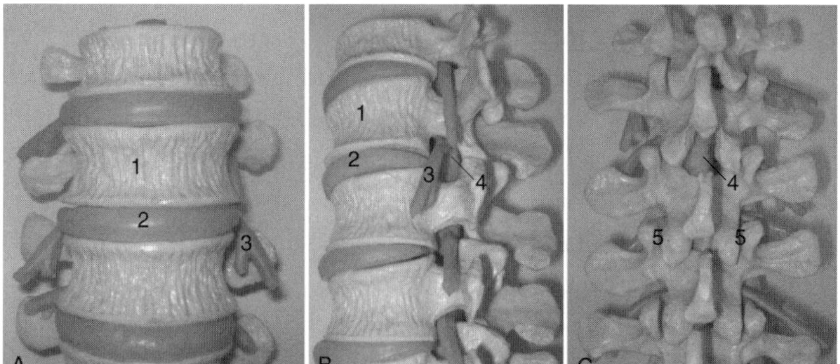

pré-vertebrais (longo da cabeça, longo do pescoço, reto anterior da cabeça e reto lateral da cabeça) de ambos os lados; já os extensores secundários são os músculos eretor da espinha (iliocostal cervical, longuíssimo da cabeça, longuíssimo do pescoço, espinhal da cabeça, espinhal do pescoço), reto posterior maior da cabeça, reto posterior menor da cabeça, de ambos os lados. A inclinação lateral também é realizada pelo esternocleidomastóideo, escalenos, esplênios da cabeça e pescoço, oblíquo superior e inferior, todos do lado do movimento. A rotação é realizada pelo esternocleidomastóideo do lado oposto ao movimento e escalenos e esplênios do lado do movimento.

A musculatura flexora do tronco e do abdômen são os músculos reto abdominal, oblíquo externo do abdômen, oblíquo interno do abdômen, todos com o lado direito e esquerdo. Estes são considerados motores primários. A extensão é realizada pelas extensões lombares e torácicas do músculo eretor da espinha (iliocostais torácico e lombar, longuíssimo do tórax, espinhal do tórax) e quadrado lombar de ambos os lados. A rotação é realizada pelos músculos motores primários oblíquos internos do abdômen do mesmo lado e do externo do lado contralateral. Os motores secundários são o iliocostal lombar, iliocostal torácico e outros músculos rotadores mais profundos do mesmo lado do movimento. A inclinação lateral é realizada pelo músculo oblíquo externo do abdômen e quadrado lombar do mesmo lado do movimento. O músculo transverso abdominal é o mais profundo dos músculos abdominais e age como compressor das vísceras abdominais, na estabilização da coluna lombar, no sinergismo com os músculos do assoalho pélvico e como componente fundamental da respiração. O músculo multifido, que é mais espesso na região lombar e termina na região cervical, age bilateralmente estendendo o tronco e estabilizando a coluna, bem como unilateralmente fletindo o tronco lateralmente e rodando-o para o lado oposto.

Cintura escapular

A clavícula, o úmero e a escápula, quando articulados, formam um arcabouço ósseo chamado de cintura escapular. A clavícula se articula com o acrômio da escápula e com o esterno do tórax. A articulação glenoumeral é uma articulação diartrodial formada pela junção da cabeça do úmero e a glenoide da escápula (Figura 13.2). A anatomia óssea da articulação glenoumeral não oferece uma estabilidade articular adequada, por se tratar de uma articulação em que a porção umeral é arredondada e a glenoide é plana. Logo, a importância da cápsula articular e dos ligamentos da cintura escapular é crucial para a estabilidade articular (Figura 13.2).

Os ligamentos que fixam a clavícula ao acrômio e à escápula são os ligamentos acromioclaviculares, conoide e trapezoide. A articulação glenoumeral é estabilizada

Figura 13.2 Modelo plástico da articulação escapuloumeral.

Vista anterior; Vista lateral; Vista posterior

1. Úmero proximal (observe na Fig. 13.2C a articulação do úmero com a glenoide da escápula); 2. Escápula; 3. Clavícula; 4. Processo coronoide, parte integrante da escápula; 5. Acrômio, parte integrante da escápula. Abaixo do acrômio fica o espaço subacromial onde pode haver impacto do acrômio com os tendões do manguito rotador; 6. Glenoide, parte integrante da escápula que se articula com o úmero proximal através da cápsula e ligamentos intracapsulares glenoumerais.

A. Tendão do supraespinhoso, parte integrante do manguito rotador, tendão mais comumente acometido por tendinopatia; B. Ligamento coracoacromial; C. Ligamento coracoclavicular trapezoide; D. Ligamento coracoaclavicular conoide; E. Cápsula articular; F. Ligamento acromioclaviculares.

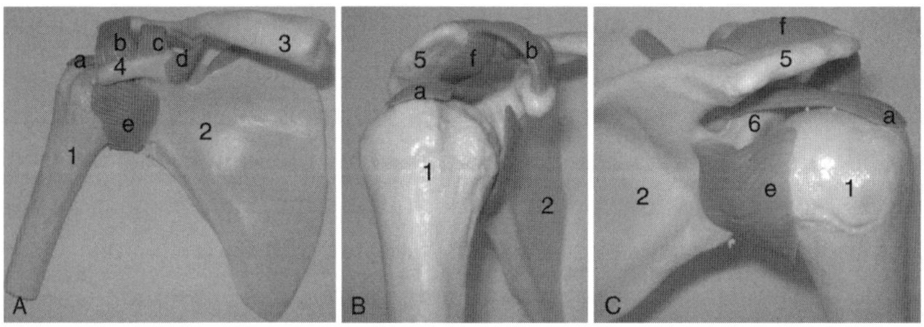

pela cápsula articular e pelos ligamentos glenoumeral superior, médio e inferior. Esses ligamentos e cápsula oferecem uma estabilidade articular adequada e uma grande amplitude de movimento (Figura 13.2).

Como em toda articulação, os músculos que proporcionam os movimentos do ombro são também estabilizadores secundários da articulação glenoumeral. Esses músculos inserem-se em proeminências ósseas por meio de tendões. O manguito rotador é o nome dado à confluência de tendões musculares que se inserem no úmero: o supraespinhal, o infraespinhal, o subescapular e o redondo menor. Os músculos do ombro são: M. deltoide, responsável pela abdução do braço, auxilia nos movimentos de flexão, extensão, rotação lateral e medial, flexão e extensão horizontal do braço; o supraespinhal, responsável pela abdução do braço; o infraespinhal, responsável pela rotação externa do braço; o redondo menor, responsável pela adução e rotação externa do braço; o subescapular, responsável pela adução do braço e rotação interna do braço; redondo maior, responsável pela rotação interna, adução e extensão do braço. Além das funções de movimentação, todos os músculos trabalham como estabilizadores secundários da articulação glenoumeral.

Cotovelo

O cotovelo é articulação em dobradiça. Possui três articulações: umeroulnar, entre a tróclea do úmero e a incisura troclear da ulna, umerorradial, entre o capítulo do úmero e a cabeça do rádio, e radioulnar proximal, entre a cabeça do rádio e a incisura radial da ulna. Essa configuração óssea permite que o cotovelo realize não somente os movimentos de flexoextensão do antebraço, mas também os de pronossupinação. A articulação da ulna com o úmero apresenta uma estabilidade, mas a cápsula articular e os ligamentos do cotovelo são cruciais para a estabilidade.

A cápsula articular que engloba toda a articulação do cotovelo é espessada medial e lateralmente pelos ligamentos colaterais ulnar e radial. A parte anterior e posterior é uma fina camada fibrosa que recobre respectivamente a face anterior e posterior da articulação.

Os ligamentos oferecem estabilidade articular e permitem os diferentes tipos de movimentação. O ligamento colateral ulnar é um feixe triangular espesso constituído de duas porções: anterior e posterior, unidas por uma porção intermediária mais fina. O ligamento colateral radial é um feixe fibroso triangular, menos evidente que o ligamento colateral ulnar. O ligamento anular é um forte feixe de fibras que envolvem a cabeça do rádio, mantendo-a em contato com a incisura radial da ulna.

Além de ser estabilizadora secundária da articulação, a musculatura do cotovelo é responsável pelos movimentos do cotovelo (flexão/extensão) e do antebraço (pronação/supinação). Além disso, o cotovelo é ponto de origem da musculatura do punho e dos dedos da mão. A flexão do cotovelo é produzida por três músculos: bíceps braquial, braquial e braquiorradial. O bíceps braquial também é responsável pela supinação do antebraço em conjunto com o músculo supinador. A extensão do cotovelo é produzida por dois músculos: tríceps braquial e ancôneo. A pronação do antebraço é realizada por dois músculos: pronador quadrado e pronador redondo.

A extremidade inferior do úmero apresenta duas projeções arredondadas, chamadas de epicôndilos lateral e medial. O epicôndilo medial é o ponto anatômico de origem do músculo pronador redondo, bem como de um grupo de flexores do punho e dos dedos. O epicôndilo lateral é o ponto anatômico de origem para o músculo supinador, assim como para um grupo de extensores do punho e dos dedos.

Quadril

É uma articulação do tipo esférica formada pela cabeça do fêmur e a cavidade do acetábulo, uma articulação que provê estabilidade por sua arquitetura anatômica (Figura 13.3). Ainda mais, a estabilidade do encaixe femuroacetabular é aumentada pelo labrum acetabular, uma estrutura fibrocartilagínea inserida na margem do

Figura 13.3 Modelo plástico da articulação do quadril ou femoroacetabular.

1.Osso ilíaco; 2.Osso fêmur (observe que o formato esférico da cabeça femoral articula-se com a concavidade do acetábulo.

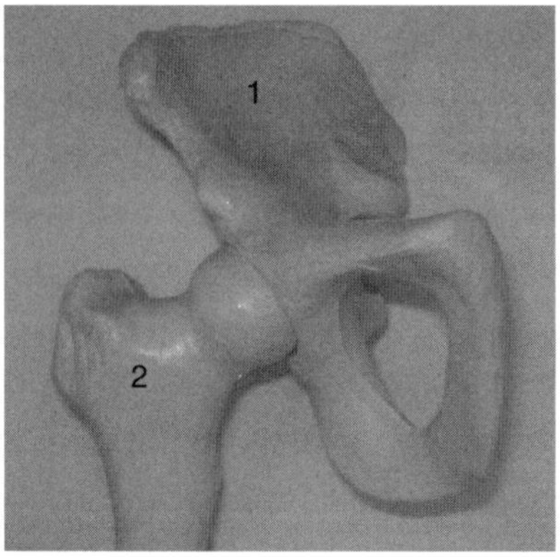

acetábulo, tornando, assim, mais profunda a cavidade acetabular e que prende firmemente a cabeça femoral no acetábulo. A cápsula articular é forte e espessa e envolve toda a articulação coxofemoral. É mais espessa nas regiões proximal e anterior da articulação, onde requer maior resistência. Posterior e distalmente é mais fina e frouxa. O ligamento iliofemoral é um feixe bastante resistente, situado anteriormente à articulação. Está intimamente unido à cápsula e serve para reforçá-la. O ligamento pubofemoral origina-se na crista obturatória e no ramo superior da pube e se funde com a cápsula e com o ligamento iliofemoral. O ligamento isquiofemoral é um feixe triangular de fibras resistentes, que se origina no ísquio distal e posteriormente se liga ao acetábulo e se funde com a cápsula. O ligamento redondo é um feixe triangular achatado com origem no ápice da fóvea da cabeça do fêmur e na incisura da cavidade do acetábulo.

A musculatura do quadril, além de agir como estabilizadora, secundária da articulação do quadril, é responsável pela mobilidade do quadril e da coxa. Os músculos glúteos do quadril são: glúteo máximo, responsável pela extensão e rotação externa do quadril, o médio, responsável pela abdução e rotação interna da coxa, e glúteo mínimo, responsável pela abdução e rotação interna; as fibras anteriores do mínimo realizam a flexão do quadril. O músculo piriforme realiza a abdução e rotação externa da coxa. Os músculos gêmeos superior, obturatório interno, gêmeo inferior, obturatório externo e quadrado femoral realizam a rotação externa da coxa; o quadrado femoral também realiza a adução da coxa. O músculo pectíneo realiza a flexão do quadril e a adução da coxa. Os adutores longo, curto e magno realizam a adução da coxa.

Joelho

A articulação do joelho pode ser descrita como uma articulação em dobradiça (entre o fêmur e a tíbia) e plana (entre o fêmur e a patela). Distalmente à articulação do joelho e ainda nas porções proximais da fíbula e da tíbia existe a articulação tibiofibular proximal (Figura 13.4). O joelho é uma articulação deslizante entre o côndilo lateral da tíbia e a cabeça da fíbula. Na articulação tibiofemoral o fêmur apresenta um formato convexo e se articula com a tíbia, que é plana. Para que essa conformidade convexa do fêmur se estabilize com a superfície plana tibial, outras estruturas anatômicas são necessárias, como a cápsula articular, ligamentos e meniscos.

A cápsula articular consiste em uma membrana fibrosa, delgada, porém resistente. Os ligamentos do joelho responsáveis pela estabilidade são os ligamentos colaterais medial (LCM) e lateral (LCL), os ligamentos cruzados anterior (LCA) e posterior

Figura 13.4 Modelo plástico da articulação do joelho.

4a. Vista anterior; 4b: Vista posterior

(Observe: 1 – Fêmur; 2 – Tíbia; 3 – Fíbula; 4 – Patela)

a. Tendão quadricipital; b. Tendão patelar ou ligamento patelar; c. Ligamento colateral medial ou ligamento colateral tibial; d. Ligamento colateral lateral; e. Meniscos; f. Músculo reto femoral; g. Músculo vasto lateral; h. Músculo vasto medial; i. Músculo gastrocnêmio lateral; j. Músculo gastrocnêmio medial; k. Ligamento cruzado anterior; l. Ligamento cruzado posterior; m. Músculo poplíteo

As articulações do joelho ocorrem entre 1 e 2 (femorotibial), entre 2 e 3 (tibiofibular) e entre 1 e 4 (femoropatelar). Importante ressaltar que o osso patela (4) está coberto por fibras tendinosas do ligamento quadricipital e patelar. O fortalecimento da musculatura anterior do joelho (f, g, h) é importante para o tratamento de síndromes dolorosas femoropatelares.

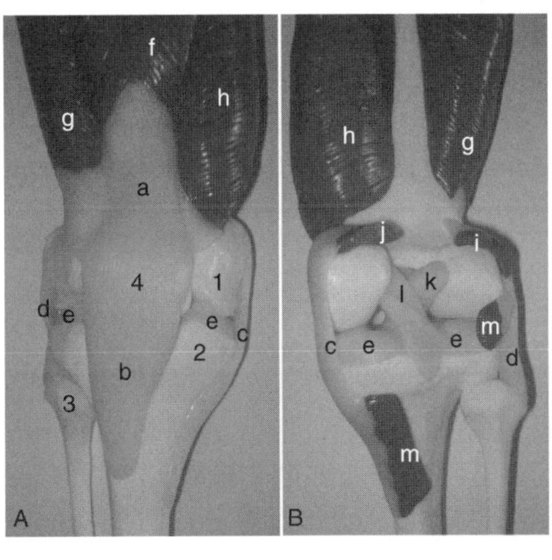

(LCP). O LCM estabiliza a articulação ao estresse lateral do joelho, assim como o LCL estabiliza o estresse medial. O LCL junto com o ligamento poplíteo e fibulopoplíteo formam o canto posterolateral do joelho, que estabiliza o joelho ao estresse medial e à rotação externa. O LCA, que se origina na face medial do côndilo lateral do fêmur e se insere no espaço interespinhal da tíbia, age impedindo o deslizamento anterior da tíbia. O LCP origina-se na parte anterior da face lateral do côndilo medial do fêmur e se insere na fossa intercondilar posterior da tíbia, impedindo o movimento de deslizamento posterior da tíbia. O ligamento patelar é a porção central do tendão do quadríceps femoral, que continua da patela até a tuberosidade da tíbia. É um forte feixe ligamentar que, além de ter uma função estabilizadora, impedindo o deslizamento anterior da tíbia, é o ligamento integrante do aparelho extensor, cuja principal função é a extensão da perna.

Além dos ligamentos, o joelho possui outra estrutura importantíssima na sua estabilização biomecânica e absorção de impactos: os meniscos, que são planos na articulação com a superfície tibial, também plana, e oferecem a concavidade em sua articulação com a convexidade femoral. Cada menisco cobre aproximadamente os dois terços periféricos da face articular correspondente da tíbia.

Como em toda articulação, a musculatura ao redor do joelho promove os movimentos de flexoextensão do joelho, além de auxiliar na estabilização da articulação. A musculatura do quadríceps femoral forma o aparelho extensor do joelho e é constituída pelos músculos reto femoral, vasto intermédio, lateral e medial (Figura 13.4). Além de estender o joelho, o aparelho extensor estabiliza a articulação tibiofemoral e patelofemoral. O músculo reto femoral realiza também a flexão do quadril, assim como o músculo vasto medial realiza rotação medial e o músculo vasto lateral, rotação lateral. O músculo tensor da fáscia lata realiza a flexão, abdução e rotação medial do quadril e rotação lateral do joelho, auxiliando na estabilidade lateral do joelho. O músculo sartório realiza a flexão, abdução e rotação lateral da coxa e flexão e rotação medial do joelho. O músculo semitendíneo realiza a extensão do quadril, flexão e rotação medial do joelho, assim como o músculo semimembranáceo. O músculo grácil realiza a adução da coxa, flexão e rotação medial do joelho. O músculo bíceps femoral realiza a extensão do quadril, flexão do joelho e rotação lateral da coxa.

Tornozelo

A articulação do tornozelo é um gínglimo (dobradiça) formado pela extremidade distal da tíbia e fíbula com o osso tálus. Os ossos são ligados pela cápsula articular e pelos ligamentos que fornecem a estabilidade articular do tornozelo.

O complexo ligamentar lateral do tornozelo é formado pelo ligamento fibulotalar anterior, fibulotalar posterior, ligamento fibulocalcâneo e ligamentos tibiofibulares ou sindesmóticos. Esses ligamentos oferecem estabilidade lateral do tornozelo, impedindo o movimento em inversão do tornozelo. A estabilidade medial é fornecida pelo ligamento deltoide com suas fibras superficiais (fibras tibionaviculares, calcaneotibiais e talotibiais posteriores) e profundas (fibras talotibiais anteriores). Sua principal função é estabilizar a região medial do tornozelo e impedir o movimento de eversão.

A musculatura que realiza a movimentação do pé é a mesma que auxilia na estabilidade articular do tornozelo. O músculo tibial anterior promove a flexão dorsal e inversão do pé. O músculo tibial posterior promove a flexão plantar e inversão do pé, auxilia também na estabilidade medial, impedindo a eversão. Os músculos fibular terceiro, fibular longo e fibular curto realizam a eversão do pé e auxiliam na estabilidade lateral, impedindo a inversão. Além disso, os fibulares curto e longo realizam também a flexão plantar. Os músculos gastrocnêmios medial e lateral e o músculo sóleo realizam a flexão plantar do tornozelo. O músculo extensor longo dos dedos e extensor longo do hálux realizam a extensão dos dedos e hálux, respectivamente. Já os músculos flexor longo dos dedos e do hálux realizam, respectivamente, a flexão dos dedos e do hálux. Os músculos flexores realizam em conjunto a flexão plantar e do hálux.

Distalmente às articulações do tornozelo encontramos as articulações do pé, as articulações intertársicas, tarsometatársicas, intermetatársicas, metatarsofalangeanas e articulação dos dedos. Porém são articulações de menor mobilidade e maior estabilidade.

Exercícios para afecções ortopédicas

Dividiremos as afecções ortopédicas por articulações e citaremos as afecções mais comuns de cada articulação.

Coluna vertebral

Cervicalgia

Cervicalgia ou dor cervical é um sintoma muito comum. Pelo menos dois terços da população em algum momento da vida já apresentou um episódio de dor cervical.[7,8]

Ela pode estar associada a acidentes automobilísticos prévios, idade avançada e sexo feminino.[7 a 9] Os tecidos que podem estar associados à origem da dor podem ser tendões, ligamentos, músculos paravertebrais, facetas articulares, disco intervertebral. Porém, a despeito da causa a dor cervical geralmente está associada à fraqueza da musculatura cervical.[10 a 12] O diagnóstico preciso e a exclusão de doenças mais raras como tumores e compressão radicular devem ser bem investigados e realizados por um médico ortopedista. Uma vez descartadas patologias tumorais e compressão radicular, programas de exercícios devem ser realizados.

Exercícios de fortalecimento muscular têm se mostrado efetivos em reduzir dor cervical e disfunção associada à cervicalgia.[9,13,14] Além da diminuição da dor, a qualidade de vida também é melhorada.[9] São recomendados exercícios de fortalecimento isométrico da musculatura cervical com bandas elásticas mantendo a postura cervical ereta e realizando movimentos de deslocamento do tronco anterior, posterior e obliquamente para a direita e esquerda (Figura 13.5). Esse exercício isométrico de fortalecimento da musculatura cervical deve ser realizado com 15 repetições três vezes por semana, aumentando gradativamente a carga e o número de repetições; eles mostraram-se eficazes na melhora da dor e da qualidade de vida.[9] Exercícios de endurance com pesos de 2kg e exercícios para cintura escapular e tronco também se mostraram eficientes. Porém, o programa de treinamento isométrico oferece uma superior melhora na qualidade de vida dos pacientes comparado com os exercícios de endurance. Ambos os programas de treinamento muscular são associados a alongamentos da musculatura.

Figura 13.5 Exercícios de fortalecimento da musculatura cervical.

A. Inclinação do tronco para a frente com o pescoço ereto e com contração isométrica. B. Inclinação lateral à direita. Esses exercícios devem ser realizados também com inclinação lateral à esquerda e inclinação do tronco posteriormente.

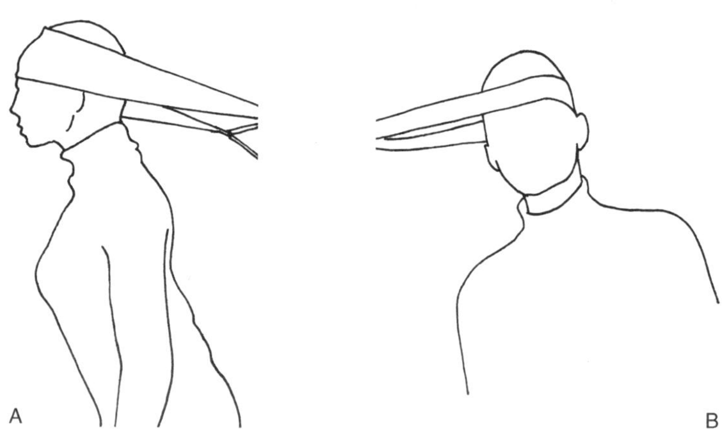

Lombalgia

Lombalgia ou dor lombar tem sido um sério problema de saúde por muitos anos, gerando alto índice de afastamento do trabalho e alto custo para as saúdes pública e privada. Na população adulta total, cerca de 70% a 85% dos indivíduos já sentiram no mínimo um episódio de dor lombar pelo menos uma vez na vida.[16] Dor lombar não específica, ou seja, sem causa aparente, representa 85% das dores lombares. Em pacientes com dores lombares é conhecida uma disfunção do músculo abdominal transverso e oblíquo interno do abdômen.[17] A atrofia do músculo multífido também está associada à lombalgia aguda e subaguda.[18] Lembre-se de que a musculatura da coluna e do abdômen realiza a função de estabilizadores secundários da coluna lombar.

O tratamento antigamente proposto para lombalgia aguda com repouso no leito vem sendo abandonado, uma vez que pode causar efeitos deletérios. Pacientes devem ser estimulados a continuar suas atividades de vida diária. Existe convincente literatura mostrando que exercícios devem ser usados para o tratamento das dores lombares.[19] Há boas evidências de que exercícios são efetivos para prevenção de lombalgias primária e secundária, assim como lombalgias subaguda e crônica. Porém, as evidências são conflitantes em relação com a lombalgia aguda.[19] Programas de exercícios com fortalecimento muscular paravertebral e abdominal, exercícios aeróbicos, exercícios de ganho de amplitude de movimento e alongamentos são indicados para o tratamento de lombalgia. A intensidade e o volume dos exercícios podem variar entre os indivíduos, porém programas de exercícios de duas a três vezes por semana por 60 a 90 minutos são comumente prescritos.[19] Exercícios como o pilates também são indicados.[20] Um programa de treinamento voltado para os músculos multífido e transverso abdominal reduziu os episódios de lombalgia.[21] A extensão unilateral do quadril com o paciente em decúbito ventral é um exercício dirigido ao músculo multífido. Exercícios para fortalecimento dos músculos quadrado lombar (ponte lateral), oblíquos do abdômen (rotação do tronco), reto abdominal (flexão do tronco) e eretores da coluna devem ser progressivamente realizados. Exercícios para fortalecimento dos músculos transverso abdominal e multífido são também chamados de "*abdominal hollowing*". O indíviduo fica em posição de decúbito dorsal com os joelhos fletidos, e a coluna lombar deve ficar na posição neutra com um pequeno espaço entre o solo e a coluna lombar, sem se afastar do solo (hiperextensão) e sem pressioná-lo. Inspire fundo e relaxe a musculatura abdominal e, em seguida, expire o ar e imprima uma força de contração empurrando o umbigo em direção ao solo (como se estivesse vestindo uma calça jeans bem apertada). Segure essa contração por 10 segundos, relaxe e repita a contração por 10 vezes. Esse é o exercício básico e padrão; variações desse tipo de exercício podem ser realizadas para fortalecer o músculo transverso oblíquo e o multífido (Figura 13.6).

Figura 13.6 Fortalecimento da musculatura transversa oblíqua do abdômen e do músculo multífido da coluna. A. Paciente com abdômen relaxado. B. Paciente com abdômen contraído levando abdômen e coluna lombar para posterior diminuindo o espaço entre a coluna e o solo.

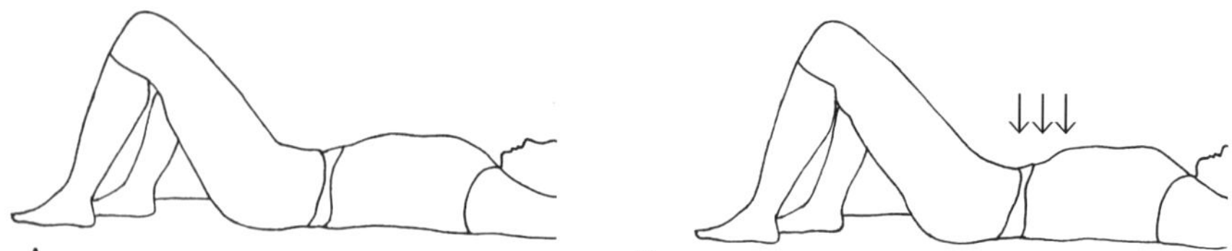

Esses exercícios devem ser usados também em pós-operatórios de cirurgia de coluna para reequilíbrio muscular, logicamente no momento correto e indicado pelo médico cirurgião.

Cintura escapular

Tendinopatia do manguito rotador

A tendinopatia do manguito rotador ocorre em 2% na população ativa de 30 a 64 anos; dentro dessa faixa etária 12% já sofreram com dor no ombro inespecífica.[22] A musculatura do manguito também age como estabilizadores secundários e, quando enfraquecida, predispõe a tendinopatias do próprio manguito. Os exercícios de fortalecimento do manguito rotador servem para a prevenção e recuperação das tendinopatias, estabilização de frouxidão ligamentar e até mesmo em pós-operatórios. O uso de exercício como tratamento oferece também melhora do quadro clínico doloroso comparado com o placebo, porém o programa de exercícios deve ser realizado por mais de três meses e deve ser continuado pelo maior tempo possível.[23] Um estudo piloto em pacientes que aguardavam cirurgia para tendinopatias do supraespinhoso usando um programa de exercícios de fortalecimento excêntrico do manguito rotador foi realizado por três meses de exercícios. Esse estudo demonstrou que 56% dos pacientes melhoravam e não precisavam mais de cirurgia.[24]

Os exercícios de fortalecimento não são apenas para os músculos do manguito rotador, mas também para a cintura escapular, tanto para ganho de força como de mobilidade escapular. Logo, exercícios de elevar os ombros sem mover os braços e depois descer os ombros fazendo com que a escápula se movimente são bons para mobilidade e fortalecimento dos músculos da cintura escapular. Ao elevar, é importante segurar o ombro por cerca de 5 a 7 segundos e depois descer subitamente. A repetição desse exercício de 10 a 15 vezes é recomendada. Exercícios de pêndulo sem muita elevação do ombro também servem para a movimentação escapular (Figura 13.7).

Exercícios isométricos (sem amplitude de movimentos) para a flexão do ombro, extensão do ombro, rotação interna (empurrando uma almofada contra o tórax) e rotação externa (empurrando uma parede para se afastar do corpo) devem ser realizados.

Além dos exercícios isométricos, os exercícios com faixas elásticas (thera-band) também são importantes. As faixas elásticas possuem diferentes cores, com diferentes resistências elásticas. Deve-se começar com exercícios de rotação interna e externa com faixa de baixa resistência e progressivamente, após três ou quatro semanas de exercícios, trocar a faixa para maior resistência elástica (Figura 13.8). Após o fortalecimento inicial dos rotadores, exercícios para extensão, abdução e flexão até 45° também devem ser iniciados.

Figura 13.7 Movimentos oscilatórios como um pêndulo para movimentações escapular e glenoumeral.
A, B, C e D. Posições diferentes do membro superior direito no movimento pendular

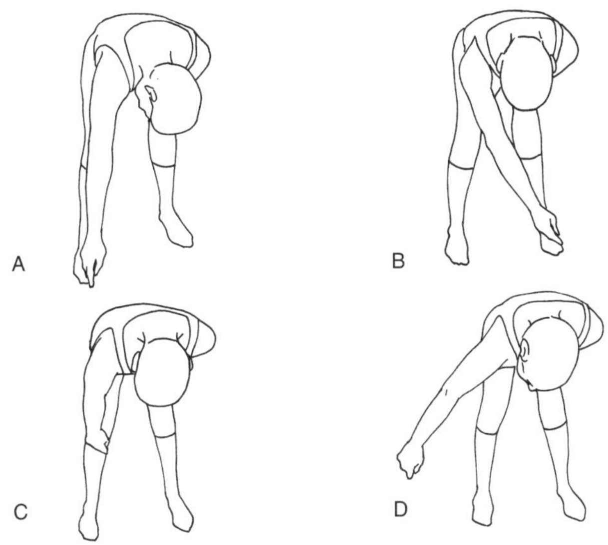

Figura 13.8 Exercícios de fortalecimento do manguito rotador.
A e B. Exercícios para fortalecimento dos rotadores internos.
C e D. Exercícios para fortalecimento dos rotadores externos.

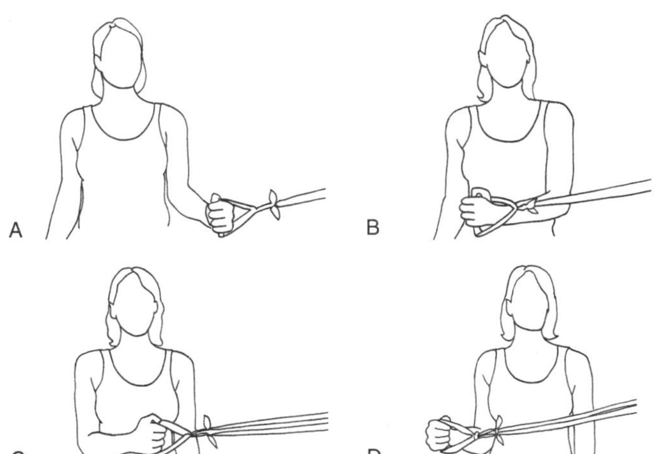

Cotovelo

Epicondilite lateral

A epicondilite lateral do cotovelo é uma das lesões mais comuns do cotovelo, acometendo 0,8% da população.[25] O mais importante para essa patologia é descobrir o fator causador da dor, como exemplo uma prática esportiva com técnica inadequada (muito comum no tênis), carregar pesos ou qualquer outro exercício que exija do aparelho extensor do punho. Eliminar ou corrigir o fator causador, muitas vezes, já é suficiente para eliminar a epicondilite lateral. Porém, exercícios de alongamento da musculatura extensora do punho e fortalecimento dessa mesma musculatura auxiliam para o tratamento da patologia. Para alongar a musculatura do punho é necessário flexionar o punho e forçar a flexão, sentindo o alongamento da musculatura do dorso do antebraço (Figura 13.9). Exercícios isométricos de extensão do punho e exercícios de fortalecimento excêntricos do punho com faixas elásticas ou peso também são importantes (Figura 13.9).

Figura 13.9 Exercícios para o tratamento da epicondilite lateral do cotovelo.

A. Exercícios de alongamento da musculatura extensora do punho que tem sua origem no epicôndilo lateral.
B. Exercícios de fortalecimento da musculatura extensora do punho.

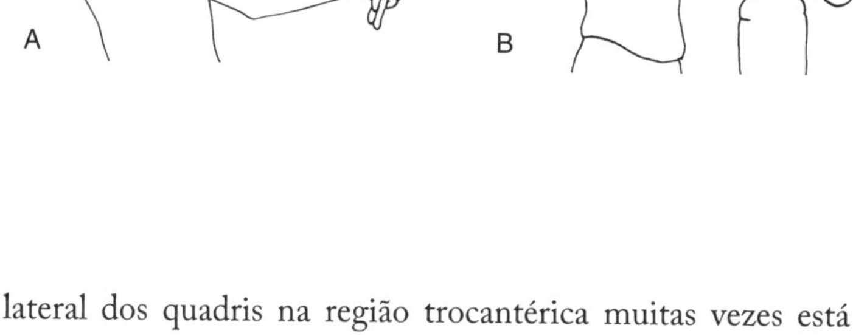

Quadril

A dor lateral dos quadris na região trocantérica muitas vezes está associada à tendinopatia dos glúteos médio e mínimo. Alongamentos da musculatura glútea e fortalecimento da musculatura da cintura pélvica auxiliam na prevenção e no tratamento dessa lesão comum. O alongamento faz-se com o paciente deitado, alongando a perna afetada e a levando em direção do abdômen (Figura 13.10).

Figura 13.10 Exercícios para alongamento da musculatura glútea.

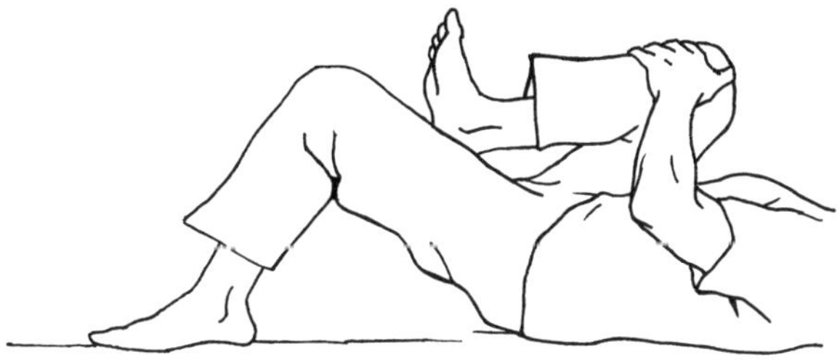

O fortalecimento faz-se com contração isométrica da região glútea com repetições em série. O exercício conhecido como ponte também é uma forma de fortalecimento da musculatura glútea. O paciente fica na posição de decúbito dorsal com os joelhos fletidos e os braços estendidos ao lado do corpo; então a região glútea deve ser elevada como uma ponte. Deve-se segurar a região glútea nessa posição por dois ou três segundos associado a uma contração isométrica da musculatura glútea (Figura 13.11).

Figura 13.11 Exercícios para fortalecimento da musculatura glútea.

A: Início do exercício com a região glútea em contato com o solo.
B: Realização da elevação da região glútea (ponte) com contração isométrica da musculatura glútea.

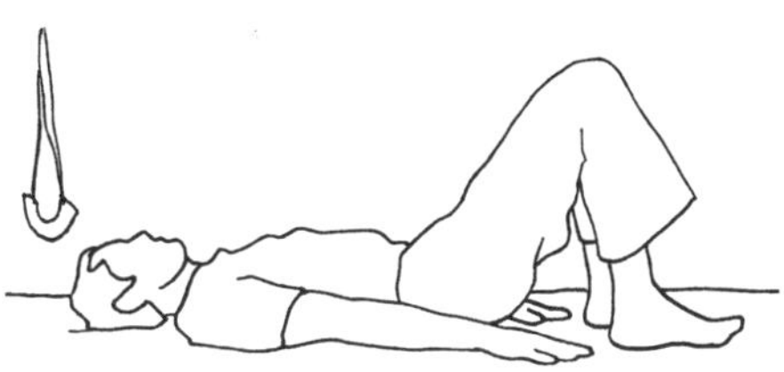

A

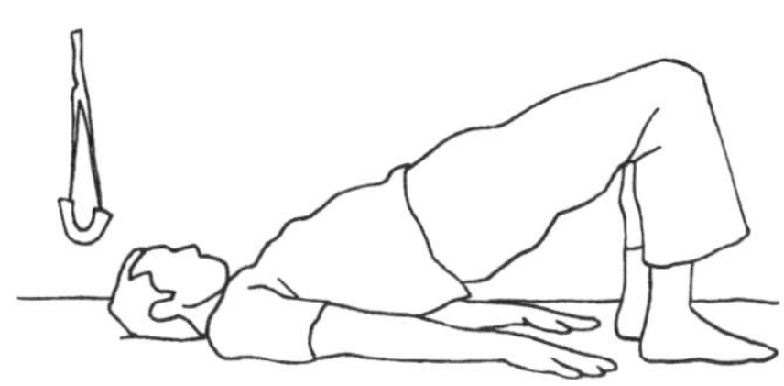

B

Exercício de extensão do quadril com o indivíduo em decúbito ventral horizontal fazendo a extensão do quadril também promove o fortalecimento da região glútea (Figura 13.12).

Com o indivíduo em decúbito lateral e os joelhos estendidos, o fortalecimento da musculatura abdutora é realizado ao se fazer a abdução do membro inferior (Figura 13.12).

Figura 13.12 Exercícios de fortalecimento glúteo.

A. Exercício de extensão do quadril; B. Exercício de abdução do quadril; C. Exercício de adução do quadril. Todos os exercícios servem para fortalecimento da musculatura glútea.

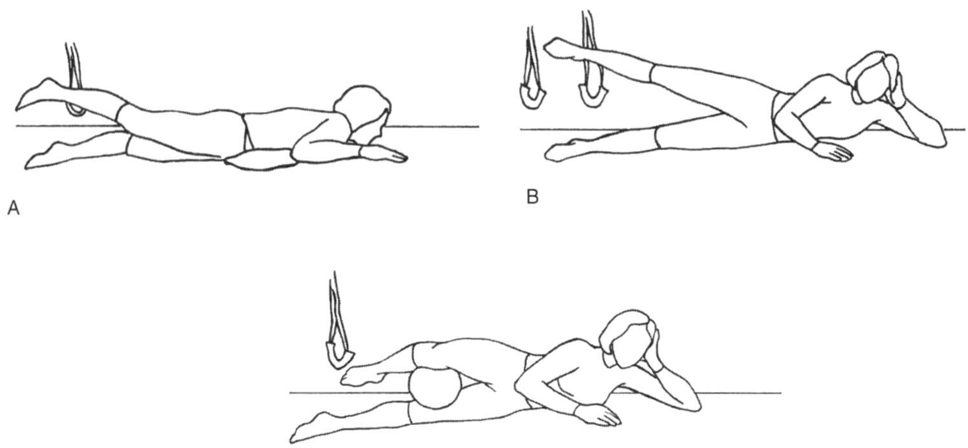

A B C

Ainda em decúbito lateral, com os joelhos fletidos partindo com um membro inferior em abdução, realiza-se a adução forçada do mesmo membro inferior. Esse exercício também fortalece a musculatura glútea (Figura 13.12).

Exercícios de flexão, extensão, abdução e adução com resistência elástica usando faixas elásticas também podem ser realizados.

O tratamento de lesões musculares da região pélvica, assim como o de tendinopatias crônicas dos adutores e osteíte púbica, possui um programa de fortalecimento, alongamentos e estabilização muscular dos músculos dos quadris, região glútea e abdominal. Na reabilitação de uma lesão muscular, os exercícios de fortalecimento excêntricos da musculatura afetada favorecem um restabelecimento da lesão e ainda oferecem a prevenção de uma nova lesão.[26]

Joelho

Exercícios terapêuticos são indicados para diversas patologias dos joelhos, para fortalecimento da coxa, principalmente do quadríceps e exercícios de alongamentos. O fortalecimento deve ser iniciado com contração da coxa seguida de exercícios de elevação da perna estendida. Deve-se segurar a contração e a elevação da perna por aproximadamente 10 segundos e repetir por cinco vezes (Figura 13.13).

Figura 13.13 Exercício para fortalecimento da região anterior da coxa.

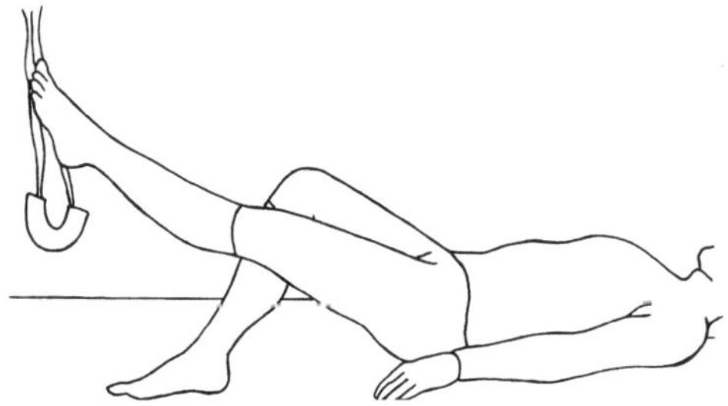

Figura 13.14 Exercício de fortalecimento da coxa (região anterior). Exercício tipo cadeia cinética fechada.

A. início do exercício em 0° de flexão. B. Flexão até aproximadamente 45°. Não se deve exercer uma flexão exagerada dos joelhos para não aumentar a pressão na articulação patelofemoral.

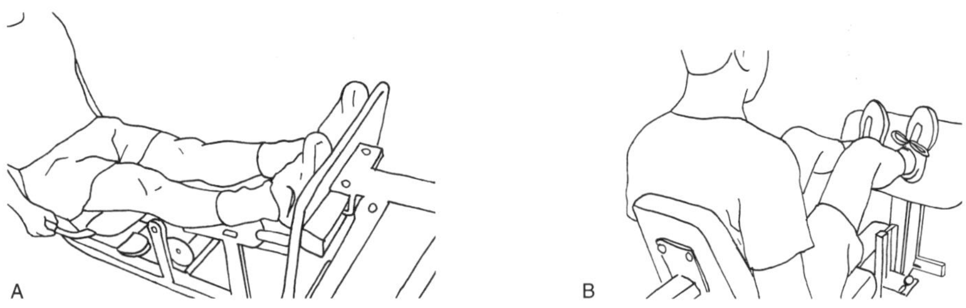

Exercícios de fortalecimento da coxa com exercícios de cadeia cinética fechada e aberta também são usados em uma fase posterior aos exercícios isométricos (Figura 13.14). Respeitar os ângulos de flexão do joelho que causam aumento da pressão femoropatelar é prudente para evitar lesões da cartilagem da articulação femoropatelar. Exercícios de fortalecimento para os adutores e abdutores do quadril também devem ser realizados, além de alongamentos da musculatura posterior da coxa e perna, pois são importantes no tratamento das patologias do joelho (Figura 13.15).

Figura 13.15 Exercício de alongamento da musculatura posterior da coxa.

A. O alongamento da musculatura pode ser iniciado com o auxílio de uma parede para facilitar o alongamento. B. Deve-se tentar encostar as mãos no solo. É importante ressaltar que cada indivíduo possui flexibilidade própria, devendo-se respeitar o alongamento próprio.

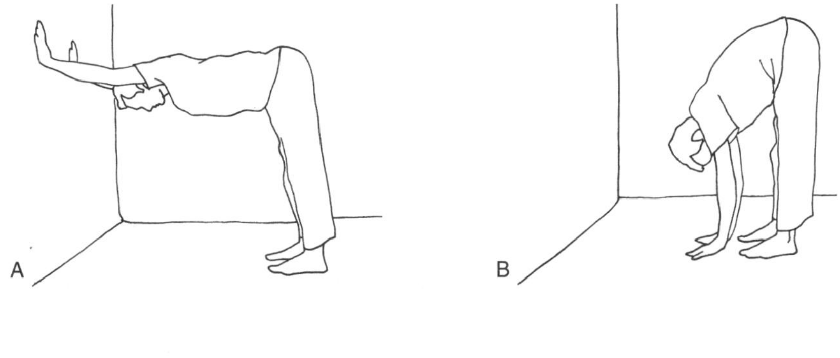

Na osteoartrose dos joelhos, há uma boa evidência de que exercícios reduzem dor e desabilidade, melhorando a função da articulação. Exercícios como fortalecimento muscular, hidroginástica, fisioterapia e aeróbicos são descritos como terapêuticos para a osteoartrose do joelho.[27]

A síndrome da dor femoropatelar também melhora com exercícios de fortalecimento da musculatura da coxa, principalmente o músculo quadríceps e o músculo vasto medial oblíquo. Porém, cuidados com a articulação femoropatelar devem ser tomados. Exercícios de cadeia cinética fechada (agachamentos e *leg press*) devem ser realizados entre 0 e 45° de flexão do joelho, porque graus de flexão acima de 45° aumentam a pressão femoropatelar, podendo causar lesão da cartilagem dessa articulação. Exercícios de cadeia cinética aberta (mesa extensora) devem ser realizados de 60° a 90° de flexão e de 0° a 15° de flexão; o intervalo de 15° a 55° de flexão em exercícios de cadeia cinética aberta também aumentam a pressão femoropatelar. Essas considerações são baseadas no trabalho de Steinkamp *et al.*[28]

Assim como a síndrome femoropatelar é uma patologia que acomete o aparelho extensor do joelho, todas as outras patologias que acometem o aparelho extensor, como tendinopatias dos tendões quadricipital e patelar, também se beneficiam dos exercícios de fortalecimento e alongamentos da coxa.

A lesão do LCA do joelho em geral é tratada por cirurgia, principalmente em pacientes jovens e atletas. Porém, o tratamento conservador baseia-se no fortalecimento da musculatura posterior da coxa para evitar uma anteriorização exacerbada da tíbia. Já as lesões do LCP necessitam de um programa de fortalecimento da musculatura da região anterior da coxa para evitar a posteriorização da tíbia.

Tornozelo

Exercícios de fortalecimento da musculatura ao redor do tornozelo evitam a sobrecarga dos tendões e ajudam na estabilidade do tornozelo. Os exercícios de alongamento são importantes nos tratamentos das tendinopatias.

Após uma entorse do tornozelo com lesões dos ligamentos do complexo lateral, o tornozelo perde, parcialmente, a estabilidade do complexo ligamentar lateral. O fortalecimento da musculatura do tibial anterior e posterior, da musculatura fibular e os outros músculos dos tendões ao redor do tornozelo ajudam na estabilização do tornozelo, evitando novas entorses e melhorando a função do tornozelo (Figuras 13.16 e 13.17).[29] Uma instabilidade lateral pode também sobrecarregar os tendões fibulares e evoluir para uma tendinopatia dos fibulares.

Figura 13.16 Exercícios de fortalecimento com resistência elástica da musculatura ao redor do tornozelo.

A e B. Exercício para fortalecimento do músculo tibial posterior.
C e D. Exercício para fortalecimento dos músculos fibulares.

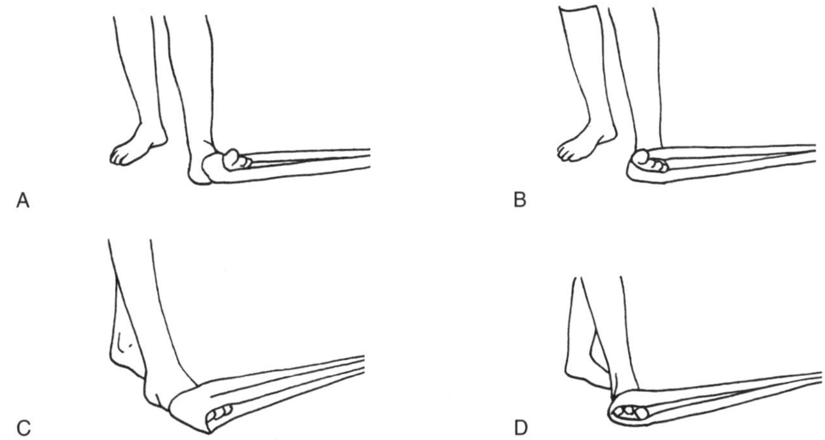

Figura 13.17 Exercício de fortalecimento da musculatura ao redor do tornozelo com resistência elástica.

A e B. Fortalecimento da musculatura do músculo tibial anterior.
C e D. Fortalecimento da musculatura solear e gastrocnêmios.

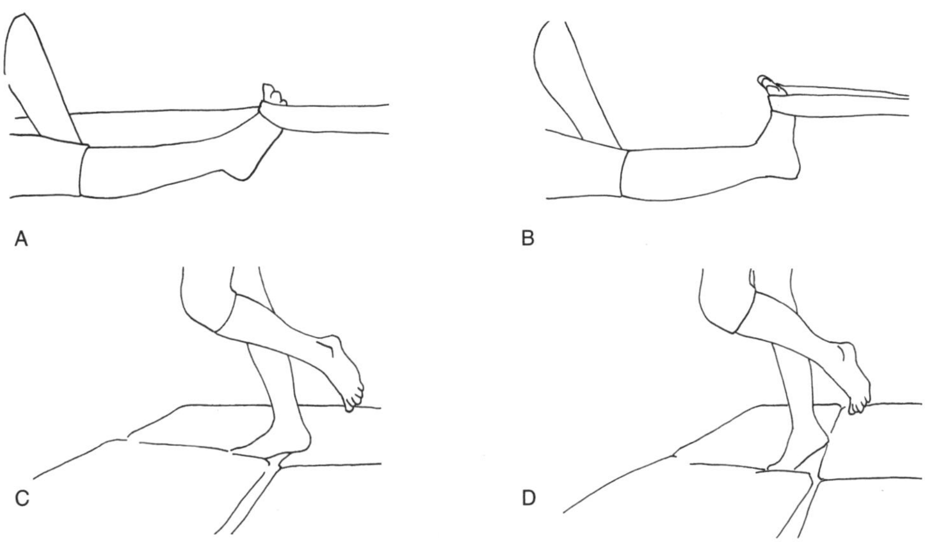

As tendinopatias dos fibulares, assim como todas as tendinopatias do tornozelo, necessitam de alongamentos dos tendões envolvidos e fortalecimento da musculatura envolvida. Outras tendinopatias comuns do tornozelo e pé são as tendinopatias do tibial posterior e do tendão do calcâneo.

Alongamentos do tendão do calcâneo, e consequentemente do músculo sóleo e gastrocnêmios, são realizados como tratamento da tendinopatia do calcâneo (Figura 13.18).

Figura 13.18 Exercício de alongamento da musculatura posterior da perna. Exercício usado tanto para tendinopatia do tendão do calcâneo quanto para dores femoropatelares.

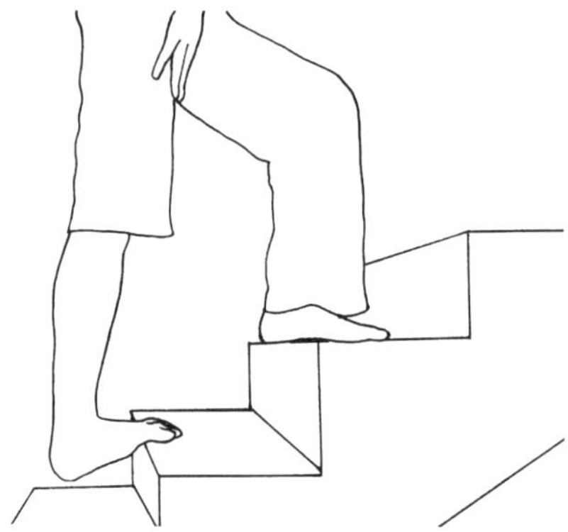

Referências

1. VOGEL, T., BRECHAT, P.H., LEPRÊTRE, P.M. *et al.* "Health Benefits of Physical Activity in Older Patients: A Review". *Int. J. Clin. Pract.* 63(2):303-20, 2009.
2. DEFRONZO, R.A., GUNNARSSON, R., BJÖRKMAN, O. *et al.* "Effects of Insulin on Peripheral and Splanchnic Glucose Metabolism in Noninsulin-Dependent (Type II) Diabetes Mellitus". *J. Clin. Invest.* 76(1):149-55, 1985.
3. HAWLEY, J.A., HOLLOSZY, J.O. "Exercise: It's the Real Thing!" *Nutr. Rev.* 67(3):172-8, 2009.
4. PETERSEN, A.M., PEDERSEN, B.K. "The Anti-Inflammatory Effect of Exercise." *J. Appl. Physiol.* 98(4):1154-62, 2005.
5. FERRETTI, M., MADHAVAN, S., DESCHNER, J. *et al.* "Dynamic Biophysical Strain Modulates Proinflammatory Gene Induction in Meniscal Fibrochondrocytes". *Am. J. Physiol. Cell. Physiol.* 290(6):C1610-5, 2006.
6. DESCHNER, J., WYPASEK, E., FERRETTI, M. *et al.* "Regulation of RANKL by Biomechanical Loading in Fibrochondrocytes of Meniscus". *J. Biomech.* 39(10):1796-803, 2006.
7. COTE, P., CASSIDY, J.D., CARROLL, L. "The Factors Associated with Neck Pain and its Related Disability in the Saskatchewan Population". *Spine*25(9):1109-1117, 2000.
8. CROFT, P.R., LEWIS, M., PAPGEOGIOU, A.C. *et al.* "Risk Factors for Neck Pain: A Longitudinal Study in the General Population". *Pain.* 93:317–25, 2001.
9. YLINEN, J., TAKALA, E.P., NYKÄNEN, M. *et al.* "Active Neck Muscle Training in the Treatment of Chronic Neck Pain in Women: A Randomized Controlled Trial". *JAMA.* 289(19):2509-16, 2003.
10. JORDAN, A., MEHLSEN, J., OSTERGAARD, K. "A Comparison of Physical Characteristics between Patients Seeking Treatment for Neck Pain and Age-Matched Healthy People". *J. Manipulative Physiol. Ther.* 20(7):468-475, 1997.

11. KROUT, R.M., ANDERSON, T.P. "Role of Anterior Cervical Muscles in Production of Neck Pain". *Arch. Phys. Med. Rehabil.* 47(9):603-611, 1966.
12. SILVERMAN, J.L., RODRIQUEZ, A.A., AGRE, J.C. "Quantitative Cervical Flexor Strength in Healthy Subjects and in Subjects with Mechanical Neck Pain". *Arch. Phys. Med. Rehabil.* 72(9):679-681, 1991.
13. HURWITZ, E.L., CARRAGEE, E.J., VELDE, G., CARROLL, L.J. *et al.* "Bone and Joint Decade 2000-2010 Task Force on Neck Pain and Its Associated Disorders: Treatment of Neck Pain: Noninvasive Interventions: Results of the Bone and Joint Decade 2000-2010 Task Force on Neck Pain and Its Associated Disorders". *Spine.* 33(4Suppl):S123-52, 2008.
14. KAY, T.M., GROSS, A., GOLDSMITH, C. *et al.* "Cervical Overview Group: Exercises for Mechanical Neck Disorders". *Cochrane Database Syst. Rev.* CD004250, 2005.
15. SALO, P.K., HÄKKINEN, A.H., KAUTIAINEN, H., YLINEN, J.J. "Effect of Neck Strength Training on Health-Related Quality of Life in Females with Chronic Neck Pain: A Randomized Controlled 1-Year Follow-up Study". *Health Qual. Life Outcomes.*14;8:48, 2010.
16. ANDERSSON, G.B. "Epidemiological Features of Chronic Low-Back Pain". *Lancet.* 354:581-5, 1999.
17. HODGES, P.W., RICHARDSON, C.A. "Altered Trunk Muscle Recruitment in People with Low Back Pain with Upper Limb Movement at Different Speeds". *Arch. Phys. Med. Rehabil.* 80(9):1005-12, 1999.
18. HIDES, J.A., STOKES, M.J., SAIDE, M., JULL, G.A., COOPER, D.H. "Evidence of Lumbar Multifidus Muscle Wasting Ipsilateral to Symptoms in Patients with Acute/Subacute Low Back Pain". *Spine.* 19(2):165–172, 1994.
19. HENCHOZ, Y. & KAI-LIK SO, A. "Exercise and Nonspecific Low Back Pain: A Literature Review". *Joint Bone Spine.* 75(5):533-9, 2008.
20. RYDEARD, R., LEGER, A., SMITH, D. "Pilates-Based Therapeutic Exercise: Effect on Subjects with Nonspecific Chronic Low Back Pain and Functional Disability: A Randomized Controlled Trial". *J. Orthop. Sports Phys. Ther.* 36:472-84, 2006.
21. HIDES, J.A., JULL, G.A., RICHARDSON, C.A. "Long-Term Effects of Specific Stabilizing Exercises for First-Episode Low Back Pain". *Spine.* 26(11):E243-8, 2001.
22. MIRANDA, H., VIIKARI-JUNTURA, E., HEISTARO, S. *et al.* "A Population Study on Differences in the Determinants of a Specific Shoulder Disorder *versus* Nonspecific Shoulder Pain without Clinical Findings". *Am. J. Epidemiol.* 161(9):847-55, 2005.
23. BENNELL, K., WEE, E., COBURN, S., GREEN, S. *et al.* "Efficacy of Standardised Manual Therapy and Home Exercise Programme for Chronic Rotator Cuff Disease: Randomised Placebo Controlled Trial". *BMJ.* 340:c2756, 2010.
24. JONSSON, P., WAHLSTROM, P., OHBERG, L., ALFREDSON, H. "Eccentric Training in Chronic Painful Impingement Syndrome of the Shoulder; Results of a Pilot Study". *Knee Surg. Sports Traumatol. Arthrosc.* 14:76–81, 2006.
25. VIIKARI-JUNTURA, E., KURPPA, K., KUOSMA, E., HUUSKONEN, M. *et al.* "Prevalence of Epicondylitis and Elbow Pain in the Meat-Processing Industry". *Scand. J. Work Environ. Health.* 17(1):38-45, 1991.
26. JANSEN, J.A., MENS, J.M., BACKX, F.J. *et al.* "Treatment of Longstanding Groin Pain in Athletes: a Systematic Review". *Scand. J. Med. Sci. Sports.* 18(3):263-74, 2008.
27. BOSOMWORTH, N.J. "Exercise and Knee Osteoarthritis: Benefit or Hazard?" *Can Fam. Physician.* 55(9):871-8, 2009.
28. STEINKAMP, L.A., DILLINGHAM, M.F., MARKEL, M.D. *et al.* "Biomechanical Considerations in Patellofemoral Joint Rehabilitation". *Am. J. Sports Med.* 21(3):438-44, 1993.

29. LOUDON, J.K., SANTOS, M.J., FRANKS, L., LIU, W. "The Effectiveness of Active Exercise as an Intervention for Functional Ankle Instability: a Systematic Review". *Sports Med.* 38(7):553-63, 2008.

CAPÍTULO 14

Estratégias para prevenção de injúrias e lesões em atividades físicas, exercícios e esportes

SANDRO SARGENTIM

Introdução

Como afirmado anteriormente, a prática regular e progressiva de atividade física gera promoção de saúde e, consequentemente, uma melhoria na qualidade de vida.

Contudo, quando a referência dos métodos de aplicação dos exercícios físicos é o aumento de desempenho ou de rendimento do indivíduo, a promoção de saúde não necessariamente será prioritária nos objetivos traçados e alcançados.

O aumento do desempenho não está ligado exclusivamente a atletas de alto rendimento. Um corredor amador que treina regularmente e busca um melhor rendimento nas corridas de rua está sujeito a dores e lesões bem como os atletas profissionais.

A busca por objetivos de forma incessante e descontrolada possibilita um risco maior de dores e problemas causados por descontrole nas cargas de aplicação correta dos exercícios físicos.

A prática de atividade física atualmente é um consenso entre os médicos, técnicos, atletas e indivíduos não atletas. Os benefícios são múltiplos, e a prática regular de exercícios físicos é recomendada a todos.

O cenário dos esportes de alto rendimento modificou-se nas últimas décadas. Nas décadas de 1950 e 1960, as competições eram estruturadas com um grande intervalo. Um competidor conseguia descansar e posteriormente se preparar para outra competição. Havia tempo suficiente para um planejamento mais elaborado, respeitando a saúde do atleta. Com o decorrer das décadas, o calendário foi cada vez ficando mais concorrido, e os patrocinadores cada dia mais exigem que o atleta participe e renda em alto nível em todas ou na maior parte das competições do calendário anual.

De acordo com esse panorama, a possibilidade de uma preparação correta e elaborada fica em segundo plano, diminuindo a chance de rendimento e aumentando as chances de o atleta se lesionar.

Diante dessa realidade, o desafio não é tentar mudar o calendário, dado que as competições existem e não há como impedir a participação dos atletas ou das equipes. O papel da medicina esportiva em conjunto com os técnicos é procurar desenvolver estratégias para que o atleta esteja cada dia mais equilibrado e pronto para desenvolver seu melhor desempenho possível, o mais distante das dores e lesões.

Algumas vertentes são de fundamental importância nesse contexto. O primeiro passo é entendermos como o indivíduo executa o movimento e com que frequência esse movimento é executado na competição específica. Com esses dados nas mãos, podemos elaborar um cronograma de atividades que minimiza as chances de desequilíbrio muscular por meio de atividades inespecíficas.

O segundo passo é detectar de que forma é possível aplicar as cargas de força para a melhora do movimento. A força é a base de qualquer movimento. Sem o desenvolvimento específico dessa força não há rendimento, e as chances de lesões articulares, em especial as musculares, aumentam substancialmente (BUCKWALTER, 2003).

O terceiro passo é conseguir aplicar métodos profiláticos de treino que viabilizam maior conforto e segurança para que o indivíduo consiga executar os movimentos de forma plena em que cada esforço muscular possa ser realizado de forma harmoniosa, possibilitando um menor desgaste para a musculatura e a articulação do atleta.

O conhecimento de como as lesões acontecem e qual é o mecanismo dessa lesão em cada desporto tem um destaque nas estratégias de prevenção de lesões.

Neste capítulo procuraremos discutir passo a passo cada item e possibilitar mais ferramentas para profilaxia no panorama atual da prática de atividade física de rendimento.

O movimento como base

O primeiro passo para entender como é possível criar estratégias de prevenção de dores e lesões na prática de atividade física é compreender de que forma o corpo se movimenta para cada ação específica.

As ações musculares são a base para a rotina diária do indivíduo, desde as atividades mais simples, como levantar do sofá e caminhar até a cozinha para tomar um copo de água, até um gesto intenso, preciso e complexo realizado por um desportivo em uma competição.

O movimento é o produto final das ações musculares. A análise do movimento realizado pelo indivíduo é o ponto-chave para entendermos o rendimento e, simultaneamente, a profilaxia.

Todas as atividades da nossa vida são resultados de estímulos neurais e ações musculares. Quando tratamos de esporte, é necessários entender com precisão de que forma o atleta se movimenta na competição ou no jogo. Os movimentos não são iguais de um desporto para o outro, por mais parecidos que sejam.

Na atividade física, seja profissional ou amadora, os gestos motores se diferem em cada esporte ou atividade. Essas diferenciações nos movimentos implicam alavancas diferentes de movimentos, diversas solicitações musculares e neurais, bem como mudanças no impacto e na sobrecarga articular.

Pelo fato de cada modalidade e esporte ter uma característica de execução de movimentos diferente uma da outra, é necessário, antes de pensarmos em iniciar uma sequência de treinos para ganho de rendimento e/ou prevenção de dores e lesões, entender como o atleta executa o movimento específico em cada esporte.

Quando analisamos o movimento, temos de estar atentos a três componentes básicos:

1. As ações musculares.
2. Intensidades das ações.
3. Frequência do movimento.

De pouco adianta analisar o movimento exclusivamente de acordo com a ação muscular. O desporto é realizado na sua totalidade, não apenas em uma ação isolada em uma prova ou um jogo.

A ação muscular e o gesto técnico têm sua importância para buscarmos o conhecimento da atividade específica. Contudo, a intensidade com que o atleta executa essa ação, como ele consegue gerar força para realizar o movimento e com que frequência esse movimento é aplicado durante a disputa específica são os componentes essenciais para o entendimento do movimento no desporto.

Se selecionarmos dois nadadores, um de velocidade (50 ou 100 metros livre) e outro de resistência (maratona aquática), o gesto motor isoladamente não difere um do outro. As alavancas de movimento são as mesmas e os grupamentos musculares exigidos na prova são similares. A intensidade com que o velocista executa as ações musculares, no entanto, é muito superior à do fundista. Essa diferenciação modifica substancialmente como as fibras musculares são exigidas e, consequentemente, potencializadas. A fadiga para o velocista será breve, durará poucos segundos, enquanto para o fundista essa fadiga demorará a acontecer.

Com a diferenciação nas intensidades das ações, a frequência de movimentos será bem diferente entre os nadadores. Enquanto o velocista executará poucos movimentos, o fundista continuará realizando os movimentos por um longo período até que a disputa se encerre.

Se a análise fosse exclusiva da ação motora, os esportes seriam idênticos e com isso os mecanismos de treinamento também. Contudo, a análise da intensidade da ação e da frequência do movimento possibilitaram, nesta breve exposição, entender que a similaridade desses dois desportos está apenas no meio líquido, pois na execução eles são completamente diferentes.

O papel da profilaxia na atividade física é encontrar como o movimento é executado em cada atividade e elaborar exercícios que possibilitem e estimulem o atleta a realizar gestos que reproduzam movimentos compensatórios aos executados no desporto, fortalecendo e equilibrando o corpo do indivíduo para a prática segura e harmônica do deporto.

Nessa realidade, é inviável imaginar que, para o ganho de rendimento ou prevenção de lesões, todos os desportistas executem os mesmos exercícios de forma convencional, ainda que sejam esportes muito próximos como saltadores (em distância e triplo) ou nadadores (velocistas e fundistas).

O conhecimento pleno de como o movimento é executado, com que intensidade e com que frequência ele acontece é uma ferramenta essencial para iniciarmos a elaborar planos e estratégias de prevenção de lesões.

O componente essencial para a realização do movimento é a força. A força é a capacidade física essencial em qualquer atividade física, desde a qualidade de vida até os esportes de alto rendimento.

O treinamento de força, por mais importante e específico que seja, envolve outros componentes essenciais no ganho de rendimento e na prevenção de dores e lesões. De agora em diante, analisaremos de que forma podemos aplicar exercícios físicos de alto rendimento ou não para profilaxia de lesões.

Medidas profiláticas por meio de exercícios para a prevenção das lesões

Ao elaborarmos uma sequência de exercícios que visam a um alto desempenho, um bom rendimento e/ou diminuição na incidência ou possibilidade de dores e lesões, o primeiro passo, senão o mais importante, é entender com clareza o desporto que estamos treinando e, acima de tudo, de que forma o movimento acontece nesse esporte específico.

Qualquer esporte, independentemente do volume ou da intensidade da disputa ou execução, é realizado por meio de diversas ações motoras. O pleno entendimento de como e com que intensidade essas ações motoras se manifestam é a chave para a elaboração de um cronograma de treinos, a despeito do seu objetivo.

Ao analisarmos os padrões de movimentos dos indivíduos, observamos que, quanto melhor e mais precisa for a coordenação inter e intramuscular, maior a chance de gerar força, menor será a chance de fadiga e, por consequência, menor a chance de lesões (SARGENTIM, 2010).

O conhecimento da modalidade e dos seus gestos motores específicos é o ponto de partida para uma elaboração correta e segura de treinos, independentemente do objetivo, inclusive na profilaxia de lesões.

Um dos princípios básicos do treinamento desportivo é o princípio da especificidade. O indivíduo deve treinar como se joga e compete (VERKHOSHANSKY, 1996).

Ao seguir o princípio da especificidade, entramos no mérito de que diretriz podemos aplicar na sessão de treino. Podemos aplicar exercícios que visam ao alto rendimento ou exercícios que preparam o organismo do indivíduo para suportar as cargas de jogo e treinamento com uma menor chance de dores e lesão.

No processo de prevenção de lesão em atividades físicas, três vertentes devem ser estimuladas e adaptadas para cada indivíduo:

1. Força.
2. Core.
3. Propriocepção.

As três vertentes que compõem as medidas profiláticas de lesões são interdependentes e devem estar presentes nas sessões diárias de atividade desportiva de cada indivíduo, a despeito da sua realidade ou objetivo.

A partir de agora, analisaremos cada uma das vertentes e, no final, de que forma podemos incluí-las nas sessões semanais de treino para cada indivíduo.

Força

Força é a capacidade de superar as resistências exteriores e opor-se a elas por meio de esforços musculares (ZATSIORSKY, 1970).

Para a aplicação dos exercícios específicos de força, o primeiro passo é entender de que forma o corpo se desloca e reage aos estímulos de cada modalidade.

Pela visão tradicional do treinamento de força, os exercícios são elaborados de modo fragmentado, fortalecendo um grupamento muscular de cada vez, de forma monoarticular, isolando a musculatura, acreditando-se que com isso o indivíduo estará mais pronto e forte para a prática da atividade física.

Seguindo esse mesmo critério, os exercícios eram os mesmos para todos os tipos de atleta, pois todos treinavam de modo que os músculos fossem isolados, imaginando que com isso haveria um ganho específico de força. Um velocista realizava os mesmos exercícios propostos para um maratonista ou um jogador de vôlei. Não era respeitado o princípio básico do treinamento desportivo, que é o princípio da especificidade.

Atualmente, o treinamento de força moderno segue a linha de que os exercícios propostos devem ser trabalhados de acordo com a modalidade escolhida. Para se treinar força, elaboram-se exercícios de acordo com o padrão de movimento e a frequência com que ele ocorre na modalidade. Se o treino de força para o futebolista servir para a melhora do chute ou da aceleração específica do futebol, os exercícios devem seguir o padrão de movimento, grupamentos musculares, frequência e intensidade dos movimentos e articulações específicas. Não existe, de acordo com a atual forma de treinamento de força, como elaborarmos uma mesma sequência de exercícios para modalidades diferentes.

Se a análise do movimento for o fator preponderante para a elaboração de exercícios físicos, como poderia um ciclista realizar os mesmos exercícios para aumento de força que um jogador de basquete? As modalidades são distintas, bem como seus movimentos e ações motoras.

Muitas vezes, na mesma modalidade, existem formas distintas de se treinar força de acordo com as posições. No vôlei, o atleta que mais vezes salta é o levantador. O volume de saltos dele é bem maior que o de um ponta, mas a intensidade de saltos de um ponta é maior que a do levantador.

A elaboração de exercícios deve ser distinta para o levantador e para o ponta. Mesmo sendo os dois atletas da mesma modalidade, o mecanismo de desenvolvimento e produção de força é distinto, desencadeando meios diferentes de aplicação de exercícios de força para cada atleta de acordo com sua posição.

Essa individualização da aplicação de treinos de força é uma realidade imposta em diversos esportes. No futebol, o treino do goleiro é diferente do treino de força do atleta de linha. No basquete, o armador é treinado diferentemente do pivô, e assim por diante.

Mesmo com a mecânica de movimento sendo bem parecida, a intensidade com que a ação acontece e a frequência com que o corpo se desloca interferem decisivamente na elaboração de uma sequência de exercícios de força específica para cada atleta.

Toda a expressão de força gira em torno de dois conceitos fundamentais (BADILLO e AYESTARÁN, 2001):

1. Força que é capaz de manifestar.
2. Tempo necessário para consegui-la.

Para elaborar os exercícios que simulem a prática dos movimentos específicos de cada modalidade, devemos analisar não apenas como o corpo gera a força, mas, simultaneamente, com que intensidade o corpo reage a esse movimento.

Com essa análise bem clara elaboramos os exercícios que atuam especificamente em cada articulação e grupamento muscular, gerando uma sobrecarga e com isso um posterior ganho de força.

Dificilmente com essa linha de treinamento de força consegue-se elaborar exercícios monoarticulares. Atualmente, os exercícios específicos de cada atividade são mutiarticulares, nos quais as cadeias musculares trabalham de forma equilibrada e sincronizada, adaptando ao praticante da atividade específica um ganho funcional maior de força.

Força é a habilidade para gerar tensão sob determinadas condições colocadas pela posição do corpo, movimento, tipo de ativação e velocidade do movimento (HARMAN, 1993).

A principal característica do ganho funcional de força é o aumento específico de força por meio dos gestos inerentes a cada atividade.

Para esse ganho ser real e completo, as coordenações inter e intramuscular devem ser respeitadas.

O termo força é muito complexo e pode ser definido como:

Força – capacidade que altera ou tende a alterar o estado de repouso ou do movimento em questão.

Strength – força ou torque máximo que um grupo muscular pode gerar em específica ou determinada velocidade (KOMI, 2006).

Para fácil e pleno entendimento da aplicação do treinamento de força, uma regra deve ser respeitada e seguida na elaboração de todos os exercícios. Esses esforços musculares devem ser realizados sempre de forma específica, simulando os movimentos realizados na modalidade, bem como a intensidade e frequência das mesmas ações motoras, preferencialmente potencializando diversas cadeias musculares.

Os movimentos realizados pelo nosso corpo são norteados e controlados por dois componentes essenciais do movimento: o core e a articulação.

Para a realização do movimento específico, o fortalecimento do core possibilita um maior equilíbrio para a sustentação do movimento. A articulação age como sustentação e controle do movimento; seu fortalecimento pela propriocepção possibilita ao indivíduo uma maior condição de realização dos gestos motores, com maior controle articular.

Core

A região do core pode ser entendida como a conexão entre os membros superiores e inferiores, se tornando a base do movimento de cada indivíduo.

O treinamento do core é a base para a aplicação de todas as capacidades físicas e suas derivações, voltadas para esportes de alto rendimento (WILSON, 2006).

O core é composto pelos músculos do tronco e pode ser classificado da seguinte forma (NEUMANN, 2002):

1. Músculos da porção posterior do tronco (costas).
2. Músculos da porção anterolateral do tronco (abdominais).
3. Músculos adicionais (ílio psoas e quadrado lombar).

O treinamento do core é uma realidade nas academias de ginásticas e está cada dia mais ganhando espaço nos esportes de alto rendimento.

Alguns equívocos, no entanto, são cometidos na aplicação do core.

Acredita-se que qualquer exercício que cause desequilíbrio na região do tronco ocasionando sobrecarga e fortalecendo essa articulação, seria inerente ao treinamento do core. O treinamento do core não pode ser confundido com exercícios abdominais. Ele tem um componente mais complexo e decisivo na atividade física. Além de realizar a conexão entre os membros inferiores e superiores, o treinamento do core é o produto de um controle motor e da capacidade muscular do complexo quadril-lombar-pelve (VERSTEGEN, 2004).

Para a prática regular e constante do treinamento do core, a mesma regra da força relacionada com a especificidade deve ser respeitada. O treinamento do core deve ser aplicado de acordo com a modalidade. A função do core para um tenista é completamente diferente daquela para um maratonista.

Não é porque um tenista realiza o movimento de giro do tronco constantemente para golpear a bola que o core é mais importante quando comparado ao de um maratonista, que não faz nenhum giro e corre sempre em linha reta.

O core é a base para qualquer movimento do nosso corpo.

Desde os movimentos mais simples, como levantar da cadeira ou pegar um copo dentro de um armário, aos mais complexos, como chutar uma bola ou golpear o adversário em uma luta, sempre a região do core realiza uma ação prévia, possibilitando uma base ao movimento. Não é possível realizar o movimento sem uma mobilização anterior do core (por mais leve que seja).

O treinamento do core não é sinônimo de uma sequência de exercícios que apenas visam a um fortalecimento da região do tronco.

A especificidade deve ser respeitada no treinamento do core, e os exercícios devem ser elaborados para que respeitem a modalidade específica. Por exemplo, um corredor de longas distâncias priorizará exercícios que busquem a resistência do core e uma tensão isométrica longa, específica a essa modalidade.

Em paralelo a essa realidade, um jogador de futebol, que realiza diversos giros, saltos, chutes, acelerações entre tantos movimentos distintos no jogo, deve priorizar movimentos intensos, potentes e curtos que proporcionem potência e velocidade de ação muscular do core. Esses movimentos preferencialmente devem ser feitos com giros e/ou extensão do tronco, específicos do jogador.

A característica da modalidade e sua correspondente forma de elaborar exercícios simulando o esporte específico têm fundamental importância no treinamento do core, servindo de apoio e equilíbrio para a prática segura e sincronizada de atividade física.

Como geralmente os movimentos executados pelos membros (inferiores e/ou superiores) são iniciados com uma leve contração da região do core e, durante a prática desses movimentos específicos, o core continua proporcionando apoio e equilíbrio ao movimento, quanto mais adaptada e fortalecida for essa região, menor será o desgaste dos músculos primários na realização do movimento, mais força o indivíduo será capaz de realizar e menor será a chance de fadiga e, por consequência, lesão dos grupamentos musculares específicos de cada movimento.

O core age como base e equilíbrio ao movimento. Quanto mais fortalecida estiver essa região e adaptada aos movimentos específicos da modalidade, maior será a chance de gerar força com menos desgaste muscular, diminuindo a possibilidade de lesão muscular.

Sem o treinamento específico do core, menor será a ação do tronco sobre o movimento e, por consequência, maior será o desgaste muscular dos membros para a realização da ação motora. Com diversas ações durante a competição ou prova, maior será a chance de fadiga, perda de rendimento e lesões poderão aparecer.

Ao elaborarmos exercícios específicos de força, com a ação de diversos grupamentos musculares e articulações, maior será a ação do core, pois, além de ele agir como base ao movimento, também é o responsável pela conexão entre os membros inferiores e superiores, aumentando a possibilidade de especificidade do movimento complexo da modalidade.

O treinamento específico e individualizado do core é a ferramenta básica para o treinamento de força funcional.

O potencial de gerar força funcional parte de três princípios:

1. A especificidade de aplicação do treinamento de força e todas as suas complexidades musculoarticulares.
2. A base e o controle do movimento inerente ao treinamento do core.
3. O equilíbrio articular por meio do treinamento de propriocepção.

Propriocepção

O principal objetivo, ao se treinar e aprimorar a propriocepção, é incorporar à rotina diária do praticante de atividade física exercícios que proporcionem ao indivíduo menor chance de dores e lesões articulares.

A propriocepção é a resposta sensório-motora que informa ao nosso corpo como proteger as articulações aos estímulos externos, por meio dos proprioceptores.

Os proprioceptores são tipos de órgãos sensoriais localizados nos músculos, articulações, ligamentos e pele. A função dos proprioceptores é conduzir informações sensoriais a partir dessas áreas para o SNC. Existem cinco tipos de receptores: termorreceptores, nociceptores, fotorreceptores, quimiorreceptores e os mecanorreceptores (CAMPOS e CORAUCCI NETO, 2004).

Dentro do treinamento de propriocepção, os mecanorreceptores ganham um destaque, especialmente os mecanorreceptores musculares e articulares.

O core gera a estabilização central do tronco do atleta; entretanto a sustentação da ação muscular nos membros é um papel das articulações.

A principal função na aplicação da propriocepção à atividade física é aproveitar a estabilização gerada pelo treinamento do core e direcionar uma maior sustentação articular, aumentando, com isso, a capacidade de o organismo aplicar mais força, com melhor sustentação.

As articulações, quando bem treinadas e estimuladas, proporcionam ao indivíduo uma maior condição e segurança para o gesto específico de força. A base de sustentação periférica da força é realizada pelas articulações.

Na aplicação dos exercícios de propriocepção, dois receptores são estimulados constantemente com o método:

- Órgão tendinoso de Golgi.
- Fusos musculares.

O órgão tendinoso de Golgi (OTG) está presente no tendão e age na prevenção articular. O mecanismo de resposta do OTG é a informação ao SNC do posicionamento do corpo e da velocidade em que o movimento é executado. A sensibilidade da tensão muscular é a principal característica do OTG.

O OTG estimula a ação dos músculos antagonistas, em conjunto com a inibição dos músculos agonistas. Esse equilíbrio pontual entre as forças agonistas e antagonistas resulta em uma rigidez articular necessária, controlando a compressão entre as superfícies articulares.

Essa estabilidade articular é manifestada com uma redução da ação concêntrica da musculatura, inibindo uma tensão elevada e desnecessária do músculo.

Em conjunto com o OTG, existem os fusos musculares presentes nas fibras musculares e que têm como característica alertar ao músculo quanto às respostas no comprimento e no estado contrátil das fibras musculares.

A grande ação dos fusos musculares é deixar o músculo em um estado de alerta constante, evitando ações bruscas e movimentos desnecessários e lesivos ao organismo.

A ação do fuso muscular e do OTG é reflexa e inconsciente, proporcionando aos músculos e articulações maior controle sobre os movimentos e ações musculares com ou sem desequilíbrio.

A informação enviada ao SNC pelos receptores é fator-chave e compõe a propriocepção. Eles agem na consciência corporal do indivíduo, e a manipulação de métodos que estimulem e aprimorem os receptores age na reação automática, a mais breve possível, alcançando, assim, as estabilidades articular e muscular de forma instantânea.

Para treinar e estimular a propriocepção em indivíduos e atletas, é necessário elaborar exercícios que possam agir de forma pontual nesses dois receptores (OTG e fusos musculares).

Os exercícios de propriocepção têm como grande característica os movimentos que busquem um relativo desequilíbrio articular seguido do seu controle e estabilização. Os meios para conseguir atingir esses objetivos são múltiplos, desde exercícios com pequenos saltos e posição parada com bases fixas, podendo evoluir, de acordo com a habilidade do indivíduo, para movimentos com saltos em um pé só, com giros em bases instáveis.

Assim como no treinamento de força e do core, na propriocepção é evidente a necessidade de ser cada vez mais específico na manipulação dos exercícios, e cada vez mais os meios utilizados para a prática devem ser próximos à realidade encontrada pelo indivíduo no seu dia a dia. Um exemplo disso é o treinamento de propriocepção de um surfista. Ele sempre encontra uma base instável para a utilização do gesto motor (em cima da prancha). Suas articulações (tornozelos, joelhos e quadril), portanto, devem ser estimuladas para situações parecidas com a encontrada em sua realidade. No caso do surfista, poucos exercícios de giros e saltos seriam propostos; contudo a ênfase em movimentos com sobrecarga em bases instáveis, como colchonetes, pranchas, balanças, discos, bosu, entre outros, agiria diretamente nas articulações e nas fibras musculares específicas de cada articulação.

Uma situação é exemplificada quando imaginamos uma sequência de exercícios de propriocepção a jogadores de futebol, em que os giros e movimentos intensos são constantes nas disputas em partidas oficiais e, consequentemente, nos treinos específicos. Os exercícios de propriocepção para futebolistas seriam voltados para saltos com desequilíbrio e especialmente com giros em bases estáveis. A utilização de bases instáveis pode ser levada em consideração como uma sobrecarga extra em alguns exercícios de tornozelo e joelho.

Contudo, para realizar o treino de propriocepção da forma mais específica possível para atletas de futebol, a base dos exercícios deve ser estável, com saltos e exercícios com giros e desequilíbrio.

Quanto mais específico for o treino de propriocepção, mais pontuais serão os meios de prevenção de dores e lesões aos indivíduos praticantes de atividade física.

Com a implementação e, posteriormente, a evolução dos exercícios de propriocepção, o indivíduo estará cada dia mais seguro e pronto para a realização dos exercícios diários específicos de cada esporte.

Os exercícios de propriocepção não são exclusividade dos atletas. Podem e devem ser realizados por indivíduos praticantes de atividade física em geral. Essencialmente, é importante, na elaboração dos exercícios, analisar qual(is) atividade(s) o indivíduo pratica e elaborar exercícios que simulem as atividades mais comuns no dia a dia.

A aplicação dos exercícios de força, core e propriocepção adapta o indivíduo à rotina de treinamentos de uma forma muito mais segura e capaz de gerar alto rendimento. A junção dessas três vertentes de treinamento pode ser denominada treinamento funcional.

Treinamento funcional

O treinamento funcional (TF) pode ser entendido como a junção de força, core e propriocepção.

Figura 14.1 As vertentes do treinamento funcional.

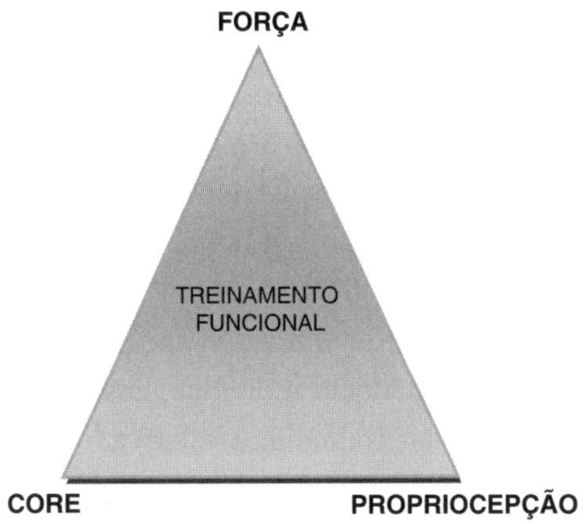

Para a aplicação do TF podemos destacar as duas principais características do método:

1. Ganho de rendimento.
2. Prevenção de lesões.

Não há como destacar qual das duas vertentes do TF é a mais importante. As duas trabalham em conjunto.

Dentre as principais vantagens do TF, podemos destacar especialmente a especificidade, proporcionada com a funcionalidade dos movimentos, e também a forma como os praticantes desse método conseguem chegar ao alto rendimento permanecendo longe de dores e lesões recorrentes da prática inadequada da atividade física.

Tradicionalmente, os treinamentos eram iguais ou muito parecidos para qualquer tipo de atividade física. Os meios utilizados pelos praticantes e técnicos para aumento de rendimento eram inespecíficos, e pouco se analisava a modalidade. Os treinos, especialmente os de força, eram padrões dentre diversas modalidades. Dificilmente os atletas conseguiam atingir o alto rendimento, especialmente sem dores e consequentes lesões geradas pelos desequilíbrios musculoesqueléticos proporcionados pela má postura de treino.

Com o TF essa realidade é diferente – o atleta treina de acordo com a modalidade, e seu corpo é premiado com a melhora do movimento específico pelos treinos de core e propriocepção.

O TF não é um método que substituia os treinamentos realizados até então. É uma ferramenta que vem cada dia mais fornecer formas novas e específicas de trabalho que, com o conhecimento e as técnicas presentes, auxiliam os atletas e praticantes de atividade física no aumento de rendimento e prevenção de lesões.

A aplicação do treinamento funcional sistematizado e continuado, por meio do core, propriocepção e força, contribui com a diminuição da incidência de lesões musculares e articulares (LCA) em atletas de futebol de campo ao longo de três anos (SARGENTIM e PORTELLA, 2007).

Para a inclusão e evolução do TF, o indivíduo não precisa ser necessariamente um atleta. O método é aplicável em qualquer indivíduo, dos que queiram iniciar a prática de atividade física aos atletas mais treinados e valorizados do mundo. O diferencial dessa aplicação é quando e como utilizar cada umas das vertentes do TF na rotina diária de treinamentos.

Aplicação do treinamento funcional

Observando as três vertentes do TF, duas delas devem ser trabalhadas e treinadas sem a presença de fadiga (core e propriocepção). Já o treinamento de força pode fazer parte da sessão principal do treino.

O core e a propriocepção são treinadas sem fadiga, já que agem em regiões e articulações que serão estimuladas posteriormente na fase principal do treino.

A ideia da aplicação do core e da propriocepção como pré-treino é estimular uma região através dos seus grupamentos musculares e/ou das suas respectivas articulações, de modo que, quando o indivíduo for participar da fase principal do treinamento, essa região possa contribuir positivamente à sessão de treino, gerando uma adaptação positiva.

Independentemente do mecanismo de treinamento aplicado, recomenda-se a aplicação do core e da propriocepção antes da sessão principal do treinamento.

Já em relação ao treino de força, a aplicação fica a critério da distribuição das sessões semanais de treinos. Por exemplo, se um indivíduo estiver treinando para uma maratona e só dispuser de três dias na semana para treinamento, não é aconselhável a aplicação de força nas três sessões do treino, podendo, nesse caso, ficar restrito a uma sessão de treino de força e duas sessões de corrida, de acordo com a agenda e disponibilidade do indivíduo.

Supondo que outro indivíduo, que também está treinando para uma maratona, disponha de seis sessões de treinos semanais, é bem provável que possamos aplicar duas sessões de treinos de força e quatro de corrida.

O treinamento de força, por fazer parte da sessão principal do treinamento, deve ser equilibrado de acordo com a realidade e possibilidade de treino de cada um.

Uma sessão de treino é composta de três partes:

1. Pré-treino.
2. Parte principal.
3. Volta calma.

O pré-treino, também conhecido como aquecimento, é o momento de aplicar as sessões de core e propriocepção. A quantidade de sessões aplicadas na semana varia de acordo com a possibilidade de cada indivíduo.

Contudo, a despeito do número de treinos que estiverem à disposição para cada pessoa, recomenda-se iniciar a sessão de treino (pré-treino) com a aplicação de core ou propriocepção.

O core e a propriocepção isolados não substituem o aquecimento, mas fazem parte da rotina de aquecimento de cada atleta, independentemente da modalidade.

O tempo de aplicação do core e da propriocepção é estabelecido de acordo com a disponibilidade de cada profissional e cliente/atleta.

Com o tempo de aplicação do método, existe a necessidade de uma constante evolução na sobrecarga dos exercícios, para não gerar uma adaptação. Essa sobrecarga dos exercícios de core e propriocepção pode ser obtida pelo aumento do volume (tempo de execução) ou da intensidade (aumento do grau de dificuldade do exercício).

O grau de dificuldade de cada exercício varia desde a diminuição da base (em vez de se apoiar em duas pernas, se apoiar em uma), até o aumento do grau de dificuldade do exercício (por exemplo, saltar e realizar o giro com os olhos abertos e, com o tempo, pedir para a pessoa fechar os olhos durante a execução do movimento).

A aplicação das duas primeiras vertentes do TF (core e propriocepção) como pré-treino cria uma maior possibilidade de melhora de rendimento por parte do praticante na fase principal do treino específico, já que os músculos e as articulações estarão estimulados e prontos para realizar os movimentos inerentes a cada modalidade.

A sessão principal do treino é voltada para a melhora do rendimento específico de cada indivíduo na respectiva modalidade.

Os meios de aplicação dos exercícios são múltiplos. Na manipulação das cargas de exercício propostos para a melhora de rendimento encontra-se a realização do treino para o aprimoramento da força específica de cada modalidade e consequente evolução do movimento de cada indivíduo.

O treinamento de força contribuirá de três formas interdependentes para o rendimento específico de cada indivíduo:

1. Melhora do movimento específico.
2. Aumento do rendimento da modalidade.
3. Diminuição na incidência de lesões.

A inclusão das sessões do treino de força dependerá diretamente da característica da modalidade específica.

Caso a modalidade não seja voltada para as ações de força e velocidade, ou gestos específicos de potência muscular como fator determinante para o alto rendimento (como as provas de longa duração, por exemplo), as sessões de atividades exclusivas de força terão uma menor importância no ciclo semanal de treinos quando comparadas aos esportes que envolvam as ações mais intensas como determinantes para o alto rendimento (como os esportes de velocidade ou coletivos, tais como vôlei e futebol).

Nos esportes de endurance, a aplicação de sessões de força poderá ser aplicada uma ou no máximo duas vezes por semana, de acordo com a realidade do indivíduo.

Em contrapartida, nos esportes de alta intensidade, as sessões de treinamento de força poderão ocupar todas ou quase todas as sessões de treinos semanais.

Deve ser observado o equilíbrio entre as capacidades físicas nos esportes mistos (como as corridas de média duração), ou em esportes coletivos (como o basquetebol). Nesses casos, é possível dividir por igual as capacidades físicas específicas de cada modalidade, sempre incluindo as sessões de treinamento de força.

O ponto de partida é analisar quantas sessões de treinos o indivíduo ou a equipe poderá realizar por semana e equalizar os treinos de acordo com a modalidade.

Um modelo que pode ser seguido é exemplificado no futebol, um esporte coletivo e misto (BANGSBO *et al.*, 2006) que desenvolve diversas capacidades físicas que se completam de forma interdependente (WEINECK, 2000). A força, o core e a propriocepção são aplicados continuamente durante todos os treinos da semana, como pré-treino ou na sessão principal do treino. Essa aplicação é dividida e equilibrada com as outras capacidades físicas especificas do futebolista (resistência e velocidade) proporcionadas por treinamentos técnicos, táticos e jogos.

Simulamos uma semana com oito sessões de treinos nos quais três serão voltados para aplicação dos treinos de força, duas sessões para treinos técnicos, duas para treinos táticos e um jogo oficial.

Exemplo de uma semana de treinamentos para uma equipe de futebol utilizando as medidas de prevenção de lesões em conjunto com o rendimento específico da modalidade

Dia da semana	Segunda	Terça	Quarta	Quinta	Sexta	Sábado	Domingo
Manhã	Core + Força	Core + Tático	Propriocepção + Força	Propriocepção + Tático	Descanso		Descanso
Tarde	Propriocepção + Técnico	Descanso	Core + Técnico	Core + Força	Propriocepção + Tático	**JOGO**	Descanso

Cada sessão de treino é dividida em pré-treino e sessão principal. No pré-treino foram aplicadas nessa simulação quatro sessões de core e quatro sessões de propriocepção, sempre como preparação para a fase principal.

Já na fase principal da sessão de treino, aplicaram-se de forma equilibrada as três capacidades físicas determinantes do futebolista (força, resistência e velocidade) divididas entre os treinos de força e os treinos técnicos, táticos e o jogo.

O futebol é considerado um esporte misto, cuja alternância de metabólica é constante durante uma disputa oficial (HOFF e HELGERUD, 2004), no qual o equilíbrio das capacidades físicas dificulta a aplicação dos meios e métodos de preparação física.

Mesmo em um esporte coletivo com diversas capacidades físicas alternando a predominância metabólica, é possível aplicar o TF com segurança proporcionando aos atletas um aumento significativo de rendimento e, mais importante, maior segurança nos gestos motores e menor possibilidade de lesões.

Neste momento, não veremos em que fase aplicar cada tipo de manifestação de força ou as formas diferentes de aplicação dos treinamentos técnicos e táticos. A aplicação das medidas profiláticas pelo TF é possível em diversos níveis de equipes, atletas e indivíduos.

Considere um indivíduo não atleta que treina três vezes por semana com o objetivo de aumentar o rendimento em corridas de média distância entre cinco até dez quilômetros. Ele realizará os treinamentos de core e propriocepção duas vezes na semana, e o treinamento de força, uma vez.

Os dois treinos de corrida da semana serão precedidos de aplicação de core ou de propriocepção, já no treino de força será aplicado core em conjunto com a propriocepção.

Exemplo de uma semana de treinamentos para um atleta amador de corrida, utilizando as medidas de prevenção de lesões em conjunto com o rendimento específico da modalidade

Dia da semana	Segunda	Terça	Quarta	Quinta	Sexta	Sábado	Domingo
	Core + Treino de corrida	Descanso	Core e propriocepção + Força	Descanso	Propriocepção + Treino de corrida	Descanso	Descanso

É importante, na sequência de aplicação do TF, aplicar as cargas de treino de acordo com a realidade do indivíduo e a possibilidade de adaptação à rotina de exercícios.

Os exemplos citados anteriormente apenas demonstram como é possível aplicar sessões profiláticas de exercícios em conjunto com os métodos de melhora de rendimento e essencialmente como um pode completar o outro.

Nos dois exemplos, casos diferentes foram citados. No primeiro, demonstramos como é possível aplicar treinos para equipes de esportes coletivos e mistos que visam ao alto rendimento e como a prevenção de dores e lesões não pode ser deixada em segundo plano.

No segundo caso, exemplificamos um esporte individual cíclico, em que, apesar de o objetivo não ser o aumento tão alto de rendimento, o indivíduo não pode estar sujeito e exposto a dores e lesões recorrentes à atividade intensa e repetitiva.

Na prática de atividade física, em especial as inerentes ao aumento de rendimento, as dores e lesões são presenças constantes e indesejáveis. Contudo, com medidas simples incorporadas na rotina de treinos de cada indivíduo ou equipe, a chance de as lesões afetarem negativamente a prática regular de atividade física diminui de modo significativo.

Conclusão

A pratica de atividade física sem dores e lesões, seja ela competitiva ou exclusivamente voltada para o ganho da qualidade de vida, é um grande diferencial e um objetivo comum entre todos os praticantes. Por anos acreditou-se que apenas mandar o indivíduo alongar-se era o suficiente para amenizar ou prevenir dores agudas e crônicas.

Com o avanço das técnicas de análise do movimento e dos mecanismos específicos de treino, percebeu-se que, quanto mais forte e equilibrado for o corpo ou movimento do indivíduo, menos chances de dores e lesões.

O treinamento funcional vem ao encontro desse panorama. Esse método contempla três características básicas e essenciais da melhora do movimento por meio das ações motoras.

O aumento de força em conjunto com o fortalecimento da região do core e das respectivas articulações possibilita ao praticante da atividade física um aprimoramento das ações motoras viabilizando um menor desgaste e menos chance de fadiga, dor e lesão músculo/articular.

O treinamento da força de forma específica em conjunto com o treinamento do core, gerando base e equilíbrio ao movimento, e a aplicação de exercícios de propriocepção agindo na sustentação articular possibilitam ao praticante da atividade física uma melhora no padrão de movimento, diminuindo com isso a incidência de dores e consequentemente de lesões.

Referências

BADILLO, J.J.G. & AYESTARÁN, E.G. *Fundamentos do treinamento de força: aplicação ao alto rendimento desportivo*. Porto Alegre: Artmed, 2001, p. 284.

BANGSBO, J., MOHR, M., KRUSTRUP, P. "Physical and Metabolic Demands of Training and Match-Play in the Elite Footbal Player". *Journal Sports Science*, v.24, p.665-74, 2006.

BUCKWALTER, J. "Sports, Joint Injury, and Posttraumatic Osteoarthritis". *Journal of Orthopaedic & Sports Physical Therapy*. 33(10):578-88, 2003.

CAMPOS, M.A. & CORAUCCI NETO, B. *Treinamento funcional resistido*. Rio de Janeiro: Revinter. 2004, p. 319.

HARMAN, E. "Strength and Power: A Definition of Terms". *Strength Cond. A. J.* v.15, n.6, p.18-20, 1993.

HOFF, J. & HELGERUD, J. "Endurance and Strength Training for Soccer Players. Physiological Considerations". *Sports Medicine*; v.34, n. 3, p.165-180, 2004.

KOMI, P. V. *Força e potência no esporte*. Porto Alegre: Artmed, 2006, p. 530.

NEUMANN, D.A. *Kinesiology of the Musculoskeletal System: Foundations for Physical Rehabilitation*. Missouri: Mosby, 2002.

SARGENTIM, S. *Treinamento de força no futebol*. São Paulo: Phorte, 2010.

SARGENTIM, S., PORTELLA, D.L. "Diminuição da incidência de lesões no futebol amador do Sport Club Corinthians Paulista". *In*: Congresso de Ciência do Desporto, II, 2007, Limeira. Pôster apresentação. Limeira: UNICAMP, 2007.

VERKHOSHANSKY, I. *Força – treinamento da potência muscular*. Londrina: CID, 1996.

VERSTEGEN, M. *Core Performance*. [s.l.], Rodale, 2004. p. 35-36

WEINECK, E.J. *Futebol total: o treinamento físico no futebol*. São Paulo: Phorte, 2000.

WILSON, W. "Rugby Fitness Training: A Twelve-Month Conditioning Programme". Crowood Press. illustrated edition. 2006, p.189.

ZATSIORSKY, V. *As qualidades físicas do atleta*. Moscou: Fizcltura e sport, 1970, p. 200.

CAPÍTULO 15

Diretrizes para atividade física na prevenção de doenças: atividade física como continuidade da reabilitação

CRISTIANE ISABELA DE ALMEIDA, GILBERT SOO BANG
E MÁRIO SÉRGIO ROSSI VIEIRA

Introdução

A atividade física é definida como qualquer movimento corporal produzido pelos músculos esqueléticos que resulte em gasto energético maior que os níveis de repouso. Ela está presente em todas as atividades da vida diária, como caminhar, falar, vestir-se, alimentar-se, dirigir. Portanto, a atividade física é parte fundamental de qualquer programa de reabilitação (a totalidade de movimentos de um programa de exercícios pode ser chamada de atividade física).

Os ganhos funcionais obtidos com o tratamento de reabilitação devem ser mantidos e até melhorados por meio de um programa de exercícios que permita prolongar a independência funcional, prevenir novas lesões ou doenças e obter algum ganho na saúde.

No âmbito da promoção de saúde, a intensidade e o volume de atividade física são maiores que as atividades do dia a dia. Os exercícios devem ser realizados em intensidade moderada a intensa e com duração não inferior a 150 minutos semanais. Para que esse programa seja realizado com segurança, a avaliação médica prévia é indispensável, particularmente nos casos de transição a partir de um programa de reabilitação.

Neste capítulo, abordaremos a transição de um programa de reabilitação para um programa de exercícios em diferentes situações e o papel da atividade física como instrumento de prevenção de doenças e melhora da qualidade de vida.

O programa de reabilitação

O programa de reabilitação dá suporte a toda a equipe assistencial por meio da visão geral de todo o plano terapêutico, possibilitando coordenar as etapas do tratamento visando à independência do paciente, e permitindo-o retornar às suas atividades da vida diária, profissionais, de lazer e sociais.

O processo de reabilitação é realizado sob uma óptica global do paciente e não apenas com foco no órgão ou sistema doente, pois, diante de um quadro clínico limitante, é comum o paciente desenvolver mecanismos ou incapacidades secundárias que podem restringir seu potencial de recuperação.

Ao longo de todas as etapas, a participação ativa do paciente é ponto-chave para o sucesso das intervenções. Em cada uma delas, as medidas terapêuticas devem ser elucidadas e discutidas com o paciente, reforçando a importância do seu papel na obtenção dos melhores resultados.

Essa forma de atuação permite prevenir a perda da capacidade funcional remanescente, assim como recondicionar o organismo à medida que progride a resolução ou estabilização da doença primária, maximizando o potencial de recuperação plena.

A atividade física é instrumento de grande importância em um programa de reabilitação tanto na fase aguda da doença quanto no final do processo, quando o paciente atinge seu nível funcional máximo. Ela contribui para a evolução mais rápida e melhor desempenho nas diversas terapias e nas atividades da vida diária, sendo importante o estímulo à prática de exercícios.

Exame clínico pré-participação em atividade física

A transição do programa de reabilitação para um programa de atividade física é naturalmente realizada pela equipe multiprofissional, sempre com a meta de independência funcional e autonomia.

As condições prévias de saúde do paciente e o grau de reabilitação atingido influem diretamente na prescrição da atividade física. O exame clínico pré-participação tem o objetivo de garantir a saúde e a segurança do paciente durante a prática de atividade física. A maioria dos itens do exame é gerenciada durante o acompanhamento do paciente na fase de reabilitação e, nessa etapa, devem-se considerar todos os possíveis fatores que interfiram na escolha e prática da atividade física.

A avaliação é realizada por toda a equipe multiprofissional a fim de detectar qualquer alteração ou limitação: médico, enfermeiro, fisioterapeuta, terapeuta ocupacional, nutricionista, psicólogo, educador físico. A estrutura do exame clínico pré-participação é composta de história clínica, exame físico geral e específico, questionário de prontidão para atividade física (que visa a identificar rapidamente fatores de risco como doenças cardiovasculares e ortopédicas) e exames complementares.

Reavaliações são recomendadas à medida que o paciente tenha atingido as metas preestabelecidas, e novos parâmetros de volume, frequência e intensidade, assim como novas modalidades de exercícios, podem ser propostos para a fase subsequente.

Transição da reabilitação para atividade física

O processo de transição para a atividade física deve considerar fatores essenciais para a tomada dessa decisão. Critérios envolvendo o paciente e a própria equipe assistencial são analisados:

- Estabelecimento de cadeia de comando em relação às decisões.
- Meios de comunicação com o paciente, familiares, acompanhantes, educadores físicos e equipe assistencial.
- Métodos de documentação e protocolos.
- Segurança do paciente e de outros praticantes.
- Exame clínico pré-participação.
- Capacidades funcionais e condições psicossociais.
- Habilidades necessárias para a prática de atividade física.
- Questões administrativas reguladoras da prática de atividade física.

Didaticamente, podemos desenhar uma linha de evolução das etapas de introdução da atividade física partindo do final do processo de reabilitação: melhora da flexibilidade, treinamento de força e resistência muscular, propriocepção, condicionamento cardiorrespiratório, velocidade e potência.

Os exercícios aeróbicos devem ser realizados concomitantemente, contribuindo para a eficácia e eficiência do metabolismo energético e desempenho funcional. Recomenda-se a prática de atividades aeróbicas intensas ou moderadas de três a cinco dias por semana. O volume de atividade física semanal aparenta ser mais importante do que a duração diária, intensidade e frequência. Em média, 150 a 300 minutos semanais são necessários para se obter algum ganho na saúde.

Diversas modalidades têm sido divulgadas por suas características de baixo impacto e benefícios à saúde. Algumas delas são utilizadas em programas de reabilitação e servem como transição para a continuidade da prática de atividade física: pilates, ioga, tai chi chuan, caminhadas. O tempo e gasto energético despendidos na realização das atividades domésticas não são considerados como parte do programa de atividade física, porém a maior quantidade de tarefas realizadas pode contribuir para a melhora da capacidade funcional e independência dos pacientes.

Atividade física e reabilitação

O repouso é parte importante do tratamento inicial de muitas doenças ou lesões. Entretanto, os efeitos adversos do repouso prolongado, denominado síndrome do imobilismo, devem ser reconhecidos para que sejam minimizados ao máximo no processo de reabilitação.

Uma das situações mais comumente observadas nos pacientes com algum grau de incapacidade é a restrição de movimentos, seja pela doença primária seja como alteração secundária. Imobilizações, doenças neurológicas, estado pós-operatório, doenças crônico-degenerativas são exemplos de situações em que o indivíduo tem seu nível de atividade física reduzido ou mesmo totalmente limitado.

A imobilização prolongada altera as propriedades orgânicas, prejudicando o retorno da mobilidade, bem como leva à diminuição do condicionamento cardiorrespiratório. Perda de proteínas musculares e de cálcio são exemplos de alterações metabólicas que também ocorrem no imobilismo. Como a integridade funcional do sistema nervoso é altamente dependente da atividade física, o baixo nível de atividade física interfere em funções como equilíbrio, coordenação e desempenho neuromuscular.

Ser fisicamente ativo é um dos hábitos mais importantes para a promoção da saúde e diminuição do risco de aparecimento de doenças crônicas como hipertensão arterial sistêmica, diabetes tipo 2 e câncer. Dentre outros benefícios da prática de atividade física encontram-se o controle de peso corporal, melhora do condicionamento cardiorrespiratório, prevenção de quedas, melhora da qualidade óssea e redução de episódios depressivos.

O início da atividade física varia de acordo com o nível de independência atingido pelo paciente ao final do programa de reabilitação. Critérios específicos de acordo com cada doença devem ser observados a fim de garantir a prática de atividade física segura como meio de prevenção de sequelas ou novas lesões, manutenção dos ganhos funcionais obtidos e promoção da saúde e qualidade de vida. A prescrição de atividade física varia conforme os objetivos traçados e condição clínica prévia do paciente e por isso é individualizada. Levam-se em consideração ainda questões como afinidade e adaptação. Por se tratar de um processo dinâmico de adaptações fisiológicas, reavaliações periódicas devem ser realizadas, e uma quantidade mínima de atividade física por semana é necessária para observar tais efeitos benéficos.

A programação da atividade física deve ser individualizada e estar atrelada a uma criteriosa padronização dos tipos de exercícios, duração, volume, intensidade e frequência dos treinos, pois os efeitos têm relação direta com a dose de exercício praticado. O objetivo é atuar com eficácia e segurança alcançando as metas propostas, bem como prevenindo complicações decorrentes da prática inadequada.

A falta de informação sobre os benefícios de atividade física, assim como a forma segura de realizá-la, contribui para o baixo índice de aderência aos programas de exercícios. A educação do paciente, estimulando-o a praticar alguma atividade física, é fundamental para a continuidade do trabalho iniciado em um centro de reabilitação. Entretanto, não se devem limitar as ações apenas à orientação e ao aconselhamento, devendo-se aplicar intervenções práticas para provocar mudança de hábitos sedentários.

Para os pacientes com necessidades especiais, faz-se uso da tecnologia assistiva e de adaptações necessárias com o intuito de manter um nível mínimo e seguro de prática física.

Pacientes com pequenas incapacidades podem retornar às práticas físicas habituais prévias à lesão após o programa de reabilitação. O retorno deve ser gradual conforme os princípios da sobrecarga, progressão e especificidade. Por sobrecarga entende-se o aumento da intensidade do trabalho físico. A progressão está intimamente relacionada com a sobrecarga e evita a acomodação do organismo em determinado nível de exigência, resultando em benefícios crescentes. A especificidade refere-se à relação entre o tipo de exercício e os sistemas orgânicos mais solicitados para aquela atividade.

Aqueles que não realizavam atividade física prévia podem experimentar diversas modalidades, individuais ou coletivas, para que transformem a atividade física em um hábito regular, saudável e prazeroso.

Na presença de incapacidades maiores ou crônicas, atividades físicas leves podem ser recomendadas inicialmente no próprio programa de reabilitação. Exercícios na água ou de baixo impacto possibilitam ganhos funcionais e melhora da qualidade de vida. Atividades de contato são restritas, tendo-se em mente a promoção da saúde como meta e não o desempenho esportivo. Em função do grau de independência alcançado ao final do programa de reabilitação, pessoas com necessidades especiais podem necessitar de auxílio ou supervisão durante a realização de atividade física.

Desse modo, a escolha dos exercícios mais adequados, o uso de equipamentos de proteção, a educação do paciente e as reavaliações periódicas são fundamentais para garantir os benefícios da atividade física prescrita.

Os exercícios

Os diferentes tipos de exercícios apresentam objetivos específicos e são aplicados em momentos apropriados no plano terapêutico. A identificação de fatores clínicos limitantes pela equipe multiprofissional permitirá a prescrição do programa mais adequado de exercícios.

Os exercícios de flexibilidade visam a melhorar a amplitude de movimento articular, bem como o desempenho muscular. Os músculos podem ser fortalecidos por meio de diferentes técnicas, com ou sem auxílio de equipamentos. Os sistemas cardiovascular e respiratório serão condicionados de acordo com o grau de exigência da atividade física, controlando-se os parâmetros fisiológicos como frequência cardíaca e VO_2 máximo (índice que mede a capacidade de o organismo utilizar o oxigênio do ar inspirado).

A flexibilidade pode ser definida como a amplitude máxima passiva fisiológica de uma articulação. Há várias técnicas para o treinamento de flexibilidade que podem ser realizadas de forma passiva (ação de força externa), assistida (com auxílio parcial) ou ativa (realizado pelo próprio indivíduo sem auxílio externo). A flexibilidade é base para a realização de movimentos simples da vida diária até movimentos complexos esportivos.

Programas essencialmente de flexibilidade podem ser recomendados como parte integrante de uma sessão de fortalecimento muscular e condicionamento cardiorrespiratório. Recomenda-se um conjunto de seis a dez exercícios por sessão realizados no mínimo três vezes por semana.

Os exercícios de força são benéficos em todas as idades e condições clínicas. Associados à amplitude articular íntegra, permitem a realização dos movimentos necessários à independência funcional. Como resultado, obtém-se melhora da função muscular, estimulam o aumento da massa óssea e diminuem a sobrecarga cardíaca. Podem ser realizados no ginásio de musculação ou com auxílio de tiras elásticas ou com o próprio peso corporal.

O tipo de contração muscular varia conforme a técnica. Isométricos são aqueles exercícios em que há contração das fibras musculares sem movimento articular. São utilizados em fase inicial da reabilitação em condições como pós-operatório, doenças articulares, quando o músculo não se encontra preparado para solicitações mais intensas. Exercícios resistidos com uso de pesos mostram benefícios em todas as idades. A realização desses exercícios deve priorizar a técnica correta e não apenas a carga utilizada. Recomenda-se o treino de força por pelo menos dois dias na semana. Exercícios excêntricos, como os saltos, são prescritos na fase de recuperação funcional, pois exigem maior gasto energético e melhor qualidade muscular.

A resistência muscular pode ser definida como a capacidade de resistir à fadiga. Essa qualidade muscular permite ao indivíduo realizar uma determinada atividade por tempo prolongado. São exercícios realizados com cargas mais leves, elevado número de repetição, cuja intensidade é controlada pelo volume total de atividade muscular.

Da mesma forma, podem ser realizados como parte de um programa de musculação ou condicionamento físico e cardiorrespiratório. O aperfeiçoamento da resistência muscular é a etapa que se segue após o fortalecimento. As recomendações sugerem um programa mínimo de duas a três vezes por semana voltada para essa qualidade física.

A propriocepção é toda informação neural proveniente de músculos, tendões e articulações relativa ao posicionamento (estático ou dinâmico), estado de contração ou relaxamento e equilíbrio corporal. Os exercícios de propriocepção são implementados após a aquisição de flexibilidade, força e resistência muscular. Esse grupo de atividades neuromusculares dá estabilidade ao corpo, prevenindo a ocorrência de lesões, além de permitir adaptação aos diferentes tipos de estímulos gestuais. Devem ser realizados de forma repetitiva, em velocidade lenta ou rápida a fim de estimular mecanismos reflexos e contração muscular involuntária. Em caso de reabilitação esportiva, gestos específicos da modalidade são usados para a recuperação funcional e treinamento.

Pessoas com necessidades especiais

Indivíduos com necessidades especiais devem realizar atividades físicas conforme recomendações baseadas em evidências científicas como parte do seu programa de reabilitação e manutenção da saúde. Os princípios da prescrição de exercícios são semelhantes aos utilizados para indivíduos não portadores de necessidades especiais.

O estudo da prescrição de atividade física adaptada acompanha os avanços científicos e da tecnologia assistiva, combatendo, assim, o sedentarismo. Os cuidados com as lesões de sobrecarga devem ser bem observados, pois a faixa de segurança é mais restrita em função das condições limitantes presentes.

As recomendações internacionais sugerem pelo menos 150 minutos de atividade física aeróbica por semana em intensidade moderada ou 75 minutos em maior intensidade. Os exercícios de fortalecimento muscular devem ser realizados no mínimo duas vezes por semana.

Nos casos de doenças progressivas, a intensidade dos exercícios deve ser menor com intervalo maior entre as sessões de atividade física a fim de evitar a fadiga e as lesões por sobrecarga.

Aspectos como alteração da sensibilidade, do controle da temperatura corporal, problemas vasculares e hidratação devem ser monitorados a fim de evitar complicações desencadeadas pelo exercício. A avaliação do ambiente e dos equipamentos utilizados é importante para a prevenção de lesões específicas nos casos de pacientes que utilizam meios auxiliares de marcha, órteses ou próteses.

Pacientes com lesões cerebrais podem apresentar episódios convulsivos desencadeados por atividade física, porém sua ocorrência é menor do que no repouso. Pessoas com síndrome de Down devem ser observadas quanto à presença de outras malformações e devem ter restrições quanto à prática de atividades físicas que envolvam movimentos extremos da coluna cervical em função da instabilidade atlantoaxial.

De forma geral, a prática de atividade física por essa população é de extrema importância por melhorar a qualidade de vida, sendo os benefícios até maiores quando comparados à população geral, com a reintegração na comunidade.

O aparelho locomotor

As diversas condições que afetam o aparelho locomotor podem ser abordadas e se beneficiam com a prática regular de atividade física. O fortalecimento muscular e o treino de flexibilidade são considerados básicos no plano terapêutico de doenças degenerativas articulares como a osteoartrose ou doenças neurológicas que cursem com prejuízo do sistema musculoesquelético.

O tratamento das lesões do aparelho locomotor geralmente apresenta um período de imobilização ou redução das atividades físicas, provocando grande impacto na capacidade funcional do paciente. Alguns pontos são críticos para o retorno desses pacientes à atividade física, tais como dor, amplitude de movimento articular, hipotrofias e encurtamentos musculares e condicionamento físico rebaixado.

A dor, como quinto sinal vital, merece atenção especial, pois é fator predisponente de inatividade, favorecendo a instalação de mecanismos protetores e compensatórios que muitas vezes desencadeiam outros desequilíbrios e/ou incapacidades. Técnicas analgésicas com equipamentos ou terapias complementares são amplamente utilizadas nos programas de reabilitação, e os exercícios, mesmo que passivos, atuam como adjuvantes na quebra do ciclo vicioso de dor e inatividade.

Entretanto, a intervenção sobre as qualidades musculares, como força, resistência, potência e flexibilidade, será mais efetiva quanto maior for a recuperação da amplitude total do movimento articular. As limitações articulares alteram as cadeias musculares, não só desequilibrando as estruturas do sistema musculoesquelético no segmento acometido como também produzindo efeitos a distância, por exemplo, a má postura.

Na ausência de dor e com a recuperação da amplitude de movimento das articulações, inicia-se o trabalho de ganho de força e resistência muscular à fadiga, treino de sensibilidade proprioceptiva (trabalho neuromuscular) e coordenação. Quando se visa ao rendimento esportivo, consideramos ainda o aumento da velocidade, potência muscular e agilidade simulando os gestos esportivos específicos de cada modalidade. A integridade do aparelho locomotor possibilita a abordagem precoce das pessoas com doenças cardiovasculares ou respiratórias por meio de exercícios aeróbicos moderados ou intensos.

Doenças neurológicas geralmente alteram o tônus muscular (hipertonia, espasticidade, flacidez ou diminuição de força) e a capacidade de coordenação e/ou equilíbrio, necessitando de ajustes requeridos pela atividade física. O alongamento aumenta a capacidade mecânica dos músculos e articulações, promovendo economia de esforço e diminuição do risco de lesão. O treino de força contribui para o equilíbrio das cadeias musculares e a estabilização articular. Associado às atividades de coordenação e equilíbrio, promove-se a autoconfiança e a segurança para a prática de exercícios.

Condicionamento físico

As condições que favorecem o imobilismo levam ao descondicionamento físico com queda do rendimento do sistema cardiorrespiratório. Doenças ortopédicas, cardiovasculares e do sistema nervoso afetam diretamente tais fatores em função do baixo estímulo metabólico.

Associando-se à inatividade, observam-se redução da taxa de metabolismo basal e aumento da gordura corporal, o que torna necessário o acompanhamento nutricional. A atividade física promove efeitos centrais e periféricos no sistema cardiovascular, como melhora do trabalho cardíaco e aumento da vascularização muscular. A intervenção com atividade física deve ser monitorada para melhor controle da relação entre intensidade e benefícios, principalmente naqueles pacientes que sofreram doenças cardíacas.

O volume de atividade física semanal mínimo, independentemente de idade e sexo, é de 150 minutos de atividade física aeróbica em intensidade moderada ou 75 minutos em maior intensidade. A frequência pode ser de três a cinco vezes por semana. O American College of Sports Medicine recomenda que a duração seja de 20 a 60 minutos de forma contínua e/ou intermitente. Evidências científicas demonstram que os mesmos benefícios podem ser atingidos por efeito cumulativo. Isso significa que a atividade física realizada de forma fracionada ao longo do dia tem o mesmo efeito que aquela realizada de forma contínua em uma única sessão.

Os programas de atividade física podem ser individuais ou em grupo, simulando a prática física que o paciente já realizava antes da doença ou lesão ou, então, propondo novas atividades. Considerando o princípio da reversibilidade dos efeitos, torna-se importante manter a atividade física regular para garantir a manutenção da aptidão funcional alcançada após cada sessão de exercícios.

Atividade física no idoso

A expectativa de vida atual é de 71,3 anos no Brasil. Considerando os avanços tecnológicos na Medicina e em outras áreas, aliados a hábitos mais saudáveis, a estimativa é de que em 2040 a vida se prolongue até 80 anos.

O envelhecimento é um processo complexo e multidimensional, que envolve, entre outros, fatores genéticos, comportamentais, ambientais e as comorbidades crônicas comuns a essa faixa etária. A somatória e a interação desses fatores influenciam toda a gama de mudanças que ocorrem no indivíduo ao longo do tempo.

O envelhecimento reduz a capacidade de adaptação às sobrecargas funcionais. A atividade física e a nutrição adequada atuam elevando a curva de declínio funcional e promovendo, portanto, uma significativa melhora da qualidade de vida desses indivíduos e incremento da sobrevida.

Os programas de atividade física na população idosa visam à redução das perdas funcionais advindas do processo de envelhecimento. A prática de atividade física tem efeito preventivo, como na redução do risco de quedas, manutenção da capacidade funcional, além de ser um instrumento de melhora da qualidade de vida.

Em função da alta prevalência de doenças crônicas, a prescrição de atividade física no idoso torna-se mais complexa. Dá-se prioridade ao trabalho com os grandes grupos musculares. Os cuidados prévios também devem ser mais intensos, como controle da dieta e das medicações utilizadas, da proteção, da hidratação e das infecções.

O fracionamento do volume total de atividade física semanal pode ser benéfico nessa população. Recomenda-se a frequência mínima de três vezes por semana.

Exercícios na água são prescritos no caso de problemas osteoarticulares, comprometimento do equilíbrio e das funções sensoriais.

Atividade física e câncer

Estudos evidenciam que a prática de atividade física é fator de prevenção do câncer, além de melhorar o prognóstico e a qualidade de vida dos pacientes tanto durante quanto após o tratamento. A redução de índices de morte prematura, de efeitos colaterais e de recorrência do câncer também está listada como benefício da atividade física nessa população. Portanto, a prática de atividade física deve ser estimulada e gerenciada para garantir sua adesão como parte do tratamento de reabilitação.

Pacientes com câncer exigem alterações frequentes no plano de reabilitação em função da característica peculiar da doença e do próprio tratamento. A presença de complicações como dor crônica, neuropatias, fraturas patológicas e doenças musculares deve ser avaliada periodicamente, e a realização de atividade física deve ser estimulada segundo parâmetros seguros.

Exercícios de resistência muscular realizados regularmente melhoram a qualidade muscular, o condicionamento cardiorrespiratório, a resistência à fadiga e a qualidade de vida.

Atividade física e transplante

O avanço na área de transplante de órgãos é acompanhado de maior sobrevida dos pacientes que convivem com uma condição crônica decorrente da doença de base e das adaptações fisiológicas pós-transplante.

A atividade física é apenas uma parte de todo o programa de reabilitação e deve ser iniciada antes mesmo do procedimento cirúrgico. Estudos têm demonstrado que a atividade física regular pode reverter ou diminuir as alterações fisiológicas em pacientes transplantados. A prática de exercícios aumenta as capacidades funcionais aeróbia, cardiovascular e respiratória, bem como a flexibilidade, força e resistência muscular, coordenação e equilíbrio, atenção, habilidade, destreza e acuidade visual. Da mesma forma que em indivíduos saudáveis, há melhora do sistema imunológico.

Os exercícios têm sido introduzidos nas unidades de diálise e melhoram o desempenho psíquico e físico dos pacientes, em especial o sistema cardiovascular. Observam-se melhor remoção de solutos, adequação da diálise, estado nutricional e qualidade de vida dos pacientes.

Os pacientes submetidos a transplante e programa de reabilitação cardíaca, em sessões de exercício, quatro vezes por semana, com intensidade moderada, apresentaram melhora da capacidade aeróbia entre 20% e 50%.

Os parâmetros específicos da prescrição de atividade física variam conforme as condições clínicas individuais, mas, independentemente do método, os pacientes têm obtido resultados benéficos.

Conclusão

A atividade física está presente em todos os momentos da reabilitação, constituindo um dos recursos mais preciosos no processo de recuperação da independência funcional do indivíduo. A introdução da atividade física deve ser feita com segurança, de forma individualizada, a partir de avaliações clínica e laboratorial. Os ajustes dos parâmetros de volume, intensidade e frequência são feitos mediante reavaliações periódicas.

Dentre os princípios fundamentais da reabilitação, a participação ativa do indivíduo destaca-se como fator de transformação à medida que favorece a adoção de hábitos de vida mais ativos e saudáveis. A transição do programa de reabilitação para um programa de exercícios visa à manutenção e à progressão de ganhos funcionais, bem como melhora da qualidade de vida e prevenção de doenças.

Referências

PAGA. "2008 Physical Activity Guidelines for Americans". U.S. Department of Health and Human Services. Healthier U.S. Gov. 2008.

ARAÚJO, C.G.S. "Avaliação e treinamento da flexibilidade". *In*: GHORAYEB, N. & BARROS NETO, T.L. *O exercício: preparação fisiológica, avaliação médica, aspectos especiais e preventivos.* São Paulo, Atheneu. cap.3, p.25-34, 1999.

BACKER, I.C., VREUGDENHIL, G., NIJZIEL, M.R. *et al.* "Long-Term Follow-up after Cancer Rehabilitation Using High-Intensity Resistance Training: Persistent Improvement of Physical Performance and Quality of Life". *Br. J. Cancer.* 99(1):30-36, julho de 2008.

BANG, G.S.S. & VIEIRA, M.S.R. "Medicina de reabilitação em atividade física e esporte". *In*: LIANZA, S. (org.) *Medicina de reabilitação.* 4ª ed. Rio de Janeiro: Guanabara Koogan. p. 416-422, 2007.

BAPTISTA, C.A.S., FILHO, J.A.O., ANDRADE, B.J.F. "Exame clínico geral pré-participação". *In*: GHORAYES, N. & BARROS NETO, T.L. *O exercício: preparação fisiológica, avaliação médica, aspectos especiais e preventivos.* São Paulo, Atheneu. pp.51-60, 1999.

BATTISTELLA, L.R. & SHINZATO, G.T. "Retorno à atividade física pós-tratamento do aparelho locomotor". *In*: GHORAYEB, N. & BARROS NETO, T.L. *O exercício: preparação fisiológica, avaliação médica, aspectos especiais e preventivos*. São Paulo, Atheneu. cap.27, p.295-304, 1999.

BELLIZZI, K.M., ROWLAND, J.H., ARORA, N.K. *et al.* "Physical Activity and Quality of Life in Adult Survivors of Non-Hodgkin's Lymphoma". *J. Clin. Oncol.* 20; 27(6):960-966, fevereiro de 2009.

BOYSEN, G., KRARUP, L.H., ZENG, X., OSKEDRA, A. *et al.* "Ex-Stroke Pilot Trial of the Effect of Repeated Instructions to Improve Physical Activity after Ischemic stroke: A Multinational Randomized Controlled Clinical Trial". *BMJ*. 339: b2810, 2009.

COUPS, E.J., PARK, B.J., FEINSTEIN, M.B. *et al.* "Physical Activity among Lung Cancer Survivors: Changes across the Cancer Trajectory and Associations with Quality of Life". *Cancer Epidemiol Biomarkers Prev.* 18(2):664-672, fevereiro de 2009.

DEJONG, A. & FRANKLIN, B.A. "Prescribing Exercise for the Elderly: Current Research and Recommendations". *Curr. Sports Med. Rep.* 3:337-43, 2004.

DIMEO, F. "Exercise for Cancer Patients: A New Challenge in Sports Medicine". *Br. J. Sports Med.* v.34, n.3, p.160-161, 2000.

FRISARD, M.I., FABRE, J.M., RUSSELL, R.D. *et al.* "Physical Activity Level and Physical Functionality in Nonagenarians Compared to Individuals Aged 60–74 Years." *J. Gerontol. A. Biol. Sci. Med. Sci.* 62(7):783-788, julho de 2007.

GUIMARÃES, G.V., D'AVILA, V.M., BOCCHU, E.A., OLIVEIRA, S.A. "Transplante de Coração." *In*: GREVE, J.M.D. *Tratado de medicina de reabilitação*. São Paulo: Roca. cap.153, p.1172-5, 2007.

HALLE, M. & SCHOENBERG, M.H. "Physical Activity in the Prevention and Treatment of Colorectal Carcinoma." *Dtsch Arztebl Int.* 106(44): 722-727, outubro de 2009.

HUNTER, S., RICH, B.S.E., SMITH, D.M. *et al.* "Pre-Participation Physical Evaluation". 2nd. ed. Minneapolis, MN, American Academy of Family Physicians, American Academy of Pediatrics, American Medical Society for Sports Medicine, American Orthopaedic Society for Sports Medicine, American Osteopathic Academy of Sports Medicine, 1997.

HURLEY, M.V., WALSH, N.E., MITCHELL, H.L. *et al.* "Clinical Effectiveness of a Rehabilitation Program Integrating Exercise, Self-Management, and Active Coping Strategies for Chronic Knee Pain: A Cluster Randomized Trial". *Arthritis Rheum.* 15; 57(7):1211-1219, outubro de 2009.

LEMOS, V.M. "Reabilitação na insuficiência real crônica". *In*: GREVE, J.M.D. *Tratado de medicina de reabilitação*. São Paulo: Roca. cap.152, p.1169-72, 2007.

LOGROSCINO, G., SESSO, H.D., PAFFENBARGER, R.S., LEE JR, I.M. "Physical Activity and Risk of Parkinson's Disease: a Prospective Cohort Study". *J. Neurol. Neurosurg Psychiatry*. 77(12):1318-1322, dezembro de 2006.

MELLION, M.B., WALSH, W.M., MADDEN, C. *et al. Team Physician's Handbook*. 3nd ed. Philadelphia. PA: Hanley & Belfuns, 2002.

OLIVEIRA, I.M. "O educador físico e o programa de prevenção e reabilitação cardíaca." *In*: YAZBECK, P.J.R. & BATTISTELLA, L.R. *Do atleta ao transplantado – condicionamento físico: aspectos multidisciplinares na prevenção e reabilitação cardíaca*. São Paulo: Sarvier/APM. cap.10, p.97-103, 1994.

PLOEG, H.P., STREPPEL, K.R.M., BEEK, A.J. *et al.* "Counselling Increases Physical Activity Behaviour Nine Weeks after Rehabilitation". *Br. J. Sports Med.* 40(3): 223-229, março de 2006.

SAMPAIO, I.C.S.P. PALMA, H.M., NASCIMENTO, R.C., SAITO, E.T. *et al.* "Atividade esportiva na reabilitação". *In*: GREVE, J.M.D, CASALIS, M.E.P. BARROS FILHO, T.E.P. *Diagnóstico e tratamento da lesão da medula espinhal*. São Paulo: Roca, 2001, p.211-234.

SLOOTMAKER, S.M., PAW, M., SCHUIT, A.J. *et al.* "Promoting Physical Activity Using an Activity Monitor and a Tailored Web-Based Advice: Design of a Randomized Controlled Trial". *BMC Public Health.* 5: 134, 2005.

STEVENS, S.L., CAPUTO, J.L., FULLER, D.K., MORGAN, D.W. "Physical Activity and Quality of Life in Adults with Spinal Cord Injury". *J. Spinal Cord. Med.* 31(4):373-378, 2008.

TORRANCE, B., MCGUIRE, K.A., LEWANCZUK, R., MCGAVOCK, J. "Overweight, Physical Activity and High Blood Pressure in Children: A Review of the Literature." *Vasc Health Risk Manag.* 3(1):139-149, fevereiro de 2007.

WHITE, S.M., WÓJCICKI, T.R., MCAULEY, E. "Physical Activity and Quality of Life in Community Dwelling Older Adults". *Health Qual Life Outcomes.* 7:10, 2009.

WOOLF-MAY, K., BIRD, S., MACINTYRE, P. "Physical Activity Levels during Phase IV Cardiac Rehabilitation in a Group of Male Myocardial inFarction Patients". *Br. J. Sports Med.* 39(3):e12, março de 2005.

ZETARUK, M. "Athletes with Disabilities and the Special Olympics". *Team Physician's Handbook*, 3rd ed. Philadelphia. PA: Hanley & Belfuns, 2002.

CAPÍTULO 16

Como aumentar a atividade física

JOSÉ ANTONIO MALUF DE CARVALHO E MARCIO MAREGA

Introdução

A atividade física sempre foi uma parte importante da vida cotidiana das civilizações, empregada de diversas maneiras, em todas as áreas de atividades do ser humano, desde as ligadas à sobrevivência até o caminhar ou passear filosofando, como ocorria no "Philosofen Weg", de Heidelberg. As condições atuais do trabalho centralizado no computador, o trabalho digital, assim como o estilo de vida imposto pelas grandes cidades – fenômeno do urbanismo –, "roubaram" da espécie humana essa condição vital de funcionalidade e saúde, provocando a alta prevalência de sedentarismo e seu impacto sobre a gênese e as complicações das condições crônicas.

Neste capítulo apresentaremos diversas recomendações para iniciar, manter ou aumentar a atividade física em termos populacionais e em termos individuais.

Recomendações gerais

Vale lembrar que a prevalência dos indivíduos insuficientemente ativos, de cerca de 60%, segundo o programa Agita São Paulo, é superior à prevalência de todos os outros fatores de risco, como diabetes, 9%, obesidade, 18%, hipertensão, 22%, e tabagismo, 9%. Todos nós temos em casa pelo menos um sedentário.[1]

Diante da gravidade e da repercussão dessas observações, mencionamos as recomendações gerais para aumentar a atividade física:[2]

1. Quando possível, os médicos devem identificar adultos insuficientemente ativos e aconselhá-los a praticar pelo menos 30 minutos de atividade física de intensidade moderada por, pelo menos, cinco dias por semana. A recomendação deve ser realizada segundo a condição clínica do indivíduo e utilizando-se de metodologia adequada para identificar os insuficientemente ativos.
2. Por ocasião do aconselhamento para atividade física, o médico deverá levar em consideração as necessidades, as preferências e as circunstâncias dos clientes. As metas devem ser negociadas, assim como deve-se fornecer informação escrita sobre os benefícios para a saúde e discutir as oportunidades de locais para tornar-se mais ativo. Recomenda-se planejar acompanhamento apropriado por um período de três a seis meses, pelo menos.
3. Legisladores locais, líderes e administradores da área da saúde e educadores físicos deverão, em sinergia com os médicos, monitorar a eficácia de estratégias locais e globais para promover atividade física.
4. Legisladores locais, líderes e administradores da área da saúde e educadores físicos deverão, junto com os médicos, garantir o acesso de todos aos locais apropriados para a realização de atividade física, inclusive dos menos favorecidos.
5. Legisladores locais, líderes e administradores da área da saúde e educadores físicos deverão, em consonância com os médicos, somente apoiar programas de atividade física que tenham comprovação de sua efetividade verificada por pesquisas corretamente planejadas e controladas. O grau de conhecimento por parte dos participantes, o desenvolvimento de atitudes positivas, o aprendizado de habilidades e a modificação do nível de atividade física são critérios de efetividade que devem ser incorporados.
6. Legisladores locais, líderes e administradores da área da saúde e educadores físicos deverão, junto com os médicos, recomendar pedômetros, programas de caminhadas e ciclismo para promover atividade física como parte de avaliações corretamente planejadas e controladas para determinar eficácia da atividade. O grau de conhecimento por parte dos participantes, o desenvolvimento de atitudes positivas, o aprendizado de habilidades e a modificação do nível de atividade física são critérios de efetividade que devem ser incorporados na avaliação dos estudos.

Papel dos determinantes de atividade física

Realizar atividade física no mundo contemporâneo, reagindo às pressões do urbanismo e das formas atuais de trabalho, é um grande desafio.

O conhecimento dos determinantes da atividade física regular é uma condição importante para o desenvolvimento de programas efetivos no sentido de encorajar o engajamento de todos os segmentos da população em atividade física. Determinantes favorecem ou dificultam (barreiras) a adoção de hábitos relativos à atividade física.

O potencial que há na saúde pública para a atividade física e para o exercício somente poderá ser cumprido, ou atingido, se os determinantes comportamentais forem corretamente identificados e, consequentemente, gerenciados. Eles não são ainda completamente conhecidos e podem até sobrepor-se entre si. Porém, são importantes para o conhecimento não somente do perfil dos indivíduos no que diz respeito à atividade física, mas também das populações-alvo.

Em geral, esses determinantes são categorizados priorizando-se:

i. As características do indivíduo, seus hábitos de vida e seu estilo de vida.
ii. As características do ambiente.
iii. As características da atividade.

A abordagem dos determinantes permite identificar e organizar áreas que contenham um amplo número dos mesmos, os quais contribuem para a participação em programas de atividade física. O reconhecimento dessas áreas pode ajudar a caracterizar segmentos da população e importantes variáveis para futuras intervenções focadas.

Intervenções efetivas deverão considerar aspectos abstratos (por exemplo, crenças) e aspectos concretos (por exemplo, incapacidade física ou ambiente físico apropriado), e os determinantes, para que sejam abordados complementarmente com a finalidade de:

i. Compensar ou reduzir as barreiras psicológicas ou físicas e ambientais à atividade física.
ii. Fornecer conhecimento, habilidades e reforço que aumentem a vontade e a habilidade de tornar-se ativo.
iii. Permitir a seleção de tipos e de intensidades apropriadas de atividade física. Às recomendações está subjacente a necessidade de integração dos esforços da epidemiologia, da medicina comportamental, da psicologia da saúde e da ciência do exercício sob o mesmo objetivo da saúde pública, a redução do sedentarismo.

A seguir apresentamos os determinantes da atividade física e do exercício e sua relação com os programas supervisionados, adaptado de Dishman, Sallis & Orestein (1985).[3] Os determinantes foram avaliados a partir de vários estudos clínicos, conforme publicado em uma meta-análise.

Tabela 16.1 Determinantes de atividade física

Associação	Positiva	Nenhuma	Negativa
Programas supervisionados de exercícios			
Características pessoais			
Participação no passado	+		
Participação no passado fora de programas	+	+	
Atividade escolar	+	+	
Ocupação administrativa			+
Tabagismo			+
Sobrepeso			+
Riscos aumentados para doenças cardiovasculares	+		
Conhecimento e atitudes favoráveis		+	+
Satisfação com a atividade	+		
Estado percebido de saúde	+		
Distúrbio de humor			+
Idade		+	
Competência física percebida		+	
Automotivação	+		
Custos e benefícios	+		
Características ambientais			
Apoio do cônjuge	+		
Tempo disponível percebido	+		
Acesso a locais apropriados	+		
Modificação da rotina			+
Apoio e reforço social	+	+	
Características da atividade			
Intensidade		+	+
Exercício percebido			+
Atividade física espontânea			
Características pessoais			
Esporte organizado na juventude	+		
Atletismo na escola – 1 modalidade		+	
Atletismo na escola – > 1 modalidade	+		
Ocupação administrativa		+	+
Conhecimento dos exercícios	+	+	
Atitudes favoráveis	+	+	
Idade		+	+
Automotivação	+		
Características ambientais			
Tempo disponível percebido	+	+	
Acesso a locais adequados	+	+	
Influência familiar	+		
Influência dos pares	+		
Custos		+	

Observação: O sinal + indica que estudos clínicos relativos à associação são encontrados em cada situação.

A seguir representamos o resumo das variáveis que podem determinar a probabilidade de engajamento em atividade física, segundo os mesmos autores, na mesma publicação:

Determinantes de atividade física

Probabilidades	Programa supervisionado	Programa espontâneo
Características pessoais		
Participação em programas passados	++	
Participação no passado fora de programas	+	
Atletismo na escola – 1 esporte	+	0
Atletismo na escola > 1 esporte		+
Ocupação administrativa	--	
Tabagismo	--	
Sobrepeso	--	
Riscos aumentados para doença cardiovascular	++	
Comportamento tipo A	-	
Conhecimento de saúde e de exercícios	-	0
Atitudes favoráveis	0	+
Satisfação com a atividade	+	
Estado percebido de saúde	++	
Distúrbio de humor	--	--
Educação	+	++
Idade	00	-
Expectativa do benefício para a saúde	+	
Autoeficácia para a atividade física		+
Intenção de seguir a prescrição	0	0
Competência física percebida	00	
Automotivação	++	0
Custos e benefícios	+	
Habilidades comportamentais	++	
Características ambientais		
Apoio do cônjuge	++	+
Tempo disponível percebido	++	+
Acesso a locais apropriados	++	0
Modificação da rotina	--	
Apoio e reforço social	+	
Influência familiar		++
Influência dos pares		++
Influência ambiental		+
Percepção de custos		0
Rastreamento médico	-	
Clima	-	
Incentivos	+	
Características da atividade		
Intensidade	00	-
Desconforto percebido	--	--

Significado dos símbolos:
++ = aumento da probabilidade repetidamente documentado;
+ = documentação discutível ou mista do aumento da probabilidade;
00 = documentação repetida da ausência de modificação da probabilidade;
0 = documentação discutível ou mista do aumento da probabilidade;
- = documentação discutível ou mista da diminuição da probabilidade;
-- = diminuição da probabilidade repetidamente documentada;
espaços em branco = ausência de informações;

A participação regular em programas de atividade física e de exercícios deve ser vista como um processo dinâmico, no qual a adoção e a manutenção do engajamento são os principais objetivos.

Como fatores determinantes que parecem constantes nas populações e nas formas de atividade estão a intenção, a vontade, a capacidade pessoal, as habilidades comportamentais, o comprometimento e o reforço positivo.

Como influência para se engajar e manter o engajamento com a atividade física são considerados relevantes os determinantes conhecidos, atitudes favoráveis e crenças sobre saúde e atividade física.

Habilidades e necessidades percebidas, além de expectativas em relação aos objetivos, interagem com traços biológicos, médicos e de personalidade, sentimentos, estilo de vida e com o ambiente para influenciar um indivíduo a se engajar e manter o engajamento na atividade física.

A disposição para o engajamento é modulada também pelo histórico da atividade, pelo reforço positivo dos agentes de saúde, da família e dos pares, pelos estímulos ambientais e pela facilidade de acesso às instalações apropriadas. Embora a decisão de ser ativo ou sedentário fundamentalmente seja do indivíduo, há evidências[3] que indicam que ela não é somente uma decisão racional. Os determinantes comportamentais críticos podem não ser conhecidos pelo indivíduo, assim como podem estar fora de seu controle. Barreiras ambientais podem sobrepor-se às intenções e à vontade da pessoa.

Por isso, a atividade física e os exercícios são comportamentos complexos, com componente emocional, auto e socialmente regulados.

É difícil ainda aprofundar as mais importantes interações entre os determinantes conhecidos. Contudo, parece que alguns determinantes atuam diretamente, enquanto outros operam indiretamente, como mediadores. Alguns descrevem processos comportamentais dinâmicos, porém podem também caracterizar traços pessoais, comportamentais ou ambientais. É importante reconhecer essas distinções para que a formulação de intervenções efetivas reforce os determinantes estáveis e modifique favoravelmente aqueles que são mutáveis e dinâmicos.

"Environmental and Policy Determinants of Physical Activity in the United States"[4] é um dos primeiros estudos norte-americanos abrangentes, baseados em estudo populacional, que avaliaram uma ampla série de determinantes ambientais e políticos obrigatórios para a realização de atividade física.

Os achados devem ser apreciados no contexto amplo de um ambiente ecológico ou sistêmico, no qual tanto as modificações apropriadas no ambiente social produzem modificações individuais como o apoio de indivíduos de uma população é essencial para implantar melhorias ambientais, ou seja, a relação é integral e biunívoca.

Essa colocação enfatiza a importância de abordar os desafios em múltiplos níveis e destaca a interação e a integração de fatores em todos os níveis (individual, interpessoal, comunitário, organizacional, empresarial e governamental).

Nesse sentido, a meta deve ser a criação de um ambiente comunitário sadio que ofereça informação estimulante para a saúde e o apoio social de modo a capacitar os indivíduos a adotarem um estilo de vida mais sadio. Modelos ambientais ecológicos, sistêmicos ou integrados, que promovem intervenções mais efetivas de atividade física, recebem destaque crescente na literatura.

Podem ser considerados também fatores determinantes de atividade física (adaptado de Sallis, 1999):[5]

- **Fatores demográficos e biológicos:** idade; habilitações de atividade física (acadêmicas); sexo; genética; condição socioeconômica; características físicas e antropométricas/composição corporal; etnia.
- **Fatores psicológicos, emocionais e cognitivos:** preferência pelos exercícios; alcance dos benefícios; desejo de exercitar-se; distúrbios do humor; percepção de saúde e aptidão; senso pessoal de competência; motivação.
- **Fatores comportamentais:** história de atividade anterior; qualidade dos hábitos dietéticos; participação em processos de mudança.
- **Fatores socioculturais:** influência do médico; apoio social dos amigos e dos pares; apoio social da família; apoio social dos professores.
- **Fatores ambientais:** percepção e acesso a equipamentos; clima; custos dos programas; interrupção da rotina.
- **Características da atividade física:** intensidade; sensação subjetiva do esforço.

Segundo Seabra (2008),[6] que estudou os determinantes para a atividade física em adolescentes, a identificação desses fatores determinantes é elemento crítico de sucesso para o desenvolvimento de programas eficazes no incentivo à prática de atividade física em adolescentes.

Nessa revisão foram incluídos apenas os estudos efetuados com amostras superiores a 100 adolescentes, com idades entre 10 e 18 anos, que haviam adotado características de pesquisa transversal e utilizado questionários. O estudo revelou que a idade parece estar negativamente relacionada com a atividade física, assim como o sexo masculino tende a estar mais envolvido nessas atividades.

A melhor condição socioeconômica parece ser um fator protetor do risco da falta de atividade física em virtude das oportunidades que oferece, e a participação da família e dos pares se associa favoravelmente às atividades físicas por parte dos adolescentes.

Martin[7] estudou os determinantes da prática de atividade física de um segmento especial, o de professores universitários e, principalmente, a existência de fatores facilitadores e a percepção de barreiras. Com esse intuito, realizou-se um levantamento descritivo-correlacional com uma amostra de 190 professores da Universidade Federal de Santa Catarina.

O instrumento utilizado foi um questionário de respostas objetivas, autoadministrado, composto por questões destinadas à caracterização da amostra, à mensuração do nível de atividade física habitual, à identificação dos estágios de mudança de comportamento, à percepção de barreiras, à existência de fatores facilitadores e ao conhecimento específico sobre atividade física. A análise dos dados indicou que o nível de atividade física habitual dos professores universitários é reduzido e irregular; que também há diferenças entre a prática de homens e mulheres no tocante à intensidade das atividades habitualmente praticadas – os homens praticam mais atividade física de intensidade vigorosa e combinam diferentes intensidades –, no tocante à regularidade da prática – as mulheres são mais regularmente ativas – e à adesão à prática programada – mulheres aderem mais a programas de atividade física no tempo de lazer.[7]

A maior parte dos professores percebe barreiras para a prática de atividade física. Entre elas, predominam as barreiras de ordem pessoal, em geral as relacionadas com a restrição de tempo, seguindo-se as barreiras de natureza psicológica e, enfim, os aspectos ambientais (dentre os quais a falta de suporte social é mais prevalente que o ambiente físico desestimulante).[7]

Para esse grupo, os fatores facilitadores mais frequentes são relativos às crenças, à percepção de benefícios da prática de atividade física, ao ambiente físico favorável e à alta autoeficácia, assim como os menos presentes são relativos ao suporte social.[7]

O nível de conhecimento específico sobre atividade física foi considerado satisfatório. Embora não represente uma barreira para a prática de atividade física de professores universitários, não é um fator facilitador por si só.[7]

Observou-se que as características sociodemográficas influem consideravelmente na percepção de barreiras, e barreiras relacionadas com a profissão, as características familiares e a classe econômica são os principais determinantes da prática de atividade física reduzida e irregular desse grupo de acadêmicos. Em geral, as barreiras percebidas sobrepõem-se aos fatores facilitadores existentes.

Especialmente em relação a esse estudo não podemos deixar de registrar que a falta de segurança pública e a violência em várias cidades do país são um determinante importante e que precisa ser sempre levado em consideração. Sabe-se que a percepção de insegurança reduz o número de passos quando medido pelo pedômetro, principalmente em mulheres morando em periferia de cidades.[8]

Uma visão diferente e necessária diz respeito ao estudo da relação sujeito-ambiente, que foi avaliada numa perspectiva ecológica, integrada ou sistêmica.[9]

A cidade de Curitiba é reconhecida como uma cidade que facilita ações para a melhor qualidade de vida, em parte pelo grande número de áreas verdes, especialmente parques e praças. Entretanto, pouco se conhece sobre a utilização desses locais para a realização de atividades físicas. Este estudo, de natureza descritiva, realizado em duas etapas, procurou identificar os determinantes ambientais e as maneiras de utilização do Jardim Botânico de Curitiba para a prática de atividades físicas.

Na primeira etapa, foram entrevistados usuários do Jardim Botânico (n = 843), local escolhido por atender a critérios da pesquisa. No segundo momento, foram enviados questionários (n = 721). A taxa de retorno foi de 34,95% (n = 252).

Os resultados mostraram que os usuários eram predominantemente adultos e residentes próximos ao parque, de ambos os sexos, com elevado nível socioeconômico e já acostumados com a prática acentuada de atividade física.

A principal vantagem mencionada para frequentar o parque foi a proximidade, e a atividade mais realizada em todas as faixas etárias foi a caminhada.

Em relação às recomendações para a prática de atividade física, a maior parte dos usuários as cumpre. Vale salientar que os fatores tecnológicos/arquitetônicos e valores/atitudes e ainda a beleza do local estimulam a prática de atividade física. Por outro lado, as condições climáticas inadequadas inibem a realização de atividade física.[9]

Outrossim, as observações indicam que o parque é um local valorizado para a prática de atividades físicas. Os resultados mostram que a utilização de modelos integrados para o estudo da adoção e promoção de comportamentos relacionados com a atividade física deve ser empregada em estudos que buscam a compreensão da influência de fatores ambientais na adoção de um estilo de vida ativo.[10]

Intervenções comunitárias

A eficácia de várias intervenções utilizadas para aumentar a atividade física foi avaliada iniciando-se por um processo de categorização em três tipos: informativa, comportamental e social, e ambiental e política. O critério utilizado para avaliar a eficácia foi a mudança do comportamento e da capacidade aeróbica.

Demonstraram-se serem efetivas as seguintes intervenções:

Duas intervenções informativas

1. Alerta no ponto de decisão para encorajar a utilização das escadas.
2. Amplas campanhas comunitárias.

Três intervenções comportamentais e sociais

1. Presença de educação física nas escolas.
2. Apoio social em ambientes comunitários.
3. Mudança comportamental personalizada.

Uma intervenção ambiental e política

1. Criação ou aumento de acesso a locais apropriados para a atividade física associado a atividades informativas.

A efetividade dessas intervenções também é reconhecida pela "Task Force on Community Preventive Services", CDC.[10]

Projeto Guia – guia útil para intervenções em atividade física para o Brasil e outros países da América Latina

O Projeto Guia, entre os seus vários objetivos, estuda se as recomendações para atividade física do "Community Guide" são aplicáveis no Brasil e na América Latina e é o resultado da parceria entre CDC, Escola de Saúde Pública da Universidade de Saint Louis, nos Estados Unidos, Ministério da Saúde, OPAS, Unifesp, CELAFISCS e o programa Agita São Paulo (prc.slu.edu/Documents/PROJECT_GUIA/Project-GUIA_Portugese.pdf).[11]

Segundo o Projeto Guia, são efetivas as seguintes atividades para a promoção de atividade física:

1. Educação física nas escolas.
2. Atividade física na adolescência.
3. Educação física – forma eficaz porém subutilizada.

Outras categorias de intervenção: políticas abrangentes nas comunidades, divulgação de mensagens curtas relativas à atividade física e aulas de atividade física em ambientes comunitários.

Exemplos de programas e o respectivo endereço eletrônico, quando disponível:

- Vida Chile.
- Ciclo via, de Bogotá.

- Cicloruta de Bogotá.
- Academia da Cidade, em Recife.
- CuritibATIVA.
- Agita São Paulo (http://www.celafiscs.br).

Recentemente, vimos que a prevalência do sedentarismo reduziu-se de 9,6% em 2002 para 2,7% em 2008, enquanto a proporção de indivíduos abaixo do limiar de 150 minutos diminuiu de 43,7% em 2002 para 11,6% em 2008, tendência essa explicada pelo incremento de caminhadas e atividade física de intensidade moderada.[1]

Intervenções individuais

Caminhadas

A caminhada é uma maneira fácil e prática de atingir os níveis de atividade física recomendados pela OMS e, dessa forma, conquistar dia a dia, passo a passo, mais saúde.

A caminhada é a atividade física antropologicamente mais antiga da espécie humana. Por essa razão, é a mais prática, fisiológica e natural. As atividades contemporâneas nos retiram, quando não dificultam ou reduzem, as possibilidades de caminhar.

Há descrições dos benefícios das caminhadas como recomendado – 30 minutos de caminhada intensa – pela OMS. Por exemplo: cada quilômetro de caminhada está associado a uma redução de 8% do risco de obesidade, enquanto cada hora de transporte por automóvel está associada a um aumento de 6% do risco de obesidade.[13]

Outra verificação diz respeito a grupos que alcançaram a recomendação da OMS e diminuíram significativamente a porcentagem de gordura corporal e da gordura intra-abdomial, mensurada pela ressonância magnética.[13]

A partir de caminhadas de 804 metros, observa-se redução de 15% do risco cardiovascular, a qual aumenta com a extensão da caminhada, assim como há diminuição do risco de câncer.[13]

Os benefícios das caminhadas devem ser exaustivamente apresentados e discutidos com os clientes, pois constituem-se em fortes argumentos para sensibilização, convencimento e engajamento dos clientes. Dados de acompanhamento do Agita São Paulo indicam que a prevalência de caminhada regular na população do estado está aumentando em torno de 2% ao ano. Isso equivale a dizer que aproximadamente 520.000 pessoas adultas passam a andar por pelo menos 30 minutos, cinco ou mais dias por semana.[12]

Efetividade dos exercícios acumulados

Um dos principais determinantes para o não engajamento em programas de atividade física é a falta de tempo para cumprir os 30 minutos diários recomendados.

O impacto positivo da recomendação também pode ser obtido por atividades intervaladas de sessões mais curtas de 10 a 15 minutos. Portanto, a atividade física tanto contínua quanto cumulativa produz efeitos positivos à saúde.[13]

A abordagem cumulativa também pode se mostrar mais segura e viável para pacientes com condições crônicas, como diabéticos ou hipertensos, ou pacientes em convalescença, obesos, deprimidos, entre outros. Esse é um importante argumento para facilitar a adoção de atividade física por insuficientemente ativos em fase inicial de ação.[13]

Exercícios estruturados e caminhadas

Há evidências na literatura que confirmam que um programa de intervenção no estilo de vida, no qual a caminhada é a recomendação principal, pode ser tão efetivo quanto um programa tradicional estruturado.[14]

Pedômetros: uma nova e bastante necessária alternativa de prescrição médica

O pedômetro é um equipamento pequeno, leve, amigável e portátil – deve ser preso na roupa, no cinto, na altura da cintura e do lado direito do corpo, na linha da patela – que consegue quantificar os passos dados pela captação das oscilações do quadril, num certo período de tempo.

Há vários tipos disponíveis de pedômetro. A literatura especializada recomenda como o mais fidedigno o Digi Walker, de fabricação Yamax, modelo SW 200, que apresenta a possibilidade, bastante útil, de monitorar e armazenar os dados diariamente.

Recomenda-se que o pedômetro seja somente utilizado em caminhadas e na atividade cotidiana de andar. Não deve ser utilizado durante atividade em esteira ergométrica ou quando se praticam diversos esportes, nem durante a noite. O equipamento deve ser calibrado antes e utilizado desde quando se levanta da cama.[15]

A grande vantagem do pedômetro é quantificar e acompanhar o esforço que está sendo realizado nas caminhadas, o que atende um dos determinantes da atividade física, o de mensurar o esforço, fator que sensibiliza o indivíduo.

Por essa razão, é um instrumento efetivo para iniciar atividade física em insuficientemente ativos e acompanhá-los por certo tempo, permitindo, então, a adoção de exercícios formais, já que o pedômetro "habitua" o indivíduo à atividade física e promove a modificação do estilo de vida.

O número de passos diários de 209 adultos (faixa etária de 48,4 anos), observados em um estudo epidemiológico, tendo utilizado o pedômetro por sete dias, mostrou que a maioria (44% da população) dava menos do que 5 mil passos por dia, 19,6% alcançavam 9 mil e 13,9% até 10 mil passos por dia.[15]

A prática diária da recomendação de atividade física da OMS, adicionada aos passos normalmente dados durante a atividade rotineira diária, cerca de 6 mil a 7 mil passos, permite então atingir cerca de 9 mil a 10 mil passos por dia, meta essa associada com ganhos de saúde e razão para o programa antissedentarismo Dez Mil Passos.

Entretanto, como não há garantia de que os indivíduos que cumprem a recomendação da OMS ao final do dia tenham atingido os 10 mil passos, o pedômetro torna-se um instrumento muito útil para garantir o alcance da meta.[16]

O valor 10 mil passos deve ser aumentado em crianças e adolescentes e em portadores de condições crônicas, principalmente quando é necessário perder peso. Nessas condições, a meta diária seria de 12 mil passos. Seis mil a 7 mil passos por dia são recomendados para idosos e gestantes. Diante dessas vantagens, o pedômetro necessita ser incorporado à prescrição médica.[15 e 16]

A seguir está descrita a estratégia individual para a adoção de pedômetro com a finalidade de iniciar atividade física através de um programa de caminhadas:[17]

1. Sensibilizar o cliente a realizar atividade física.
2. Sugerir a caminhada graças às suas vantagens.
3. Negociar a utilização do pedômetro.
4. Estabelecer o número atual de passos por dia – utilizar durante uma semana, mensurando-os em dias úteis e feriados – e estabelecer uma linha basal, de referência, de passos.
5. Negociar uma meta alcançável do aumento de número de passos, que podem ser 2 mil passos por dia no primeiro mês e, em seguida, mil por mês até alcançar a meta condizente com a condição clínica.
6. Fornecer e discutir com o cliente situações facilitadoras para atingir a meta, na realidade do próprio cliente: subir escadas, evitar automóvel em certas situações, estacionar mais distante dos locais, caminhar depois das refeições, entre outras, e fixar as metas; marcar os dados numa planilha diária para ser revista semanalmente.

7. Acompanhar a evolução do cliente – esta etapa é muito importante. O indivíduo precisa perceber que há outra pessoa que se interessa por ele, e que está disposta a negociar e ajudar a atingir as metas. Esse acompanhamento pode ser feito pelo telefone ou eletronicamente, ou mesmo presencialmente, o que é mais efetivo e também mais oneroso.
8. Depois do cumprimento das metas, depois da adoção da atividade física na forma de caminhada com pedômetro, pode-se ou deve-se negociar a incorporação de outra atividade física ou exercício, levando-se em conta os determinantes. Recaídas poderão ocorrer e deverão ser tratadas, em geral, como se iniciasse novamente o processo.
9. A intervenção motivacional, que será tratada em seguida, é uma abordagem cognitivo-comportamental efetiva durante todo esse processo.
10. A utilização do IPAQ antes e no final do período pode mensurar o aumento do nível da atividade física e atuar como reforço positivo.
11. O pedômetro também é um instrumento que provê motivação para os usuários, o que pode facilitar a adoção de comportamentos mais sadios.
12. Independentemente da utilização dos pedômetros, pode-se negociar, com indivíduos sensibilizados, programas de caminhadas, definindo-se a intensidade da caminhada como vigorosa e negociando-se com o cliente o tempo da caminhada e o aumento em períodos definidos. As mesmas considerações sobre a anotação da evolução do processo em planilhas, com a finalidade de tornar tangíveis os sucessos, tanto do acompanhamento quanto da intervenção motivacional, continuam pertinentes.

Caminhadas com pedômetros e condições crônicas

1. Doença cardiovascular: respeitadas a condição e a capacidade de um doente, as caminhadas podem elevar o limiar anaeróbico e o consumo de oxigênio no nível de intensidade do limiar; podem reduzir significativamente a pressão arterial sistólica e a diastólica; podem reduzir o IMC assim como a circunferência abdominal.
2. Síndrome metabólica: caminhadas com pedômetros podem reduzir o risco de se desenvolver a síndrome metabólica e melhorar vários dos fatores que o integram.
3. Diabetes: pode haver redução de peso, do percentual da hemoglobina glicada, indicando melhor controle glicêmico e aumento do consumo de oxigênio.

Como conclusão, podemos dizer que o pedômetro é um instrumento que promove modificação do estilo de vida, numa relação custo/benefício bastante favorável, e pode ser utilizado também por grupos populacionais, por exemplo, em programas organizacionais.[18]

Estratégia combinada de aconselhamento e utilização de pedômetros produz resultados efetivos: por exemplo, uma estratégia combinada aplicada por 12 semanas efetivamente aumentou a atividade física diária, o condicionamento físico, a qualidade de vida e a motivação em pacientes com doença obstrutiva pulmonar crônica que não participavam de um programa de reabilitação.[19]

Durante todo o período da intervenção, o pedômetro foi usado para monitorar e motivar a participação. A diferença entre os grupos do estudo (com ou sem aconselhamento) foi de 2.152 passos por dia, ou 11%. Os pacientes que realizavam menos do que 10 mil passos por dia, no grupo de aconselhamento, aumentaram em 19% o número de passos, o que corresponde a 20 minutos de caminhada por dia.[19]

Ainda em relação à contribuição do pedômetro, são considerados determinantes do aumento da atividade física: a faixa etária mais baixa, o menor nível basal de atividade física, a meta total clara do número de passos, a meta de passos por dia, por exemplo, 10 mil passos por dia e a atividade fora do local de trabalho.[19]

As melhorias em desfechos de saúde também estimulam a atividade física, como a redução do IMC, que foi paralela à maior duração da atividade e à redução da pressão arterial.

Finalmente, apoiando as verificações de outros estudos, o uso de pedômetros aumentou significativamente a atividade física em 2.491 passos por dia em comparação com o grupo controle. Igualmente, houve aumento significativo da atividade física em 27%, 2 mil passos por dia, ou 1 milha por dia, sugerindo que o uso de pedômetros está associado ao aumento significativo da atividade física e redução significativa do IMC e da pressão arterial.[16]

Na importante publicação "Intervenção em atividade física: o que sabemos e o que precisamos saber" são feitos os seguintes alertas relativos à atividade física e aos exercícios:[20]

Intervenção em atividade física em subpopulações específicas

Grupos por faixa etária: evidências demonstram que intervenções presenciais, em grupo ou por telefone, são efetivas na mobilização de indivíduos mais velhos. Contudo, intervenções cognitivo-comportamentais, tais como estabelecimento de metas e automonitorização, foram efetivas em vários estudos. A aderência aos programas domésticos de atividade física é maior do que aos programas externos para indivíduos acima de 50 anos, ainda que programas externos parecem ser superiores no curto prazo para atingir um condicionamento melhor.[21]

Populações desfavorecidas: há poucos estudos nesta área, porém há evidência de que o aconselhamento cognitivo-comportamental é efetivo no aumento da atividade física de populações economicamente desfavorecidas, principalmente tratando-se de mulheres.[22]

Intervenção em atividade física: modalidades de abordagens

Intervenção em ambientes de saúde

As intervenções no ambiente da atenção primária variam em termos de quem promove a intervenção, da sua duração, da sua intensidade e dos seus componentes.

Em geral, revisões da literatura mostram que as intervenções podem aumentar a atividade física, pelo menos em curto prazo. Mesmo intervenções breves – de 3 a 5 minutos – são eficazes. Além dos médicos, as intervenções são efetivas também quando provêm de outros membros da equipe multiprofissional de saúde, como da enfermagem, do educador físico ou de educadores em saúde. Prescrições escritas, além da recomendação verbal, reforçam a eficácia da intervenção.[22]

Intervenções de múltiplos componentes

Intervenções de múltiplos componentes, estruturadas e integradas, que incorporam estratégias comportamentais – entre as quais estabelecimento de metas, técnicas de solução de problemas, automonitorização e reforços positivos – foram mais efetivas do que somente a recomendação, embora esses achados não tenham sido consistentes em todos os estudos. Inovações tecnológicas menos onerosas, como utilização de internet ou chamadas telefônicas automáticas, estão sendo avaliadas.[22]

Em uma equipe multiprofissional voltada à educação e à modificação do estilo de vida dos indivíduos ou clientes, o educador físico é o membro mais capacitado para fazer o aconselhamento, o acompanhamento e a prescrição de um programa de atividade física e exercícios.[22]

Intervenções em locais de trabalho

Quando tomadas em conjunto, intervenções em locais de trabalho em geral mostram resultados positivos, principalmente quando se empregam materiais de comunicação personalizados e/ou anúncios e cartazes. Entre as atividades, é efetiva a formação de grupos para atividades específicas, como caminhadas e corridas, ou a promoção da participação em academia.[22]

Intervenções mediadas (impressos, telefone e internet)

Revisões de intervenções mediadas que usam materiais impressos mostram eficácia moderada em promover aumento do comportamento favorável à atividade física. Evidências relativas a telefone e internet são mistas.[22]

Em alguns países, o reforço telefônico (programa Impact),[24] dirimindo dúvidas e identificando e promovendo novas formas de ultrapassar as barreiras ou determinantes que impedem a manutenção da atividade física, tem sido uma estratégia positiva como complemento a palestras e folhetos informativos para o grupo-alvo de mulheres de baixa renda.

O emprego de programas de exercícios personalizados para cada paciente, como o Step[25] ou Green Prescription,[26] ou mesmo o já referido Impact,[24] apresenta efeitos positivos para a saúde segundo acompanhamento de seis meses a um ano, assim como pode incentivar a manutenção da adesão ao programa de atividade física. O aconselhamento oral apoiado por uma prescrição escrita (programa Green Prescription)[26] de um programa de atividades físicas é mais eficaz do que o aconselhamento somente oral.

Intervenções ambientais

Embora a pesquisa acerca da relação entre melhorias do ambiente físico e aumento da atividade física seja crescente, há poucas evidências, e às vezes frágeis, de que a oferta de local adequado para atividade física, a oferta de tempo e de incentivos para usar o local podem ajudar a aumentar a atividade física e a utilização do local. Essa observação é interessante em empresas que instalam academias para seus funcionários: os que mais a frequentam são os que já realizam atividade física e não os que mais precisam. Nesse processo, vale salientar que a educação para a prática de atividade física, fornecendo informações, mobilizando a motivação e gerando atitudes positivas, é fundamental e anterior.

Intervenções com modificação comportamental múltipla, incluindo atividade física

A maior parte dos estudos, empregando técnicas de modificação comportamental e educação para aumentar a atividade física e adotar uma dieta saudável, apresentou resultados significantes e positivos com permanência da modificação até em cinco anos, na medida em que a intervenção se conservou.[21]

Manutenção da mudança comportamental com aumento da atividade física

A aderência reportada a programas estruturados de atividade física é, em média, de somente 45%, que é também o valor aproximado da aderência a outros programas de modificação do estilo de vida. Outro aspecto dessa questão diz respeito à redução da intensidade, da frequência e da duração do programa mesmo mantendo a aderência. Como a adesão à atividade física é voluntária e demanda tempo, ela compete com outros interesses e/ou outras atividades de lazer de alto valor agregado para o cliente ou paciente.[22]

Ainda há a interessante oportunidade de substituir ou ampliar a recomendação de exercícios programados pelo aumento da intensidade (de moderada para vigorosa) das atividades rotineiras, como estacionar mais distante do local de trabalho, de compras ou de lazer, subir escadas em vez de usar o elevador, aumento da atividade de jardinagem ou das atividades domésticas, entre outras etc.[21]

Paradigmas teóricos

Pretende-se empregar na promoção de atividade física um conceito teórico mais amplo, o da "transdisciplinaridade", pelo qual objetiva-se melhorar o modelo ecológico pela integração, coordenação ou sinergia das intervenções que ocorrem em vários níveis, como individual, interpessoal, organizacional, comunitário, político e ambiental, pois sua influência sobre o comportamento é maior do que uma intervenção em qualquer dos níveis isoladamente.[27]

Métodos para modificar o comportamento em relação aos exercícios

A aderência aos programas de atividade física ou de exercícios é um desafio muito grande, como já comentado. Há poucas evidências de que a atividade física conquistada ou o engajamento permaneça por um prazo maior do que três a seis meses; há poucas demonstrações na literatura de que esse comportamento possa se consolidar e se conservar por mais tempo. Para uma série de condições crônicas, a atividade física e o exercício são uma forma de terapêutica.

A não aderência se exacerba com a concomitância de tabagismo, ocupação ou profissão administrativa e lazer inativo. A não aderência aumenta com a sobreposição desses fatores e com o tempo. Isso significa que a prática de atividade física ou a mudança do estilo de vida mais sadio podem se perder. As recidivas devem ser tratadas, em geral, começando do ponto zero desde que os períodos de inatividade possam ser prolongados.[28]

Quando não, e dependendo da sensibilidade, motivação e comprometimento do indivíduo, a retomada pode ser feita a partir do último momento antes da interrupção do programa.

Os principais fatores, ou determinantes, que antecipam a não aderência são:

- **Fatores pessoais:** o tabagismo, o lazer inativo, a ocupação inativa, a profissão administrativa, o aumento da força física necessária, a extroversão, a falta de credibilidade no programa, o sobrepeso, a baixa motivação, a depressão, a hipocondria, a ansiedade e a introversão.
- **Fatores relativos ao programa:** o tempo ou local inadequados, o custo, a alta intensidade do exercício, a falta de diversificação, a ausência de reforço ou feedback, as metas inalcançáveis, a liderança e a orientação frágeis.
- **Outros fatores:** a falta de apoio do cônjuge, o mau tempo, as viagens excessivas de trabalho, as lesões e mudança de habitação ou de emprego.

Nesses programas, assim como em outros que envolvam condições crônicas, os indivíduos ou os pacientes são corresponsáveis pelo tratamento e, em geral, os maiores provedores da própria saúde. O indivíduo ou paciente deve estar ativamente engajado no processo de modificação de comportamento. Isso significa que a motivação, como a força motriz interna de cada indivíduo ou paciente, é fundamental para a adesão ao programa e a manutenção dos níveis prescritos de atividade física.[21]

Para que esse processo ocorra, inicialmente, as seguintes etapas devem ser percorridas pelos responsáveis ou agentes de saúde:[29 e 30]

1. Negociar e estabelecer metas alcançáveis de curto prazo com o indivíduo ou paciente.
2. Discutir a motivação e confiança do indivíduo ou cliente em atingir as metas e procurar aumentar ou garantir essa confiança, tendo em conta as vantagens e os benefícios que podem ser obtidos.

3. Estabelecer um compromisso ou mesmo uma formalização por meio de um contrato com definição clara das metas e dos programas ou formas para atingi-las.
4. Fornecer reforço positivo em relação ao sucesso obtido e rever o planejamento conforme a necessidade, para mais ou para menos, sempre negociando as metas.
5. Fornecer aconselhamento relativo ao estilo de vida, incorporando estratégias cognitivo-comportamentais com a finalidade de aumentar e manter a aderência ao programa durante a rotina do dia. Auxiliar o indivíduo ou o cliente a compreender que está se criando conjuntamente outro estilo de vida, cuja vantagem é ser mais sadio, incorporando atividade física na rotina.
6. Desenvolver redes de suporte e apoio para prover ajuda e encorajamento durante momentos de dificuldade.

A teoria da prontidão tem recebido amplo apoio e utilização por parte de atores da área da saúde. Essa teoria prioriza a capacidade e a habilidade de um indivíduo realizar mudanças permanentes tendo por base sua prontidão emocional e intelectual. Os indivíduos podem ter seu estado de prontidão definido (vide a seguir) antes de se negociar uma mudança, de tal forma que a argumentação pode ser formulada, personalizada para cada estado. Estes são: pré-contemplação, contemplação, preparação, ação, manutenção e recidiva.[21 e 24]

Os indivíduos ou pacientes devem ser aconselhados a lidar com situações de redução da atividade ou recidivas, de tal modo que esses comportamentos não se estabeleçam definitivamente. Pelo contrário, a dinâmica de percurso pelos estados de prontidão ocorre de forma ascendente, como se percorresse uma espiral, na qual o patrimônio de aprendizado de cada fase é cada vez maior e cada vez mais auxilia a consolidação do comportamento objetivo e sadio.[23]

Estados de prontidão para a mudança

1. Pré-contemplação: indivíduos ou clientes expressam desconhecimento e falta de interesse na mudança. Mobilizar a motivação nesta fase significa envolver múltiplas fontes para dar relevância à mudança necessária: informação, educação, envolvimento da família e recomendação de líder de opinião ou influenciador como o médico, o agente de saúde ou o cônjuge ou ainda os pares.
2. Contemplação: indivíduos ou clientes já refletem sobre realizar a mudança. Nesta fase, uma discussão interativa das vantagens em comparação com as

desvantagens da mudança (balança de vantagens) pode ajudar a transitar para o estado de prontidão seguinte. Experimentar um programa de atividade física personalizado também pode mobilizar motivação.

3. Preparação: os indivíduos ou clientes estão realizando alguma atividade física, porém ainda não atingem a recomendação da OMS. Cabe enfatizar os benefícios para a saúde que a recomendação proporciona, assim como tentar de forma contínua ou acumulada.
4. Ação: os indivíduos ou clientes cumprem a recomendação, porém ainda não por seis meses.
5. Manutenção: a recomendação é atingida já por seis meses ou mais.
6. Recidiva ou recaída: o indivíduo ou paciente deixa de realizar atividade física depois de seis meses.

Demonstramos, num estudo com 1.879 indivíduos acompanhados por três anos, que a intervenção motivacional é uma ferramenta eficaz para a promoção de atividade física, a qual, nesse grupo, foi mensurada pelo IPAQ e pelo valor dos METs. No início do estudo, mais da metade da amostra era de indivíduos insuficientemente ativos. O nível de atividade física aumentou em 23% e 29% dos casos, e esse aumento foi proporcional ao número das intervenções, 2 e 3, respectivamente, ao longo de três anos. Além disso, o número de insuficientemente ativos reduziu-se consideravelmente.[21]

As intervenções que incorporam material impresso para pacientes, que levam em conta estratégias para mudança comportamental e que fornecem treinamento, além de materiais informativos para os médicos, são efetivas em aumentar o nível de atividade física. Novas abordagens que incluam a mensuração e a prescrição de quantidades específicas de exercício incrementarão o nível de competência cardiovascular e, assim, melhorarão os desfechos das doenças crônicas.

Todos os profissionais de saúde deveriam prover aconselhamento para aumentar a atividade física. Graças à confiança que os pacientes depositam em seus médicos, uma consulta médica é uma oportunidade que não pode ser perdida para realizar o aconselhamento. No Brasil sabe-se que 54,7% da população, particularmente mulheres e idosos, procuram seus médicos no ano. Entendemos também que o médico tem um papel bastante importante na modificação do cenário do sedentarismo.[23]

O projeto Pace (The Physician-Based Assessment and Counseling for Exercise)[31] promove aconselhamento por parte dos médicos da atenção primária, utilizando-se de técnicas de modificação comportamental por meio do conhecimento do estado de prontidão dos indivíduos com o emprego de argumentação adequada e fixação de metas.

Recomendações práticas para aumentar a aderência à atividade física e exercício:

1. Consiga uma forte recomendação do médico – líder de opinião – do indivíduo ou do cliente.
2. Mobilize a motivação, aumente a confiança e discuta os benefícios, empregando as técnicas da intervenção motivacional.
3. Identifique os determinantes e as barreiras e encontre formas de aproveitá-los ou de superá-los, respectivamente, com o cliente.
4. Minimize lesões ou complicações iniciando com uma prescrição de intensidade moderada; enfatize os cuidados necessários.
5. Promova o suporte social e a atividade física ou exercício em grupo.
6. Incorpore diversificação e enfatize a satisfação ou a preferência por algumas atividades.
7. Forneça reforço positivo por meio de avaliações periódicas.
8. Recrute apoio entre membros da família e amigos; os indivíduos ou clientes procuram, com prioridade, relações de amizade em academias.
9. Inclua um jogo recreativo no programa para aumentar satisfação.
10. Estabeleça regularidade de horário para gerar hábito.
11. Utilize planilhas para marcar os êxitos.
12. Reconheça os sucessos, comemore e use um sistema de premiação. Reconhecimentos intangíveis podem ser mais eficazes do que os tangíveis.
13. Ofereça profissionais de educação física entusiastas, entusiasmados e com liderança, bem treinados, empáticos e sensíveis.

Segue a balança de variáveis que afetam a aderência e deve ser considerada quando da abordagem dos clientes ou pacientes.

Negativas	Positivas
Liderança inadequada	Instrução e encorajamento
Tempo inadequado	Rotina regular
Problemas musculoesqueléticos	Ausência de lesão
Monotonia	Variedade, satisfação
Compromisso individual	Espírito de time
Falta da percepção do progresso	Testes com anotação da evolução
Desaprovação do cônjuge ou de amigos	Aprovação do cônjuge e dos pares

Estratégias de abordagem comportamental para iniciar e manter a aderência à atividade física ou exercício

Técnicas e aplicações práticas/recomendações

Para iniciar atividade física [24, 25, 26 e 28]

- Preparação: o profissional deve estabelecer expectativas e metas realistas.
- Planejamento: utilizar uma estratégia análoga aos princípios fisiológicos da progressão.
- Garantir conforto.
- Metas: estabelecer metas individuais, personalizadas conforme as condições fisiológicas e psicossociais.
- Reforços: perguntar quais reforços produzem mais impacto; usar também certificados, gráficos e reconhecimento público.
- Estimulação: utilizar estímulos para lembrar do compromisso: notas, cartazes, local e horários habituais.
- Contrato: um contrato formal pode aumentar o compromisso, tornando-o mais significativo.
- Estratégias cognitivas: empregar a balança de vantagens e desvantagens e metas flexíveis; manter a motivação mobilizada.

Para manter atividade física

- Generalização do programa ou do treino: promover a atividade física na rotina, além da academia.
- Apoio social: prover suporte da família e/ou dos pares; encontrar parceiro(a) para as atividades.
- Autogerenciamento: ensinar o autorreforço focalizando o aumento da autoestima, satisfação com o exercício e a automotivação com os benefícios.
- Prevenção de recidivas: preparar os indivíduos ou clientes para saber gerenciar situações que podem gerar recidivas, que devem ser vistas como desafios inevitáveis e não falhas definitivas.

Enfatizamos em seguida as estratégias comportamentais de um bom educador físico:

1. Evidencie um real interesse pelos participantes.
2. Seja entusiasta na instrução e na liderança.

3. Desenvolva uma relação pessoal com os indivíduos ou clientes.
4. Considere as várias razões pelas quais os indivíduos ou clientes precisam se exercitar e reconheça as diferenças individuais.
5. Ajude a remover ou reduzir as barreiras iniciais.
6. Inicie, desde sempre, o acompanhamento.
7. Pratique o que prega, seja coerente: participe das atividades.
8. Reconheça dias especiais e os êxitos dos indivíduos ou clientes.
9. Cuide pessoalmente das lesões musculoesqueléticas ou ortopédicas e sugira alternativas.
10. Aconselhe roupas ou aparelhos adequados.
11. Evite uma semântica especializada. Use os termos cautelosamente para educação, facilitando a comunicação.
12. Recomende e consiga visitas médicas periódicas.
13. Ofereças informações atualizadas sobre temas de exercícios e correlatos.
14. Encoraje um visitante ou participante ocasional a liderar o grupo.
15. Tenha uma área para aconselhamento bem definida e adequadamente ambientada.
16. Dê informações claras e concisas.
17. Estimule um sentimento de pertencimento ao grupo.
18. Reforce os indivíduos ou clientes participantes dialogando positivamente durante as atividades.
19. Utilize o estabelecimento de metas como um instrumento motivacional.
20. Demonstre seu otimismo e a confiança no sucesso dos indivíduos ou dos clientes.

Perguntas que devem ser feitas a si próprio no sentido de aprofundar a reflexão do educador físico:

1. O cliente é experiente em se exercitar ou é novato?
   Em geral, os iniciantes necessitam de maior assistência e intervenções para se assegurarem de que compreenderam o programa com clareza e para sua segurança, enquanto os experientes podem apenas querer modificar seu programa de exercícios e se sentem confortáveis realizando-os sozinhos.
2. Quais são as metas específicas do cliente?
   As metas podem ter sido estabelecidas pelo cliente ou podem ser percebidas através da interação com o cliente, as quais devem ser negociadas para assegurar os benefícios buscados.
3. O cliente está motivado intrínseca ou extrinsecamente?

Poderá ser percebido também durante a interação com o cliente: consolide a preferência do cliente

4. O programa foi desenhado para ser autossuficiente? Existem progressões específicas incluídas na prescrição?
   Assegure que o cliente possa repetir o programa integralmente sozinho.
5. O que você é realmente capaz de prover?
   Considere suas habilidades afetivas, emocionais e técnicas para prescrever e acompanhar o programa com benefícios para a saúde do cliente.

Ribeiro *et al.* (2007)[30] recomendam o seguinte modelo de roteiro para o aconselhamento:

1. Avaliar a atividade física.
2. Avaliar o nível de atividade física do cliente por meio do Questionário Internacional de Atividade Física (IPAQ).
3. Avaliar o estágio comportamental do cliente.
4. Avaliar as barreiras do cliente e discutir em termos simples como o cliente pode superá-las (determinantes).
5. Identificar as atividades físicas de preferência do cliente (determinantes).
6. Estabelecer uma aproximação segundo o estágio comportamental do cliente.
7. Permitir que o cliente estabeleça suas próprias metas, horários e escolha a atividade física (determinantes).
8. Obter do cliente um compromisso entre os dois.
9. Escrever toda a orientação de forma objetiva e clara.
10. Rever todos os benefícios que o cliente desfrutará e garantir que o cliente os compreenda.
11. Assegurar que houve compreensão integral de tudo o que foi explicado.

No retorno:

1. Reavaliar o nível de atividade física utilizando o mesmo instrumento.
2. Rever o estágio comportamental e se os benefícios identificados pelo cliente na primeira consulta foram mantidos.
3. Reavaliar as barreiras apresentadas e descobrir por que o aconselhamento ajudou a ultrapassá-las.
4. Verificar qual tipo de atividade física foi realizado.
5. Verificar se houve modificação no estágio comportamental e se há necessidade de modificar a abordagem (use o questionário e avalie o que o paciente diz sobre a execução da atividade física).

6. Descobrir quais modificações ocorreram como consequência da atividade física de que o cliente mais gostou. Reforce as modificações obtidas.
7. Assegurar que o cliente compreendeu por que algumas barreiras não foram superadas.
8. Verificar a necessidade de rever as metas, horários, local e tipos de atividade física.
9. Conseguir que o cliente repita o programa estabelecido e enfatizar que esse é um compromisso estabelecido, principalmente para o benefício dele próprio.
10. Reescrever toda a orientação de forma clara e objetiva.
11. Lembrar que as mudanças são progressivas.
12. Valorizar as mudanças, mesmo que sejam pequenas.

Conclusão

Felizmente as opções são muitas, tanto em nível individual quanto populacional, com resultados concretos já demonstrados. Vale ainda ressaltar que estratégias e esforços nesses dois níveis se complementam e são sinérgicos, da mesma forma que estratégias em nível individual devem levar em conta os determinantes, devem ser personalizadas, variadas e bem orquestradas para serem efetivas.

Notas

1. MATSUDO, V.K.R., MATSUDO, S.M., ARAÚJO, T.L. *et al.* "Time Trends in Physical Activity in the State of São Paulo". Brazil: 2002-2008. *Med. Sci. in Sports Exer.* (e-pub ahead of print), 16 abril de 2010.
2. National Guideline Clearing House. "Four Commonly Used Methods to Increase Physical Activity: Brief Interventions in Primary Care, Exercise Referral Schemes, Pedometers and Community-Based Exercise Programmes for Walking and Cycling". *National Guidelines Clearinghouse.* National Institute for Health and Clinical Excellence (NICE) 30/2006, 37 (Public Health Intervention Guide, nº 2) www.guidelines.gov
3. DISHMAN, R., SALLIS, J., ORESTEIN, D.C. "The Determinants of Physical Activity and Exercise". *Public Health Reports.* 100:158-171, 1985.
4. BROWNSON, R.C., BAKER, E.A., HOUSEMAN, R.A. *et al.* "Environmental and Policy Determinants of Physical Activity in the United States". *American Journal of Public Health.* 91:1995-2003, 2001.
5. SALLIS, J.F. & OWEN, N.G. *Physical Activity and Behavioral Medicine.* Londres: Sage Publications, 1999.
6. SEABRA, A.F., MENDONÇA, D.M., THAMIS, M.A. *et al.* "Determinantes biológicos e socioculturais associados à prática de atividade física de adolescentes." *Cad. Saúde Pública.* 24(4):721-736, 2008.

7. MARTINS, M.O. "Estudo dos fatores determinantes da prática de atividades físicas de professores universitários." Dissertação apresentada ao curso de pós-graduação em educação física da Universidade Federal de Santa Catarina como requisito parcial para a obtenção do título de mestre em educação física.
8. BENNETT, G.C., MACNEIL, L.H., WOLIN, K.Y. *et al.* "Safe to Walk? Neighborhood and Physical Activity Among Public Housing Residents PLoS". 4(10):1599-1607, 2007.
9. REIS, R.R. "Determinantes ambientais para a realização de atividades físicas nos parques urbanos de Curitiba: uma abordagem socioecológica da percepção dos usuários." Dissertação apresentada ao curso de pós-graduação da Universidade Federal de Santa Catarina como requisito para obtenção do título de mestre em educação física, em fevereiro de 2001.
10. KAHN, E.B., RAMSEY, L.T., BROWSON, R.C. *et al.* "Corso P and the Task Force on Community Preventive Services. The Effectiveness of Intervention to Increase Physical Activity". *Am. J. Prev. Med.* 22:73-107, 2002.
11. Site: prc.slu.edu/Documents/PROJECT_GUIA/Project-GUIA_Portuguese.pdf
12. MATSUDO, V.K.R., ARAÚJO, T.L., MATSUDO, S.M.M. "Andar: passaporte para a saúde!" *Diagn. Tratamento.* 11(2):119-3, 2006.
13. MATSUDO, V.K.R. "Exercício acumulado funciona?" *Diagn. Tratamento.* 10:163-165, 2005.
14. PETRELLA, R.J. & LATTANZIO, C.N. "Does Counseling Help Patients Get Active? Systematic Review of Literature". *Can. Fam. Physician.* 48:72-8, 2002.
15. TUDOR-LOCKE, C. & BASSET JR, D.R. "How Many Steps/Day Are Enough? Preliminary Pedometers Indices for Public Health". *Sports Med.* 34(1)1-8, 2004.
16. MATSUDO, V.K.R. & ARAÚJO, T.L. "Pedômetro: uma nova alternativa de prescrição médica". *Diagn. Tratamento.* 13:102-106, 2008.
17. BRAVATA, D.M., SMITH-SPANGLER, C., SUNDAREN, V. *et al.* "Using Pedometers to Increase Physical Activity and Improve Health: A Systematic Review". *JAMA.* 298: 2296-2304, 2007.
18. HASKELL, W.L., I-MIN, L., RUSSEL, R.P. *et al.* "Recommendation for Adults from the American College of Sports Medicine and the American Heart Association". *Circulation.* 116: 1081-1093, 2007.
19. HOSPES, G., BOSSENBOECK, L., TEN HACKEN, N.H. *et al.* "Enhancement of Daily Physical Activity Increases Physical Fitness of Outclinic COPD Patients: Results of an Exercise Counseling Program". *Patient Educ. and Couns.* 75:274-278, 2009.
20. MARCUS, B.H., WILLIAMS, D.M., DUBBERT, P.H. *et al.* "Physical Activity Intervention Studies: What We Know and What We Need to Know". *Circulation.* 114:2739-2752, 2006.
21. ROCHA, A.S. & MAREGA, M. "Impacto da intervenção motivacional no aumento da atividade física." *Einstein.* 8:46-52, 2010.
22. HOECHNER, C.M., SOARES, J. PEREZ, D.P. *et al.* "Intervenções em atividade física na América Latina. Uma revisão sistemática." *Am. J. Prev. Med.* 34:224-233, 2008.
23. MATSUDO, V.K.R. & ANDRADE, D.R. "Aconselhamento sobre atividade física." *Diagn. Tratamento.* 13:45-49, 2008.
24. ALBRIGHT, C.L., PRUITT, L. CASTRO, C. *et al.* "Modifying Physical Activity in a Multiethnic Sample of Low-Income Women. One Year Results from the IMPACT (Increasing Motivation for Physical Activity) Project". *Ann. Behav. Med.* 30:191-200, 2005.
25. PETRELLA, R.J., KOCAL, J.J., CUNNINGHAM, D.A. *et al.* "Can Primary Care Doctors Prescribe Exercise to Imporve Fitness? The Step Test Exercise Prescription (STEP) Project". *Am. J. Prev. Med.* 24:316-322, 2003.

26. SWINBURN, B.A., WALTER, L.G., ARROLL, B. *et al.* "The Green Prescription Study: A Randomized Controlled Trial of Written Exercise Advice Provided by General Practitioners". *Am. J. Publi. Health.* 88:288-291, 1998.
27. Task Force Community Preventive Services. "Recommendations to Increase Physical Activity in Communities". *Am. J. Pre. Med.* 22:67-62, 2002.
28. ALBRIGHT, C.L., COHEN, S., GIBBONS, L. *et al.* "Incorporating Physical Activity Advice into Primary Care: Physician-Delivered Advice within the Activity Counseling Trial. The PAL Project". *Am. J. Prev. Med.* 18:225-234, 2000.
29. KERSE, N., ELLEY, C.R., ROBINSON, E., ARROL, B. "Is Physical Activity Counseling Effective for Older People! A Cluster Randomized, Controlled Trail in Primary Care". *J. Am. Geriatr. Soc.* 53:1951-1956, 2005.
30. RIBEIRO, M.A., MARTINS, M., de A. CARVALHO, C.R. "The Role of Physician Counseling in Improving Adherence to Physical Activity among the General Population". São Paulo. *Med. J.* 125(2):115-121, 2007.
31. Center of Disease Control. Physician-Based Assessment & Counseling for Exercise (PACE).

Qual(is) o(s) conteúdo(s) de seu interesse?

Concursos

- [ ] Administração Pública e Orçamento
- [ ] Arquivologia
- [ ] Atualidades
- [ ] Ciências Exatas
- [ ] Contabilidade
- [ ] Direito e Legislação
- [ ] Economia
- [ ] Educação Física
- [ ] Engenharia
- [ ] Física
- [ ] Gestão de Pessoas
- [ ] Informática
- [ ] Língua Portuguesa
- [ ] Línguas Estrangeiras
- [ ] Saúde
- [ ] Sistema Financeiro e Bancário
- [ ] Técnicas de Estudo e Motivação
- [ ] Todas as Áreas
- [ ] Outros (quais?) ____________

Educação & Referência

- [ ] Comportamento
- [ ] Desenvolvimento Sustentável
- [ ] Dicionários e Enciclopédias
- [ ] Divulgação Científica
- [ ] Educação Familiar
- [ ] Finanças Pessoais
- [ ] Idiomas
- [ ] Interesse Geral
- [ ] Motivação
- [ ] Qualidade de Vida
- [ ] Sociedade e Política

Jurídicos

- [ ] Direito e Processo do Trabalho/Previdenciário
- [ ] Direito Processual Civil
- [ ] Direito e Processo Penal
- [ ] Direito Administrativo
- [ ] Direito Constitucional
- [ ] Direito Civil
- [ ] Direito Empresarial
- [ ] Direito Econômico e Concorrencial
- [ ] Direito do Consumidor
- [ ] Linguagem Jurídica/Argumentação/Monografia
- [ ] Direito Ambiental
- [ ] Filosofia e Teoria do Direito/Ética
- [ ] Direito Internacional
- [ ] História e Introdução ao Direito
- [ ] Sociologia Jurídica
- [ ] Todas as Áreas

Media Technology

- [ ] Animação e Computação Gráfica
- [ ] Áudio
- [ ] Filme e Vídeo
- [ ] Fotografia
- [ ] Jogos
- [ ] Multimídia e Web

Negócios

- [ ] Administração/Gestão Empresarial
- [ ] Biografias
- [ ] Carreira e Liderança Empresariais
- [ ] E-business
- [ ] Estratégia
- [ ] Light Business
- [ ] Marketing/Vendas
- [ ] RH/Gestão de Pessoas
- [ ] Tecnologia

Universitários

- [ ] Administração
- [ ] Ciências Políticas
- [ ] Computação
- [ ] Comunicação
- [ ] Economia
- [ ] Engenharia
- [ ] Estatística
- [ ] Finanças
- [ ] Física
- [ ] História
- [ ] Psicologia
- [ ] Relações Internacionais
- [ ] Turismo

Áreas da Saúde [ ]

Outras áreas (quais?): ____________

Tem algum comentário sobre este livro que deseja compartilhar conosco?

____

Impresso nas oficinas da
SERMOGRAF - ARTES GRÁFICAS E EDITORA LTDA.
Rua São Sebastião, 199 - Petrópolis - RJ
Tel.: (24)2237-3769